U0393571

国家科学技术学术著作出版基金资助

N S E

15

网 络 科 学 与 工 程 丛 书

复杂网络上的
流行病传播

Epidemic Spreading
on Complex Networks

■ 刘宗华　阮中远　唐　明　著

高等教育出版社·北京

图书在版编目（CIP）数据

复杂网络上的流行病传播 / 刘宗华，阮中远，唐明
著 ． -- 北京 ：高等教育出版社，2021. 2
（网络科学与工程丛书 / 陈关荣主编）
ISBN 978-7-04-055480-9

Ⅰ.①复… Ⅱ.①刘… ②阮… ③唐… Ⅲ.①流行病
– 流行过程 – 研究　Ⅳ.① R181.12

中国版本图书馆 CIP 数据核字（2021）第 017864 号

Fuza Wangluo shang de Liuxingbing Chuanbo

策划编辑	刘　英	责任编辑	刘　英	封面设计	李卫青	版式设计	马　云
插图绘制	黄云燕	责任校对	张　薇	责任印制	耿　轩		

出版发行	高等教育出版社	网　　址	http://www.hep.edu.cn	
社　　址	北京市西城区德外大街 4 号		http://www.hep.com.cn	
邮政编码	100120	网上订购	http://www.hepmall.com.cn	
印　　刷	北京信彩瑞禾印刷厂		http://www.hepmall.com	
开　　本	787mm×1092mm　1/16		http://www.hepmall.cn	
印　　张	24.25			
字　　数	450 千字	版　　次	2021年2月第1版	
购书热线	010-58581118	印　　次	2021年2月第1次印刷	
咨询电话	400-810-0598	定　　价	109.00 元	

本书如有缺页、倒页、脱页等质量问题，请到所购图书销售部门联系调换
版权所有　侵权必究
物 料 号　55480-00

作者简介

刘宗华，华东师范大学物理与电子科学学院教授。长期从事非线性科学与复杂网络方面的研究，多项理论结果被实验验证。主持国家自然科学基金重点项目 2 项，在 *Physical Review Letters, Physics Reports* 等期刊发表论文 100 余篇，出版学术专著 3 部。曾获中国工程物理研究院北京研究生部科技创新奖、教育部新世纪优秀人才支持计划、上海市曙光人才计划、上海市浦江人才计划、上海市教学成果奖二等奖及教育部高等学校科学研究优秀成果奖（自然科学）二等奖。

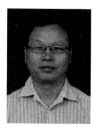

阮中远，浙江工业大学网络安全研究院讲师。2013 年获华东师范大学理论物理专业博士学位，2013—2015 年于布达佩斯中欧大学从事博士后研究。曾获第八届全国复杂网络学术会议最佳学生论文奖。在 *Physical Review Letters* 等期刊发表论文 20 余篇。当前主要研究兴趣包括复杂网络上的流行病传播、信息传播和交通网络等。

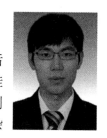

唐明，华东师范大学物理与电子科学学院研究员，紫江青年学者，博士生导师。2010 年获华东师范大学理论物理专业博士学位，先后于新加坡国立大学、香港中文大学和庆北大学（韩国）等从事博士后研究。研究方向为复杂系统与网络科学、网络传播动力学等，主持多项国家自然科学基金项目，在 *Nature Communications* 等期刊发表论文百余篇。

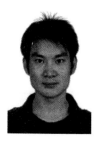

序

　　随着以互联网为代表的网络信息技术的迅速发展，人类社会已经迈入了复杂网络时代。人类的生活与生产活动越来越多地依赖于各种复杂网络系统安全可靠和有效的运行。作为一个跨学科的新兴领域，"网络科学与工程"已经逐步形成并获得了迅猛发展。现在，许多发达国家的科学界和工程界都将这个新兴领域提上了国家科技发展规划的议事日程。在中国，复杂系统包括复杂网络作为基础研究也已列入《国家中长期科学和技术发展规划纲要（2006—2020年）》。

　　网络科学与工程重点研究自然科学技术和社会政治经济中各种复杂系统微观性态与宏观现象之间的密切联系，特别是其网络结构的形成机理与演化方式、结构模式与动态行为、运动规律与调控策略，以及多关联复杂系统在不同尺度下行为之间的相关性等。网络科学与工程融合了数学、统计物理、计算机科学及各类工程技术科学，探索采用复杂系统自组织演化发展的思想去建立全新的理论和方法，其中的网络拓扑学拓展了人们对复杂系统的认识，而网络动力学则更深入地刻画了复杂系统的本质。网络科学既是数学中经典图论和随机图论的自然延伸，也是系统科学和复杂性科学的创新发展。

　　为了适应这一高速发展的跨学科领域的迫切需求，中国工业与应用数学学会复杂系统与复杂网络专业委员会偕同高等教育出版社出版了这套"网络科学与工程丛书"。这套丛书将为中国广大的科研教学人员提供一个交流最新研究成果、介绍重要学科进展和指导年轻学者的平台，以共同推动国内网络科学与工程研究的进一步发展。丛书在内容上将涵盖网络科学的各个方面，特别是网络数学与图论的基础理论，网络拓扑与建模，网络信息检索、搜索算法与数据挖掘，网络动力学（如人类行为、网络传播、同步、控制与博弈），实际网络应用（如社会网络、生物网络、战争与高科技网络、无线传感器网络、通信网络与互联网），以及时间序列网络分析（如脑科学、心电图、音乐和语言）等。

"网络科学与工程丛书"旨在出版一系列高水准的研究专著和教材，使其成为引领复杂网络基础与应用研究的信息和学术资源。我们殷切希望通过这套丛书的出版，进一步活跃网络科学与工程的研究气氛，推动该学科领域知识的普及，并为其深入发展做出贡献。

金芳蓉（Fan Chung）院士

美国加州大学圣迭戈分校

二〇一一年元月

前言

　　流行病与人类社会的关系由来已久，对它的恐惧已深入人们的骨髓。特别是借助现代交通工具的传播，常常使得人们谈"虎"色变，甚至不惜动用整个国家之力来与之抗衡。曾记否，17 年前的 SARS，至今谈起都还令人后怕。记忆中，流行病带给人类的通常都是大灾难，不仅仅是经济的损失，更严重的是对生命的威胁。纵观人类对流行病认识的过程，会发现，若从流行病的角度来说，人类文明的演化历史就是流行病学的发展史，正是与流行病的漫长斗争使得人类社会不断向前推进。也许流行病唯一的益处就是维持了生态平衡，一次次地让人口锐减使得其与战争导致的人口减少效应相当，从而实现了抑制人口增长过快的自然选择。近代以来，由于科学技术的进步，流行病已很少再大面积地夺走人们的生命，人口出现了快速增长。从这个意义上讲，人口的增长其实和昆虫数目的演化没有太大的区别。当人口基数达到一定程度后，疾病、卫生、饥饿等因素就会诱导流行病的暴发，从而导致人口下降，使之服从虫口演化的逻辑斯谛方程。能否打破这个魔咒，让人类社会避免流行病的暴发成为当前控制流行病的前沿研究课题之一。

　　人类对流行病的认识是逐步深入的。古时候，我们的祖先认为流行病的降临是因为皇上的失德，只能通过祷告上苍或发罪己诏才能得到原谅，否则就要改朝换代，比如明朝末年席卷华北地区的鼠疫，间接成了明王朝最终覆灭的"大明劫"。清朝康熙皇帝幼年时染上天花，御医们束手无策，是苏麻喇姑的悉心照料让康熙皇帝起死回生。这种悉心照料就包含目前预防流行病的一些常用手段，比如擦洗、通风、消毒以及与可能的传染源隔离等措施。跨过了漫长的世纪，付出了沉重的代价，有关流行病的认识一点一点地逐步积累起来，直到 1927 年均匀混合仓室模型的出现，开启了流行病应用数学模型研究的新纪元。此后，人们才从根本上明白了流行病完全是一种自然的过程，与皇上的失德与否没有任何关系。

仓室模型理论一直沿用到现在，而复杂网络理论的出现使得流行病学的研究有了进一步实质性的飞跃。复杂网络理论告诉我们，人和人的接触既不是随机均匀的混合，也不是距离远或近的相互作用问题，接触只能通过网络结构来实现，且只有相连接的最近邻才能发生相互作用。这就告诉我们，网络或网络结构在人类社会信息传递中起了非常重要的作用。如果两个相隔很近的个体没有通过网络连线成为最近邻，他们之间就不会发生相互传染。同理，如果两个相隔很远的个体通过网络连线成为最近邻，他们之间就可以发生直接的相互传染。前者可理解为相近的个体被障碍物隔离，无法发生直接的相互作用；后者则可理解为飞机或火车等现代交通工具直接把病毒从一个地方传递到另一个地方。正是这个网络图像勾画出了流行病传播的路线与轮廓，更正了我们以前的许多误解，也让我们明白了以前许多看似无法解释的现象。比如仓室模型告诉我们流行病传播开来需要感染率先达到一个阈值，可是一些现代流行病如 SARS、禽流感、甲型 H1N1 流感及埃博拉病毒等的传播却非常迅速，并不需要很长的时间来逐步传播，短短几天时间就可以传到全世界不同的角落，似乎并不需要感染阈值。我们现在知道，人类社会关系网是无标度网络，它的中心节点的极大连接度使得其感染阈值趋于零，也就相当于传播不需要阈值，再一次佐证网络结构在病毒传播中所起的关键作用。

当网络导致快速传播这一发现带给我们的兴奋逐渐冷却下来后，仔细推敲就会发现，由于人类行为的多样性，人类的相互接触网络其实并不总是无标度网络，有时甚至不是网络。比如，有的时间段人们长时间处于一个教室或一个会议室，流行病传播的确适合用仓室模型来进行描述；而在有的时间段，人们又是移动的，从一个地方移动到另一个地方或从一座城市移动到另一座城市，这时就适合用网络语言来描述。这种混合特征亟须流行病理论的进一步发展，于是流行病的反应－扩散模型应运而生。在反应－扩散模型中，节点代表的不再是单个的个体，而是由仓室模型描述的一群人的均匀混合，也可以将其想象成一座城市，节点与节点之间的连接代表相邻城市间的交通连接，即描述的是一个大尺度城市交通网上的流行病传播。至此，流行病传播学的研究呈现全面开花的势态，研究成果层出不穷。笔者的研究小组也开始了流行病传播学的研究，特别地，在人类的目的性行为导致的非随机扩散效应及如何回归到从实证数据直接挖掘流行病传播的特征等方面进行了探讨，现在到了需要好好整理一下的时候，这便是本书的目的之一。

得益于国家自然科学基金的资助，笔者近年来从事了两项与复杂网络上流行病传播有关的重点项目的研究，见证了流行病传播研究在这段时光中的发展壮大，并深感有义务为后来者准备一本较全面地反映这些进展的专著，这是本书成书的另一目的。2016 年在山西大学召开"第十二届全国复杂网络大会"期间，笔者受"网络科学与工程丛书"编委会第四次会议的委托，领取了这个任务，深感责任重大。

正好我以前的学生阮中远博士从海外归来，唐明博士被引进到华东师范大学，这就组成了本书的三人作者团队。他们的博士论文都是关于复杂网络上的流行病研究，此后又都在这个方向上从事了较长时间的探索，因此他们的加盟大大地减轻了笔者的压力。具体地，阮中远承担了第1、3—6、10、11章的撰写，唐明承担了第2章的撰写，笔者承担了第7—9章与第10.9节的撰写及全书的统稿。

现在回想起来，笔者对流行病传播研究的持续关注，源于最初接触流行病研究时的兴趣。记得那是复杂网络科学刚诞生不久的2002年，笔者接触到关于谣言传播的一个模型。此模型假定有 $n+1$ 个村庄，每个村庄可以有三种状态中的一种：(1) 易感态（还没有听到谣言）；(2) 感染态（已经听到了谣言且愿意传播）；(3) 免疫态（已经听到了谣言但没有兴趣传播）。随机选择两个村庄接通一次电话：如果一个感染者呼叫了一个易感者，则谣言得以传播且易感态变成感染态；如果一个感染者呼叫了另一个感染者或一个免疫者，则电话呼叫方对谣言失去兴趣，变成免疫者；其他类型的电话无效。这样一个简单的模型却得到了一个十分有趣的结论：无论怎样开始这个实验，都有约20%的村庄永远没有机会听到谣言。令笔者当时震撼的是，一个宏观现象还可以按这样的方式进行剖析，理论研究岂不是真的既神奇又有趣？2004年回国后，笔者就开启了长达十多年的流行病传播研究旅程。一路走来，先后与笔者一起在流行病传播这个领域"战斗"过的学生有张环、周杰、武晓雁、周银座、唐明、阮中远、赵艳萍、郑木华、吴大宇与刘恒聪等同学，他们的勤奋与努力让我倍感欣慰且充满成就感。此外，笔者的研究也多方得益于一起工作过的同事，他们中的代表者有来颖诚、许伯铭、李保文、Younghae Do、Stefano Boccaletti、何大韧、汪秉宏、杨会杰、王炜、刘锋、胡岗、黄亮、吴枝喜、管曙光、邹勇等老师，是他们的帮助、支持与关怀不断地激励着笔者砥砺前行。此外，还有许许多多的好朋友从不同方面对笔者提供了诸多的帮助与鼓励，无法一一列出，在此对他们一并致以感谢！

刘宗华
华东师范大学理论物理研究所
2020 年春

目录

第1章 流行病传播的研究历史与现状

1.1 流行病传播的研究历史

自古以来，人类社会就遭受着各种流行病（在中国古代称为瘟疫）的困扰 [1-6]，例如天花、肺结核、鼠疫、霍乱、疟疾等。这些疾病都曾在人类历史上扮演过举足轻重的角色，它们的暴发和传播影响了当时的社会文化或战争格局，直接或间接地影响了历史的发展进程。事实上，美国历史学家麦克尼尔在《瘟疫与人》一书中就有类似的论断 [2]。传染病在历史上出现的年代早于人类，并且未来将会和人类天长地久地共存，而且，它也一定会和从前一样，是人类历史的一项基本参数以及决定因素之一。当我们翻开古今中外的历史画卷，可以看到各种瘟疫的流行确实深刻地改变了人类的命运。

中国历史古籍中很早就出现过有关瘟疫的记载 [3]。如《左传·庄公·庄公二十年》中所记:"夏，齐大灾"（即大瘟疫）。《吕氏春秋》中也有关于民间疾疫的记载。此外，各个朝代的正史中关于瘟疫的记录也比比皆是。据统计，自公元前7世纪至公元20世纪，中国较大规模的瘟疫达700多次 [4]。公元204—219年，一场大瘟疫在中原地区盛行，给当时的东汉王朝带来了巨大的灾难，据估计，此次瘟疫造成数千万人死亡，不止于此，它还引发了剧烈的社会动荡。明朝末年的鼠疫也极具历史色彩,当时瘟疫在中国北方盛行,驻守京师的军队由原来的十几万人在大疫之后骤降至五万余人,以致于李自成率军攻打北京城时,明军溃不成军。基于此,一些专家甚至提出了"老鼠亡明"的观点 [6]。不可否认,鼠疫在这场朝代更换的历史转折中确实起到了极为关键的作用。

西方历史上关于流行病的记载也非常丰富,其中有关瘟疫的第一次详细记载是发生在公元前 430 年的雅典瘟疫 [4, 5]。据古希腊著名历史学家 Thucydides 在其巨著《伯罗奔尼撒战争史》中所述,身体健康的人突然开始头部发热,眼睛变红,发炎……染上瘟疫的人像羊群一样死去。这场瘟疫持续了两年,致使雅典近 1/4 的居民死亡。关于此次瘟疫属于何种疾病目前仍无定论,斑疹伤寒、埃博拉病毒及出血热等都被怀疑在列,但不容置疑的是,它给雅典带来了毁灭性的打击,间接导致了它的衰亡 [5]。

进入 21 世纪之后,我们依然面临着各种致命流行病的威胁。2003 年 SARS(严重急性呼吸综合征,属于非典型肺炎)的传播,波及全球 32 个国家和地区,致死率高达 11%(暴发初期则更高),世界卫生组织(WHO)曾一度发出全球性危险警告。2009 年的甲型 H1N1 流感为 21 世纪以来的第一场流感瘟疫,其影响范围巨大,仅实验室确诊死亡人数就达 18 500 人。2014 年,埃博拉病毒袭击了整个西非地区并持续流行,截至 2016 年 4 月 13 日,总感染人数达到 28 652 人,其中死亡人数为 11 325 人,在世界范围内引起巨大恐慌。

尽管各种各样的流行病一直与人类社会相伴,并深刻地影响着人类社会,但人类关于它们的认知却进展得相当缓慢,直到 19 世纪微生物学领域的革命性发展才开始发生转变。源于法国科学家 Pasteur 和德国科学家 Koch 等人的开创性研究,人们意识到造成传染性疾病的真正原因是各种致病微生物,如细菌、病毒、真菌、寄生虫等。这一发现为疾病的预防与治疗指明了方向,例如高温能抑制细菌的繁衍,因此对食物进行加温处理能有效防止某些微生物的感染;接种疫苗(可使机体产生某种特异性免疫的生物制剂)能够有效阻止传染病的传播。

然而仅仅知道疾病的微观致病机理还远远不够,因为流行病的传播并不仅仅只是一个微生物学的问题。理解传染病在人群中如何传播,掌握它的传播规律与模式也极为重要,只有这样才有可能真正达到有效预测并控制流行病传播的目的。由于直接在人群或活的生物群体中开展流行病传播实验研究极其困难,所以大部分研究者都倾向于采用实证分析和数学建模这类方法来研究传染病的传播行为，实证分析和数学建模都基于真实的流行病传播数据。例如在 19 世纪中期，Farr 利用正态曲线拟合了 1837—1839 年间英格兰和威尔士两个地区感染天花的死亡人数数据。这种描述性的方法进一步被 Brownlee 所发展，他在 1906 年发表的《免疫的统计研究：流行病理论》一文中，用皮尔逊频率分布曲线拟合了大量的流行病数据。

流行病传播理论建模方面的研究最早始于 1760 年，瑞士著名数学家 Bernoulli 尝试通过数学方法研究了天花接种的有效性。20 世纪初，两位科学家 Hamer 和 Ross 采用定量的方法研究了麻疹的传播，他们的工作开创了采用精确的数学语言研究流行病的传播。Hamer 在研究中指出，流行病的传播过程依赖于感染者与易感者之间的接触频率，这一观念后来成为数学流行病学的重要概念之一。然后他进一步假设感染的净传播率（单位时间内新增感染人数）正比于易感人群密度与感染人群密度的乘积，这一关系被称为"质量作用原理"。Hamer 最初是在离散的时间模型中提出了这种作用法则，1908 年，Ross 发展了 Hamer 的模型，他在研究疟疾的传染动力学时引入了连续时间的模型框架，为疟疾的传播建立了一套基于微分方程的理论。

此后，Hamer 和 Ross 的方法继续被许多科学家所发展。1927 年，Kermack 和 Mckendrick 首次建立了流行病传播的阈值理论，他们的模型中包含 3 个假设：（1）按照个体是否感染、治愈等情况，人被分为易感者、感染者和治愈者（拥有永久免疫能力）等 3 类，并且总人口数是守恒的（即不考虑人口出生和自然死亡的影响）；（2）易感者变为感染者的速率与当时易感者人数和感染者人数的乘积成正比，即遵循质量作用原理；（3）从感染者到治愈者的转变速度与感染者的人数成正比。根据这 3 个假设，Kermack 和 Mckendrick 建立了著名的"仓室模型"，这一模型后来成为数学流行病学的奠基石。从此之后，关于流行病数学建模的研究层出不穷，例如传染病空间传播的研究、流行病周期性发生内在机理的研究以及更复杂模型的阈值研究等。然而，几乎所有的研究都需要遵守个体间均匀混合的假设。

最近十几年，随着计算机科学尤其是数据科学的飞速发展，流行病传播的研究又迎来了一个黄金时期。利用基于个体的微观模型，研究者们可以用计算机模拟数以亿计个体规模下的疾病传播行为。事实上，通过结合一定的大规模数据集，科学家们已经能够比较精确地展现一些真实世界中流行病传播的模式，并且能够为公共卫生领域某些政策的制定提供重要的理论依据。不同于传统流行病传播的研究方法，现阶段的研究工作主要考虑个体之间相互作用的结构、接触模式以及群体的迁移运动模式 [7, 8]，这些都是影响流行病传播的关键因素，但在以往的研究中几乎是不可能被了解的，因为没有任何工具可以探测个体的运动轨迹以及他们之间的交互行为。社交网络、移动设备和 WiFi 技术的广泛使用为这些关键因素的可获取提供了可能性。研究发现，许多真实的社会系统并不满足均匀混合假设，无论是个体层面还是种群层面，都展现了一种复杂的网络特性。现如今，基于复杂网络的建模研究已成为流行病传播的研究热点 [8–15]。复杂网络的理论框架不但能够把握真实复杂系统的一些本质特点，还具备良好的数学性能，即能够进行严密的数学计算 [16]。利用统计物理等学科的思想方法，研究者们发展了许多不同的理论方法 [9, 17, 18] 如平均场理论、点对近似方法及主方程方法等来研究复杂网络上的传播动力学行为，并取得了可喜的成果。

1.2   流行病传播的经典模型

人类在历史上曾遭遇许多种不同流行病的威胁。对于不同的流行病，其特点也不尽相同。像流行性感冒、淋病这类传染病，患者在接受治疗后可以获得康复，然而康复之后的个体仍然有被感染的风险。而像麻疹、水痘、百日咳这类传染病，一经治愈患者便对这种疾病终身免疫。又或者如艾滋病，一旦感染，将导致不同程度的免疫功能缺陷，最终导致死亡。这些不同类型的疾病需要用不同的模型来进行描述。一般情况下，针对某种疾病流行病模型是根据个体的状态来对人群进行分类。对于绝大多数疾病，个体的状态可分为：易感态 S（susceptible，指能够被感染的健康个体）、感染态 I（infected，指已经感染了某种疾病的个体）和移除态 R（recovered/removed，指经治愈获得永久免疫力或者因病死亡的个体）。当然，对于某些传染病还存在其他可能的状态如潜伏态等。不同的分类方法将得到不同的流行病传播模型，其中最常见的两种模型是 SIS（susceptible-infected-susceptible）模型和 SIR（susceptible-infected-recovered/removed）模型。

1. SIS 模型

在 SIS 模型中，个体只有两种可能的状态：易感态和感染态。SIS 模型动力学反应过程如下：

$$S(i) + I(j) \xrightarrow{\beta} I(i) + I(j)$$
$$I(i) \xrightarrow{\mu} S(i)$$

其中，i、j 代表不同的个体。反应过程包含两个状态转换过程：① $S \to I$，表示一个易感态个体与一个感染态个体接触时，会以概率 β 被感染；② $I \to S$，表示一个感染态个体会以概率 μ 恢复为易感态，这通常是一个自发转变的过程。由于恢复之后的个体可能会重新参与过程 ① 的反应，因此 $S \to I \to S$ 是一个不断循环的周期过程，意味着在一定条件下系统中处于感染态的人群会持续存在（如图 1.1 所示）。

2. SIR 模型

在 SIR 模型中，个体有 3 种可能的状态：易感态、感染态和移除态（这类人群不再参与任何反应过程，等价于从系统中被移除）。与 SIS 模型唯一的不同之处在于，此时恢复过程用 $I \to R$ 所替代。SIR 模型动力学反应过程如下：

$$S(i) + I(j) \xrightarrow{\beta} I(i) + I(j)$$
$$I(i) \xrightarrow{\mu} R(i)$$

其中，i、j 代表不同的个体。显然，在 SIR 模型中最终感染态的人数总会趋于 0（见图 1.1）。

SIS 模型和 SIR 模型的动力学行为由感染过程和恢复过程所决定。恢复过程（$I \to S$ 或 $I \to R$）是一个相对独立的自发转变过程，它不依赖于周围邻居个体的状态。而感染过程（$S \to I$）的发生取决于易感态个体与感染态个体的相互作用，因而个体间的相互作用模式就扮演着至关重要的角色。在缺乏实际数据

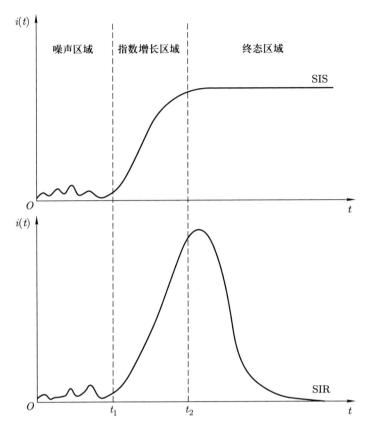

图 1.1　流行病暴发时，SIS 和 SIR 模型中感染态人数随时间的演化关系。整个传播过程被分为三个区域：$t < t_1$ 为噪声区域，此时系统有一定的统计涨落；$t_1 < t < t_2$ 为指数增长区域；$t > t_2$ 为终态区域，对于 SIS 模型最终感染态人数维持在一定水平，而对于 SIR 模型最终感染态人数趋于 0 (改编自文献 [8])

的前提下，一个基本的想法是假设人群是均匀混合的，即个体随机地与他人发生接触。这意味着人群中感染态的人数越多，健康个体被感染的可能性越大。我们引入一个参数 α，来衡量个体被感染的可能性（或风险）[8]。α 一般被称为感染力，其数学定义为：$\alpha = \hat{\beta}\dfrac{N_I}{N}$（对应于质量作用原理），其中，$\hat{\beta}$ 取决于特定疾病的感染性以及个体间的接触模式，N_I 表示感染态的人数，N 表示总人数。在某些情况下比如多次感染时，$\hat{\beta}$ 又可以表示为两个参数的乘积 βk，这里 β 为单次接触的感染概率（与疾病的特性有关），k 为接触次数。值得注意的是，随着接触次数 k 的取值不同，α 具有不同的形式。例如：当 $k = 1$（单次接触情形）

时，$\alpha = \beta N_I / N$（与系统尺寸成反比）；当 $k = N$（全接触情形）时，$\alpha = \beta N_I$（与系统尺寸无关）。文献 [1] 讨论了 $\alpha \sim N^{-a}$ 的一般情形。

　　研究流行病传播规律的经典方法是考虑人群中每类状态的人数随时间的演化关系，这事实上包含了平均场的思想，即人群是均匀混合的，每个个体都完全随机地与他人发生相互作用，这样处于同一类状态的所有个体都可以被同等地对待。在这种近似条件下，描述系统动力学行为的关键变量就是每类状态的总人数 N_u，或者密度 $\rho_u = N_u / N$，其中 u 为个体所有可能的状态。利用感染力的概念（或质量作用原理），可以得到 SIS 模型和 SIR 模型的动力学演化方程 [8]

$$\frac{\mathrm{d}\rho_I}{\mathrm{d}t} = \beta \rho_I \rho_S - \mu \rho_I$$
$$\frac{\mathrm{d}\rho_S}{\mathrm{d}t} = -\beta \rho_I \rho_S + \chi \rho_I \tag{1.1}$$

其中，$\chi = \mu$ 对应 SIS 模型，$\chi = 0$ 对应 SIR 模型，感染力 $\alpha = \beta \rho_I$。结合守恒方程（假定总人数不变），即 $\rho_I + \rho_S = 1$（SIS 模型）和 $\rho_I + \rho_S + \rho_R = 1$（SIR 模型），可以得到一套描述系统动力学行为的完备方程组。假设初始阶段系统中处于感染态的人数只占极少数，即 $\rho_I(0) \approx 0$，上述方程组可被线性化为

$$\frac{\mathrm{d}\rho_I}{\mathrm{d}t} \approx (\beta - \mu)\rho_I \tag{1.2}$$

其解为

$$\rho_I(t) \approx \rho_I(0)\mathrm{e}^{(\beta-\mu)t} \tag{1.3}$$

它描述了初始阶段流行病的演化行为。由式 (1.3) 可知，当 $\beta - \mu > 0$（或 $R_0 = \beta/\mu > 1$），感染态人数随时间呈指数增长。这里定义了基本再生数 $R_0 = \beta/\mu$，它表示一个感染者在充满易感者的人群中，在平均患病周期 $1/\mu$ 内传染的平均个体数。这是经典流行病理论中极其重要的概念。基本再生数的定义来自仓室模型，没有考虑网络结构的影响。当网络节点的度分布非均匀时，更合适的参数是有效感染率 $\lambda = \beta/\mu$。此时，即便 λ 很小，有时也能导致流行病的暴发，后面会详细讨论。

　　由上述分析可以得到均匀混合条件下流行病的传播阈值（如图 1.2 所示）：当 $\lambda > 1$ 时，一个感染者能够引发有限比例（相对于总人口数）的人数受到感染

（SIR 模型），或者导致稳态时感染态人数密度维持在一个大于 0 的有限值（SIS 模型）；当 $\lambda < 1$ 时，流行病的传染范围极小，在总人口数趋于无穷的热力学极限下受感染的人数比例趋于 0（SIR 模型），或者稳态时只存在易感态的个体（SIS 模型）。

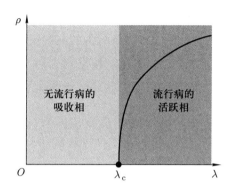

图 1.2 SIS 模型的相图，其中 $\lambda = \beta/\mu$，$\lambda_c = 1$，ρ 为感染态人数密度 (改编自文献 [8])

除了前面介绍的这两种经典的流行病模型，还有一些常见的模型，比如 SI 模型、SEIR 模型、SIRS 模型、MSIR 模型和病毒携带模型等，其中后 4 种模型都可以看成 SIR 模型的变种。

3. SI 模型

SI 模型是一个两态模型。与 SIS 模型相比，它没有 $I \to S$ 转变过程，因此系统的终态只存在感染态的个体。这是一个最简化的模型，便于数学处理。该模型还被广泛地应用于社会传染领域，如信息的级联传播等 [19]。

4. SEIR 模型

SEIR 模型在 SIR 模型中加入了潜伏态 E (exposed)。处于潜伏态的个体已经被感染，但未表现出症状，已经具有一定感染他人的能力。该模型的动力学反应过程如下：

$$S(i) + I(j) \xrightarrow{\beta} E(i) + I(j)$$
$$E(i) \xrightarrow{\gamma} I(i)$$
$$I(i) \xrightarrow{\mu} R(i)$$

其中 γ 为 $E \to I$ 的转变速率。这个模型适用于流感类的疾病。

5. SIRS 模型

SIRS 模型考虑的是个体在治愈后暂时获得免疫能力的情形，即处在 R 态的个体在经过一段时间后会失去免疫能力，重新变为易感态。与 SIR 模型相比，它增加了一个过程

$$R(i) \xrightarrow{\eta} S(i)$$

其中 η 为 $R \to S$ 的转变速率。该模型适用于季节性的流感类疾病。

6. MSIR 模型

MSIR 模型考虑了包括麻疹在内的一些传染病的特点。对于这类疾病，部分刚出生的婴儿会自动从母体获得某种特异性抗体，从而获得暂时性的免疫能力（称为天然被动免疫，在一段时间后会消失）。为了反映这些具有被动免疫力婴儿的状态，研究者们在 SIR 模型的开头引入一个新的状态 M（maternally-derived immunity），表示被动免疫态。当母体抗体从婴儿体内消失后，这些婴儿就会回归到通常的易感态 S，即

$$M(i) \xrightarrow{\delta} S(i)$$

其中 δ 为 $M \to S$ 的转变速率。

7. 病毒携带模型

病毒携带（carrier state）模型适用于类似肺结核、疱疹和乙型肝炎这类传染病。一些个体在感染这些疾病之后从未完全康复，尽管自身没有表现出染病症状，但长期携带这类病毒，并具有较低的传染性。这类个体即处在病毒携带状态，表示为 C。处于 C 态的个体可能会重新回到染病状态（即表现出症状），也可能保持在 C 态，并以较低的概率感染易感者。其动力学过程如下：

$$S(i) + I(j) \xrightarrow{\beta_1} I(i) + I(j)$$
$$S(i) + C(j) \xrightarrow{\beta_2} I(i) + I(j)$$
$$C(i) \xrightarrow{\gamma} I(i)$$
$$I(i) \xrightarrow{\mu_1} C(i)$$
$$I(i) \xrightarrow{\mu_2} R(i)$$

其中 β_1，β_2 为感染概率，一般来说，$\beta_1 > \beta_2$；γ 为 C 态个体返回染病态的概率；μ_1，μ_2 为恢复概率，处在感染态的个体以概率 μ_1 转变为病毒携带状态，同时以概率 μ_2 转变为移除态。

1.3 流行病传播的网络特征及实证研究

传统流行病传播的研究基本上是基于人群均匀混合的假设。从数学角度来说，这是一种简洁漂亮的处理方法。然而它过于简化以至于难以描述一些真实的传播现象。那么现实世界中流行病的传播具有什么不一样的特征呢？从不同的结构尺度下观察个体的行为模式（如相互作用、迁移运动等），可以给我们提供一些极有意义的启发。现阶段研究者们通过可获取的海量数据，的确能够从细节上"看"到个体之间的交互模式。例如，从社交网络等在线数据的分析可以发现，人与人之间的相互联系如朋友关系表现出了明显的网络结构。这些结构呈现丰富的特性 [16, 20–22]，如小世界性、社区性等。尽管社交网络并不能完全真实地反映个体之间的相互作用行为，但相对来说也是一个较好的近似。如果从稍微粗糙的角度来看流行病的传播，可以按照地理区域将人类划分为许多个亚种群，每个亚种群内人口均匀混合，而亚种群之间存在人口迁移 [23, 24]。这种迁移运动取决于实际的交通网络，如航空网、火车网等。从这个角度来看，复合种群层面下的流行病的传播同样表现出了一定的网络特征。

本节将介绍一些实证研究，希望读者能够借此对真实世界中个体之间如何相互作用以及流行病如何传播有一个直观的了解。这些研究证实了流行病传播的网络特征，同时也为数学建模等理论研究提供了许多有益的启示。

1.3.1 实证研究 I：面对面实验

从空间和时间尺度来追踪人类的行为活动在过去很长一段时间内都几乎是不可能的，然而随着近年移动设备和可穿戴装置在人群中的广泛使用，收集这方面的数据成为可能。例如使用蓝牙和 WiFi 技术,人们可以获知较高时空精度下的人群接触模式。本小节将介绍最近的一些关于个体之间面对面(face-to-face)相互作用模式研究的实验进展 [25-30]。通过获取的数据,我们可以了解现实社会中个体是如何相互作用的。

实验基于两个数据集 [25]。第一个数据集是从 2009 年 4 月 17 日—7 月 17 日在爱尔兰首都都柏林科学画廊(以下简称 SG)举办的有关 INFECTIOUS 的展览中获取的。研究者们将一种射频分辨设备(Radio-frequency identication devices, RFID)植入展览会分发的胸章中。当个体佩戴了这些胸章,并且发生近距离(小于 1 m)面对面的接触时(人体对于这种无线频率有防护盾的作用,因此需要面对面接触),两个设备之间就发生数据包交换。利用这种技术,研究者们记录了 3 个月内,14 000 多名访客超过 230 000 次的相互接触数据。第二个数据集是从 2009 年 6 月 29 日—7 月 1 日在意大利都灵举办的 ACM Hypertext 2009(以下简称 HT09)会议中获取的。同样利用 RFID 技术,研究者们记录了 3 天中超过 100 位参会者约 10 000 条相互接触的数据。显然,这两个数据集的差异很大。除了在时间跨度及个体数量上的差异,个体在两种情形中的行为方式也是不同的:在画廊中,参观者在某一特定地点的逗留时间是非常有限的,并且通常不会折返,他们一般会按照一条事先指定的路线访问各个不同的地点;而在学术会议中,大部分参会者通常会在同一位置待很长一段时间,然后可随意地从一个会议室移动到另一个会议室或茶歇地点等。研究发现,由这两个数据集构建的人群接触网络表现出了很强的差异性,然而在某些地方也展现了有趣的相似性。

真实的接触网络是一个时变网络,例如在某一时刻两个个体之间存在联系,但在下一时刻这种联系可能就会消失。为了方便起见,首先考虑聚合网络的情形,即考虑一段时间内(这里取 1 天)节点间所有可能出现的连接(如果某对节点之间出现了至少一次接触,则认为它们之间存在连边)。图 1.3 展示了对应 HT09 会议(6 月 30 日)和 SG 展览会(7 月 14 日,5 月 19 日及 5 月 20 日)的人群接触聚合网络。SG 聚合网络的很多特性都能从这代表性的 3 天中得到反映。比如,在 7 月 14 日网络中只有一个大的连通集团;而在 5 月 19 日存在两个大的连通集团;而且随着日客流量的不同,网络中还可能出现许多孤立的小集团(5 月 20 日)。比较 HT09 聚合网络和 SG 聚合网络,可以发现 HT09 网络很密集,直径较

11

小，展现了很强的小世界性。而 SG 网络的直径相对要长很多，小世界性并不明显，主要原因是在 SG 网络中一个访客与之后很长一段时间才进入展厅的个体发生相互作用的可能性很低，这就阻碍了小世界性的形成。

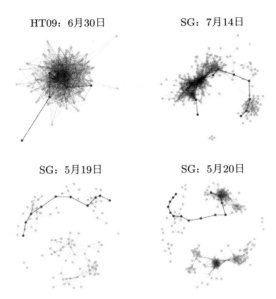

图 1.3　对应 HT09 会议（6 月 30 日）和 SG 展览会（7 月 14 日，5 月 19 日和 5 月 20 日）的人群接触聚合网络。其中节点代表个体，连边代表在聚合时间段内（这里为 1 天）两个节点至少有一次面对面接触（改编自文献 [25]）

　　HT09 聚合网络和 SG 聚合网络的度分布 $P(k)$（表示随机取一个节点，它的邻居数目为 k 的概率）如图 1.4 所示。可以看出，它们都展现了"短尾"特征：对于 SG 聚合网络，$P(k)$ 呈指数衰减；而 HT09 聚合网络中 $P(k)$ 比指数形式衰减得更快。值得注意的是两者的平均度 $\langle k \rangle$ 也相差较大，其中对于 SG，$\langle k \rangle \approx 8$；对于 HT09，$\langle k \rangle \approx 20$。

　　接下来考虑社会相互作用的时间特征。从最为细节的层面来说，个体之间每次相互作用都会维持一定的时间，图 1.5(a) 展示了个体间相互作用持续时间的分布情况。此时，SG 和 HT09 两种情形下的 $P(\Delta t_{ij})$ 分布极为相似：它们都表现出了"长尾"特征，其衰减方式近似于幂律形式（稍快一点）。这意味着，对于绝大多数的相互作用来说，其持续时间都是很短的（通常少于 1 分钟）；而对于极少数相互作用，其持续时间是相当长的（长达几小时）。当从稍粗糙的层面来进

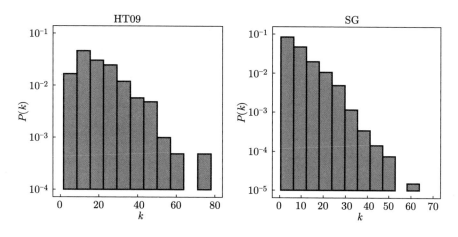

图 1.4　HT09 聚合网络和 SG 聚合网络的度分布 (改编自文献 [25])

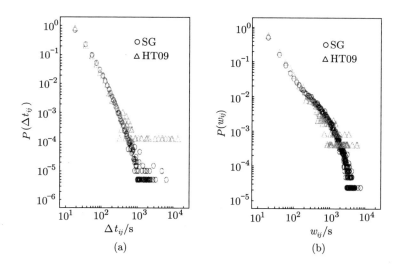

图 1.5　(a) 对应 HT09 会议和 SG 展览会两种情形下的个体接触时间分布；(b) 对应 HT09 聚合网络和 SG 聚合网络的边权重分布, 这里权重是指两个个体在聚合时间段内 (1 天) 总的接触时间 (改编自文献 [25])

行考虑时, 聚合网络中的连边其实是带权重的, 其权重值 w_{ij} 由规定时间间隔内 (如 1 天) 相互作用的总时长所决定。研究发现, $P(w_{ij})$ 的分布也是长尾的, SG 和 HT09 两种情形下相似, 见图 1.5(b))。这些结果显示, 真实社会系统中个体间的相互作用呈现了某种异质性, 这种异质性可能对流行病的传播起到至关重要的影响。

这里主要介绍了两种个体面对面相互作用的实验研究：HT09 会议和 SG 展览会。HT09 会议类似于一个闭合系统，因为参会者名单一般是固定的；而 SG 展览会类似于一个开放系统，不断有新的访客加入，老的访客离开。利用类似的技术，研究者们还开展了其他实验研究，例如医院、学校、不同的会议等 [26-29]，并且得到了许多相似的结论。然而受限于各方面的因素，这些实验研究的对象规模并不大。从这个角度来说，理解整个社会系统中人群的相互作用模式依然是一个巨大的挑战。

1.3.2 实证研究 II: SARS 2003

据世界卫生组织 WHO 统计，截至 2003 年 7 月 11 日，全球 32 个国家和地区报告了 8069 个疑似 SARS 病例，其中死亡人数达到 774 人。中国、新加坡和加拿大属于疫情高危区域，报告病例中 97% 以上的人员都来自这些国家。

SARS 病毒主要是通过近距离接触飞沫（或呼吸道分泌物）等途径进行传播的，它能在全球范围内扩散主要归结于个体的长距离迁移 [31]。特别是随着 20 世纪初飞机的发明，长途旅行变得异常便捷，这也直接导致了现代流行病的传播模式与古时候有着本质的区别，比如SARS 在全球范围内的扩散情况 [32]。当病毒从一个地方被带到另一个地方，新感染的地区可能变为另一个源头继而感染其他区域。可以发现，SARS 的全球性传播事实上在很大程度上取决于不同城市之间的航线连接，它们决定了人群的运动迁移模式。如果把一个区域（或城市）看成是一个节点，航线连接看成连边，我们可以构建一个集合种群网络模型，它体现了流行病传播在种群层面上的网络特征。

现实世界中影响流行病传播的因素是错综复杂的。除了人群的运动迁移模式外，个体对流行病的行为反应也是至关重要的。文献 [33] 调查研究了中国香港在SARS 暴发期间（从第 10 天到第 62 天），1397 位本地居民（年龄跨度从 18 岁到60 岁）对该疾病的认知及行为反应。他们记录了两个不同阶段受调查者的行为反应情况，例如戴口罩、勤洗手以及避免去一些拥挤的公共场所等。研究显示，这些行为在很大程度上遏制了 SARS 的进一步扩散。正如文献 [34] 所指出，中国香港的疫情在 2003 年 4 月初就开始得到控制，其主要原因在于人们采取了各种措施，有效地减少了感染者与健康人群的接触机会。这些事实给了理论研究者一个深刻的启示：当我们在为社会现象（如流行病的传播）建立各种数学模型时，还需要考虑个体的能动性（因为人不同于统计物理中所讨论的原子和分子），才能准确地反映真实的世界。

1.3.3　实证研究 III：甲型 H1N1 流感 2009

2009 年 3—4 月，甲型 H1N1 流感（也称猪流感，该病毒毒株包含猪流感、禽流感和人流感三种流感病毒的基因片段）突然在墨西哥、美国加利福尼亚州和得克萨斯州暴发，随后迅速席卷全球。由于发展态势太过迅猛，6 月世界卫生组织 WHO 就将其警戒级别提升至最高的第六级。据相关统计，疫情持续了一年多时间，涉及全球两百多个国家和地区，造成了数万人死亡。直至 2010 年 8 月，WHO 宣布甲型 H1N1 流感大流行结束。

与 SARS 的全球性传播类似，个体的迁移行为（主要是乘坐飞机的长途旅行）在甲型 H1N1 流感的大规模流行中也扮演了极其重要的角色 [35–37]。文献 [35] 调查研究了国际航空交通流量与甲型 H1N1 流感疫情扩散的关系。利用国际航空运输协会提供的数据，作者分析了 2008 年 3 月 1 日到 4 月 30 日间所有乘坐民用航班离开墨西哥的乘客的旅行线路（2009 年的航空数据当时尚未公布；每年在相同季节旅客的出行模式较为类似，因此 2009 年的航空数据大致可以用 2008 年相同时间段内的数据替代）。数据分析显示，在 2008 年 3 月和 4 月，共有 235 万名乘客离开墨西哥到达 164 个国家的 1018 个城市。进一步的分析表明，在墨西哥出发到达乘客人数排名前 20 的国家中，有 16 个国家确认了有甲型 H1N1 流感病例的输入。通过比较国际航空交通流量与甲型 H1N1 流感输入的关系，可以得到如下结论：当一个国家从墨西哥接收超过 1400 名乘客时，甲型 H1N1 流感输入的风险就会显著上升。这一结论能够帮助一些地区提前预估风险并及时做好相应的预防措施。

另一篇文章 [36] 讨论分析了 2009 年新加坡发生的 116 例输入性（与旅行相关的）甲型 H1N1 流感病例。文章作者详细地调查了这些患者的各种信息，如性别、年龄、国籍、出发地、飞行时间、何时出现症状以及到达医院接受治疗的时间等。研究显示，这些输入性感染者最初暴露于 H1N1 病毒的区域在调查研究的 5 周内变化非常显著。例如：在 5 月 24 日—6 月 6 日，绝大多数患者都是来自北美洲；而在之后 1 周（6 月 7—13 日），情况发生了巨大变化，此时大部分输入病例都来自澳大拉西亚；之后两周（6 月 14—27 日）情况继续在发生改变，东南亚成为输入病例的主要来源。这些情况从另一个角度反映了甲型 H1N1 病毒在全球范围的扩散之迅速。为了有效阻止疫情在新地区的蔓延，及时隔离输入性感染者就变得极为重要。为此文章作者调查研究了不同因素对隔离时间的影响。结果表明，患者去指定医院就诊的起因可以显著影响隔离时间，这些起因包括：① 机场医生建议（由于机场对到达乘客的健康筛查，占 13%）；② 自己报告医院筛查中心（占 44%）；③ 社区医生转交（占 43%）。统计数据表明，机场医生建议情况下患者被隔离的平均时间最短，约 0.76 天，其他两种情况需要 1.6 ~ 1.9 天。然而机场对乘客的健康筛查也有一定的局限性，因为它要求个体已经表现出患病症状，并且已经足够明显到能够被成功检测。对于某些情况，例如疾病潜伏期短且个体旅行时间较长时，机场健康筛查是有效的；但对于相反的情况，则很可能会失效。因此，还需要借助其他一些可能的有效策略。这些实证分析都直接或间接反映了个体旅行在甲型 H1N1 流感传播过程中所带来的严重影响。

类似于 SARS 传播的实证研究，一些研究者也关注了甲型 H1N1 流感暴发期间人的行为反应。文献 [38] 调查研究了个体的自发回避行为对甲型 H1N1 流感传播的影响，利用 ATUS（American time use survey）数据（2003—2012 年），分析了 146 331 名调查对象每天平均 16.1 个活动的记录（包括所处位置、随行人员等信息），得到了一些很有意义的结果，比如在疫情暴发的高峰期（美国疾控中心在一周内报告了 9734 例新增感染病例），平均每个人待在家里的时间多了 22.1 min。通过基于实证数据的模拟分析，文献 [38] 得出个体的这种自发回避行为能够在很大程度上遏制甲型 H1N1 流感传播的结论。

参考文献

[1] Anderson R M, May R M. Infectious Diseases of Humans [M]. Oxford: Oxford University Press, 1992.

[2] 威廉·麦克尼尔. 瘟疫与人 [M]. 杨玉龄, 译. 台北: 天下远见出版股份有限公司, 1998.

[3] 桑林. 瘟疫 —— 文明的代价 [M]. 广州: 广东经济出版社, 2003.

[4] 杨红林, 北京大陆桥文化传媒. 历史上的大瘟疫 [M]. 北京: 中国发展出版社, 2007.

[5] 吴春妍. 浅析古代欧洲瘟疫的流行及其对社会发展的影响 [D]. 长春: 东北师范大学, 2005.

[6] 曹树基, 李玉尚. 鼠疫: 战争与和平 [M]. 济南: 山东画报出版社, 2006.

[7] 陈兰荪, 陈键. 非线性生物动力系统 [M]. 北京: 科学出版社, 1993.

[8] Pastor-Satorras R, Castellano C, Mieghem P V, et al. Epidemic processes in complex networks [J]. Rev. Mod. Phys., 2015, 87: 925.

[9] Pastor-Satorras R, Vespignani A. Epidemic dynamics and endemic states in complex networks [J]. Phys. Rev. E, 2001, 63: 066117.

[10] Liu Z, Hu B. Epidemic spreading in community networks [J]. Europhys. Lett., 2005, 72: 315.

[11] Gómez-Gardeñes J, Latora V, Moreno Y, et al. Spreading of sexually transmitted diseases in heterosexual populations [J]. Proc. Natl. Acad. Sci. USA, 2008, 105: 1399.

[12] Moreno Y, Gomez J B, Pacheco A F. Epidemic incidence in correlated complex networks [J]. Phys. Rev. E, 2003, 68: 035103.

[13] Stegehuis C, van der Hofstad D, van Leeuwaarden J S H. Epidemic spreading on complex networks with community strutures [J]. Sci. Rep., 2016, 6: 29784.

[14] Serrano M Á, Boguñá M. Percolation and epidemic thresholds in clustered networks [J]. Phys. Rev. Lett., 2006, 97: 088701.

[15] Saumell-Mendiola A, Serrano M A, Boguna M. Epidemic spreading on interconnected networks [J]. Phys. Rev. E, 2012, 86: 026106.

[16] Albert R, Barabási A L. Statistical mechanics of complex networks [J]. Rev. Mod. Phys., 2002, 74: 47.

[17] Parshani R, Carmi S, Havlin S. Epidemic threshold for the Susceptible-Infectious-Susceptible model on random networks [J]. Phys. Rev. Lett., 2010, 104: 258701.

[18] Cai C, Wu Z, Chen M Z Q, et al. Solving the dynamic correlation problem of the Susceptible-Infected-Susceptible model on networks [J]. Phys. Rev. Lett., 2016, 116: 258301.

[19] Watts D J. A simple model of global cascades on random networks [J]. Proc. Natl. Acad. Sci. USA, 2002, 99: 5766.

[20] Barabási A L, Albert R. Emergence of scaling in random networks [J]. Science, 1999, 286: 509.

[21] 何大韧, 刘宗华, 汪秉宏. 复杂系统与复杂网络 [M]. 北京: 高等教育出版社, 2009.

复杂网络上的流行病传播

[22] Watts D J, Strogatz S H. Collective dynamics of 'small-world' networks [J]. Nature, 1998, 393: 440.

[23] Colizza V, Vespignani A. Invasion threshold in heterogeneous metapopulation networks [J]. Phys. Rev. Lett., 2007, 99: 148701.

[24] Colizza V, Pastor-Satorras R, Vespignani A. Reaction-diffusion processes and metapopulationmodels in heterogeneous networks [J]. Nat. Phys., 2007, 3: 276.

[25] Isella L, Stehle J, Barrat A. What's in a crowd? Analysis of face-to-face behavioral networks [J]. J. Theoretical Biology, 2011, 271: 166-180.

[26] Cattuto C, Broeck W V, Barrat A. Dynamics of person-to-person interactions from distributed RFID sensor networks [J]. PLoS ONE, 2010, 5: e11596.

[27] Zhao K, Stehlé J, Bianconi G, et al. Social network dynamics of face-to-face interactions [J]. Phys. Rev. E, 2011, 83: 056109.

[28] Starnini M, Baronchelli A, Pastor-Satorras R. Modeling human dynamics of face-to-face interaction networks [J]. Phys. Rev. Lett., 2013, 110: 168701.

[29] Barrat A, Cattuto C, Colizza V. Empirical temporal networks of face-to-face human interactions [J]. Eur. Phys. J. Special Topics, 2013, 222: 1295.

[30] Salathé M, Kazandjieva M, Jung Woo Lee J W, et al. A high-resolution human contact network for infectious disease transmission [J]. Proc. Natl. Acad. Sci. USA, 2010, 107: 22020.

[31] Colizza V, Barrat A, Barthélemy M, et al. The role of the airline transportation network in the prediction and predictability of global epidemics [J]. Proc. Natl. Acad. Sci. USA, 2005, 103: 2015.

[32] Colizza V, Barrat A, Barthélemy M, et al. Epidemic predictions and predictability in complex environments [J]. Biophys. Rev. Lett., 2008, 3: 217.

[33] Lau J T F, Yang X, Tsui H, et al. Monitoring community responses to the SARS epidemic in Hong Kong: From day 10 to day 62 [J]. J. Epidemiology & Community Health, 2003, 57: 864.

[34] Dye C, Gay N. Modeling the SARS epidemic [J]. Science, 2003, 300: 1884.

[35] Khan K, Arino J, Hu W. Spread of a novel influenza A (H1N1) virus via global airline transportation [J]. N. Engl. J. Med., 2009, 361: 212.

[36] Mukherjee, Lim P L, Chow A. Epidemiology of travel-associated pandemic (H1N1) 2009 infection in 116 patients, Singapore [J]. Emerg. Infect. Dis., 2010, 16: 21.

[37] Bajardi P, Poletto C, Ramasco J J. Human mobility networks, travel restrictions, and the global spread of 2009 H1N1 pandemic [J]. PLoS ONE, 2011, 6: e16591.

[38] Bayham J, Kuminoff N V, Gunn Q, et al. Measured voluntary avoidance behaviour during the 2009 A/H1N1 epidemic [J]. Proc. R. Soc. B, 2015, 282: 20150814.

第 2 章 复杂网络上流行病传播的理论与模拟方法

2.1　复杂网络上的流行病传播模型

对于流行病传播的研究, 最为常用的两种流行病传播模型是可逆的 SIS 模型和非可逆的 SIR 模型, 如图 2.1 (a) 与图 2.1 (b) 所示。在 SIS 模型中, 任一节点都可以处于易感态或感染态。在连续的时间演化过程中, 每一感染节点以速率 λ 将疾病传播给它的所有邻居节点, 并以速率 μ 恢复为易感节点。有效传播速率被定义为 $\beta = \lambda/\mu$。不失一般性, 恢复速率 μ 往往被设定为 1。在 SIR 模型中, 一个感染节点以速率 μ 恢复为免疫态或者移除态节点, 即失去感染其他节点的能力并不再被此种疾病所感染。随着时间演化当 $t \to \infty$ 时, SIS 模型或 SIR 模型的传播将分别达到稳态 (或终态), 如图 2.1 (c) 所示。SIS 模型和 SIR 模型的疾病暴发规模 (在统计物理中也被称为序参量) 随着有效传播速率 β 的增加会发生连续的二级相变现象, 暴发阈值 β_c 将该相图分为两个区域: 吸收相 (absorbing phase) 和活跃相 (active phase), 见图 2.1 (d)。当 $\beta \leqslant \beta_c$ 时, 系统处于吸收相, 流行病消亡; 当 $\beta > \beta_c$ 时, 系统处于活跃相, 流行病将会发展成为一次全局性的大规模暴发。

我们研究复杂网络, 不仅要清楚真实网络系统的结构特征, 更重要的是要理

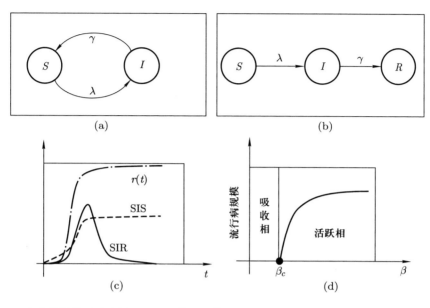

图 2.1 疾病传播模型示意图。(a) SIS 模型的传播机制；(b) SIR 模型的传播机制；(c) 疾病传播的时间演化；(d) 疾病传播的相图。在图 (d) 中，临界传播速率也称为暴发阈值 β_c 将平面分为吸收相和活跃相两个区域

解这些网络上动力学行为的相关性质，比如网络同步、网络博弈以及网络传播等动力学行为 [1, 2]。传播行为广泛存在于许多真实网络系统中，例如人类接触网络中的流行病传播、计算机网络中的病毒传播、在线社交网络中的信息转发、电力网络中的级联故障、全球金融网络中的危机扩散等。为了认识与理解这些网络系统中的传播动力学行为，一些经典的流行病传播模型被拓展到真实的网络结构上 [3]，大量研究关注了复杂网络结构对流行病传播动力学的定性与定量影响 [4]。在过去十几年里，网络传播动力学研究吸引了来自数学、物理、计算机、生物、管理和社会科学等各个学科学者的广泛兴趣。

20 世纪的流行病传播研究假设群体中个体之间是均匀（或完全）混合接触的，任何个体都将以相同的概率与其他个体进行接触并传播疾病，忽略了人类接触网络的复杂结构特征。对于网络传播动力学而言，节点之间的感染必须通过连边才能发生。也就是说，只有一个感染态节点和一个易感态节点之间存在一条连边，这个感染态节点才有可能以某一传播速率 λ 将此易感态节点感染，使其转变为感染态。网络上的恢复过程主要取决于节点本身，与经典的流行病传播模型

21

一致。作为传播过程的基底结构,真实网络系统具有复杂的结构特征。在宏观尺度上小世界和无标度等特性是复杂网络的重要特征之一,在中观尺度上社区和核心 - 边缘等结构广泛存在于真实网络中,在微观尺度上复杂网络往往存在一些关键节点,如中心节点和桥节点 [2]。网络传播动力学研究主要通过数值模拟和理论分析两种方法来认识与理解复杂网络结构在宏观、中观以及微观层次上对于传播行为的定性与定量影响。这些不同层次上的结构特征将会显著影响其上的传播动力学行为,包括暴发阈值、传播速度、暴发范围、时空演化斑图及可预测性等,引发了许多十分有趣的传播现象。例如在热力学极限下无标度网络的强异质结构令疾病暴发的阈值趋近于零 [3, 4],强社区结构有利于社区内部疾病暴发 [5],却阻碍了社区之间的疾病传播 [6],节点的 K-core核心性可以有效地识别传播中最有影响力的传播源等 [7, 8]。

为了能够合理而准确地描述复杂网络上的传播动力学过程,人们提出并发展了许多较为成功的理论分析方法。合适的理论方法能够精确地求解流行病的暴发阈值、暴发规模以及随时间演化的行为特性。鉴于网络结构与传播动力学之间存在着极为复杂的相互作用,我们主要面临两方面的挑战:一方面,如何描述接触网络的复杂结构特征? 比如度度关联、社区结构、时序结构和多层结构等;另一方面,如何描述节点之间的强动力学关联? 例如初始时只有一个传播源引发不同的传播路径,从而不同的感染态邻居在感染同一节点的过程中具有高度的动力学关联性,尤其是在具有高聚类系数的网络中,三模体(three-node motif)中各邻居节点的状态变化存在更强的相关性 [9]。在传播过程中,不管节点是否直接相连,都有可能存在状态变化上的关联性。这种关联不仅与网络结构有关,也与具体的感染机制有关;不仅存在空间上的关联,也存在一定的时间关联。

目前的理论方法往往基于不同的假设或近似,从而发展出相应的近似解析方法。比如异质平均场理论方法,基于 3 个假设条件 [10]:① 疾病传播的基底网络是一个足够大的稀疏网络;② 邻居节点之间不存在动力学关联;③ 具有相同度的节点在结构与动力学上是统计等价的,例如此类节点具有相同的度关联和感染概率。本章将对目前常用的理论方法进行全面的梳理,探寻不同方法的基本假设、解析思路、准确性以及复杂性等重要问题,从而令初学者能够更为全面与系统地认识与理解这些理论方法。我们将目前已有的理论方法归为两大类。第一类方法不仅适用于 SIS 模型，也适用于 SIR 模型。根据理论方法的计算复杂度即所需描述方程组的数目，在 2.2 节中将从小到大依次介绍 6 种目前广泛使用的理论方法：平均场方法、异质平均场方法、淬火平均场方法、动态消息传递方法、点对近似方法以及主方程方法。对于第二类方法，在 2.3 节中将介绍 3 种专用于 SIR 模型的理论方法：边渗流方法、消息传递方法以及边划分方法。为了揭示流行病传播的内在机理并设计有效的防控策略，在 2.4 节中将介绍流行病传播过程的两种常用模拟方法。进一步，在 2.5 节中利用计算机仿真结果来验证不同理论方法的预测准确性。

2.2　复杂网络上 SIS 疾病传播的理论方法

本节以 SIS 模型为例，厘清各方法之间的关系和区别。用于求解 SIS 模型和 SIR 模型的理论方法的一些基本特征见表 2.1。鉴于这些方法在一定程度上描述了网络结构和动力学关联性，分别用完全能够 (✓)、部分能够 (♣) 或不能 (×) 来表明其对应的特性。另外，表 2.1 中也列出了方法所需方程的数目，其中 n 表示所描述节点状态的数目，N 表示网络大小，k_{max} 表示网络中节点的最大度。

表 2.1　用于求解 SIS 模型和 SIR 模型的理论方法的一些基本特性。

方法	SIS 模型	SIR 模型	网络结构	动力学关联性	方程数目
平均场 (MF)	✓	✓	×	×	1
异质平均场 (HMF)	✓	✓	♣	×	k_{max}
淬火平均场 (QMF)	✓	✓	✓	×	N
动态消息传递 (DMP)	✓	✓	✓	♣	$N+2E$
边渗流 (LP)	♣	✓	♣	♣	1
边划分 (EBC)	×	✓	♣	♣	4
点对近似 (PA)	✓	✓	✓	♣	$N+4E$
连续时间马尔可夫 (CTM)	✓	✓	✓	✓	n^N

2.2.1 平均场方法

在理论描述 SIS 传播过程方面, 平均场方法是最为简洁的理论分析框架。该方法假设人群处于完全混合的情形, 也就是说人群中所有个体都是统计等价的, 并且任意两个个体之间的接触概率是相同的, 接触网络的拓扑结构被完全忽略了。20 世纪这个方法被广泛应用于各种传染病模型的理论分析 [11]。另外, 平均场方法假设节点与它的接触邻居之间不存在任何动力学关联。对于 SIS 模型, 感染节点密度的时间演化方程可以表示为

$$\frac{\mathrm{d}\rho(t)}{\mathrm{d}t} = -\rho(t) + \beta\langle k\rangle\rho(t)[1 - \rho(t)], \tag{2.1}$$

其中, $\rho(t)$ 和 $1 - \rho(t) = s(t)$ 分别为感染节点密度和易感节点密度, $\langle k\rangle$ 为节点的平均接触能力, 即网络平均度。公式 (2.1) 右边的第一项表示在 t 时刻感染节点恢复为易感态的速率, 第二项表示易感节点被感染邻居所传染的速率。当 t 趋于无穷大时, 系统达到稳定态, 也就有 $\mathrm{d}\rho(t)/\mathrm{d}t = 0$, 于是可以得到

$$\rho(\infty) - \beta\langle k\rangle[1 - \rho(\infty)]\rho(\infty) = 0, \tag{2.2}$$

其中 $\rho(\infty) = \rho(t \to \infty)$ 是稳态时的感染节点密度, 也就是相对暴发规模。可以看出方程 (2.2) 有两个根: 一个是平凡解 $\rho(\infty) = 0$; 另一个是非平凡解 $\rho(\infty) > 0$, 其存在的必要条件是有效传播速率必须大于疾病的暴发阈值

$$\beta_c^{\mathrm{MF}} = \frac{1}{\langle k\rangle}. \tag{2.3}$$

疾病暴发阈值 β_c^{MF} 将系统的解划分为吸收相和活跃相两个区域。当 $\beta \leqslant \beta_c^{\mathrm{MF}}$ 时, 系统处于吸收相, 疾病最终将消亡; 当 $\beta > \beta_c^{\mathrm{MF}}$ 时, 系统处于活跃相, 疾病将大规模暴发。尽管平均场方法非常简单, 忽略了网络的内部结构, 也忽略了邻居节点状态之间的动力学关联性, 但是它却能够推导出一些定性的分析结果, 比如疾病暴发阈值的存在性和临界现象的标度律等 [11]。对于具有同质度分布的网络, 如均匀混合人群和随机规则网络, 平均场理论能够精确地预测疾病的暴发阈值和暴发规模等。在暴发阈值 $\beta = \beta_c^{\mathrm{MF}}$ 附近进行泰勒展开, Moreno 等人求解得到在阈值附近疾病的暴发规模表现为 $\rho(\infty) \sim (\beta - \beta_c^{\mathrm{MF}})$, 即标度指数为 1 [10]。然而, 由于平均场方法忽略了网络的拓扑结构和动力学关联性, 它不适用于具有

异质度分布的复杂网络。例如，Ferreira 等人通过数值模拟展示了度分布指数为 $\nu \leqslant 3$ 的无标度网络并不具有暴发阈值 [12]，即在热力学极限下暴发阈值趋于零，但是平均场方法却给出了一个有限的阈值。

2.2.2　异质平均场方法

为了更为准确地捕捉复杂网络的结构特征，Pastor-Satorras 和 Vespignani 改进了平均场方法，提出了针对具有异质度分布网络的异质平均场理论 [3]。异质平均场理论假设具有相同度的节点在结构特征和动力学特性上是完全等价的，忽略节点局域结构的多样性和节点状态变化的波动性。根据节点度的大小进行分类，感染节点平均密度 $\rho(t)$ 被 $\rho_k(t)$ 所取代，$\rho_k(t)$ 为在 t 时刻度为 k 的所有节点处于感染态的比例（或分数、密度），也表示一个度为 k 的节点处于感染态的概率。网络中感染节点的平均密度可以表示为 $\rho(t) = \sum\limits_{k} P(k)\rho_k(t)$，其中 $P(k)$ 是网络的度分布函数。在无度关联的随机网络中，一个易感节点连向一个感染邻居的概率为

$$\Theta(t) = \frac{1}{\langle k \rangle} \sum_{k}^{k_{\max}} P(k)k\rho_k(t), \tag{2.4}$$

其中 $k_{\max}$ 是最大的度值。$\rho_k(t)$ 的时间演化方程可以写为

$$\frac{\mathrm{d}\rho_k(t)}{\mathrm{d}t} = -\rho_k(t) + \beta k[1 - \rho_k(t)]\Theta(t). \tag{2.5}$$

类似于方程 (2.1)，方程 (2.5) 右边的第一项表示在 t 时刻度为 k 的感染节点恢复为易感态的速率，第二项表示度为 k 的易感节点被感染态邻居感染的速率。

为了获得疾病暴发阈值，可以将方程 (2.5) 在初始条件 $\rho_k(0) \to 0$ 附近做线性近似，从而得到一个矩阵形式

$$\frac{\mathrm{d}\boldsymbol{\rho}(t)}{\mathrm{d}t} = \boldsymbol{C}\boldsymbol{\rho}(t), \tag{2.6}$$

其中 $\boldsymbol{\rho}(t) = [\rho_1(t), \cdots, \rho_{k_{\max}}(t)]^{\mathrm{T}}$。雅可比矩阵 $\boldsymbol{C} = \{C_{k,k'}\}$ 的元素为

$$C_{k,k'} = \beta \frac{kk'P(k')}{\langle k \rangle} - \delta_{k,k'}, \tag{2.7}$$

其中 $\delta_{k,k'}$ 是狄拉克 δ 函数。当 $\rho(t) = \sum\limits_{k} P(k)\rho_k(t)$ 呈指数增长时，即雅可比矩

阵 C 的最大特征值 $\beta\langle k^2\rangle/\langle k\rangle - 1$ 大于零，系统将会发生全局性的疾病暴发。因此，可以得到疾病的暴发阈值

$$\beta_c^{\text{HMF}} = \frac{\langle k\rangle}{\langle k^2\rangle}, \tag{2.8}$$

其中，$\langle k\rangle$ 和 $\langle k^2\rangle$ 分别是网络度分布的一阶矩和二阶矩。对于同质网络，如 ER 随机网络，疾病暴发阈值为 $\beta_c^{\text{HMF}} = 1/(\langle k\rangle + 1)$。当平均度 $\langle k\rangle$ 比较小时，这个结果与平均场方法所得到的理论值（参考公式 (2.3)）并不相等；随着 $\langle k\rangle$ 增大，两个理论预测值将趋于一致。对于具有幂律分布 $P(k) \sim k^{-\nu}$ 且度分布指数 $\nu \leqslant 3$ 的异质网络，在热力学极限情况下，即 $N \to \infty$，其网络度分布的二阶矩 $\langle k^2\rangle$ 是发散的，从而令暴发阈值趋于零。当度分布指数 $\nu > 3$ 时，网络具有一个有限的暴发阈值。异质平均场理论仅需要知道网络的度分布，便可以成功地描述度分布的异质性对于传播行为的定性影响，例如在高度异质的网络中阈值趋于 0。异质平均场近似也可以运用于度度关联 [13]、权重网络 [14] 以及多层网络 [15] 等。将异质平均场理论推广到双层网络非对称传播动力学的研究中，可以发现接触层中的疾病暴发能够诱导通信层中的消息暴发，而消息的快速扩散能够有效地抑制疾病暴发 [16, 17]。

当网络具有无穷大的拓扑维数，即拓扑维数随网络规模的变化满足多重对数函数（polylogarithmic function）时，异质平均场方法往往是适用的 [18]。尽管在渗流阈值之上的随机网络具有无限的拓扑维数，但是一些研究者发现异质平均场理论失效了。这源于两个重要的因素被忽略了 [19, 20]：首先，异质平均场理论仅使用度分布来描述网络结构，而忽视了节点之间的淬火连接信息；其次，方程 (2.5) 假设邻居节点的状态之间是相互独立的 [21]，从而系统的动力学关联性也被完全忽略了。这一简化的假设令异质平均场理论能够准确地刻画退火网络上的传播动力学过程 [22]。然而对于淬火网络，异质平均场理论的动力学描述仅仅是定性的 [23]。

2.2.3　淬火平均场方法

由于平均场方法和异质平均场方法都无法描述完全的接触网络结构，人们开始使用邻接矩阵 A 来表示完整的网络结构。当节点 i 和 j 相连时，矩阵 A

的元素 $\boldsymbol{A}_{ij} = 1$，否则 $\boldsymbol{A}_{ij} = 0$。在结合了网络的邻接矩阵之后，淬火平均场方法（Quench mean-field approach，QMF）广泛应用于各种真实复杂网络上的传播动力学行为研究。其他一些方法也使用了邻接矩阵来描述网络的结构信息，例如离散时间的马尔可夫链方法（discrete-time Markov chain approach）[24] 和 N-缠绕方法（N-intertwined approach）[25]。在 t 时刻，一个易感节点 i 以速率 $\beta \sum_{j=1}^{N} \boldsymbol{A}_{ij} \rho_j(t)$ 被它的邻居节点感染，其中 $\rho_j(t) = 1 - s_j(t)$ 是节点 i 的邻居节点 j 在 t 时刻处于感染态的概率。从而，感染密度 $\rho_i(t)$ 的演化方程可以表示为

$$\frac{\mathrm{d}\rho_i(t)}{\mathrm{d}t} = -\rho_i(t) + \beta[1 - \rho_i(t)] \sum_{j=1}^{N} \boldsymbol{A}_{ij} \rho_j(t) . \tag{2.9}$$

方程 (2.9) 右边的第一项为节点 i 恢复的速率，第二项为节点 i 被邻居感染的速率。在 t 时刻处于感染态的节点密度为 $\rho(t) = \frac{1}{N} \sum_{i=1}^{N} \rho_i(t)$。

一般情况下，在传播的早期只有极少数节点处于感染态，即 $\rho_i(0) \to 0$，因此可以在 $\rho_i(t) \to 0$ 附近对方程 (2.9) 进行线性化近似，其矩阵形式为

$$\frac{\mathrm{d}\boldsymbol{\rho}(t)}{\mathrm{d}t} = -\boldsymbol{\rho}(t) + \beta \boldsymbol{A} \boldsymbol{\rho}(t), \tag{2.10}$$

其中 $\rho_i(t)$ 是向量 $\boldsymbol{\rho}(t) = [\rho_1(t), \cdots, \rho_N(t)]^{\mathrm{T}}$ 的第 i 个元素。类似于公式 (2.8) 的求解方法，可以得到暴发阈值为

$$\beta_c^{\mathrm{QMF}} = \frac{1}{\Lambda_{\boldsymbol{A}}}, \tag{2.11}$$

其中 $\Lambda_{\boldsymbol{A}}$ 是邻接矩阵 $\boldsymbol{A}$ 的最大特征值。由此，可以知道淬火平均场方法所预测的暴发阈值仅仅取决于网络结构，也就是网络的邻接矩阵。对于无度关联的无标度网络：当幂律指数 $\nu < 2.5$ 时，暴发阈值 $\beta_c^{\mathrm{QMF}} \propto \langle k \rangle / \langle k^2 \rangle$，与公式 (2.8) 一致；当 $\nu > 2.5$ 时，暴发阈值 $\beta_c^{\mathrm{QMF}} \propto 1/\sqrt{k_{\max}}$，意味着在热力学极限情况下阈值趋于零 [26]，这一结果明显不同于异质平均场方法的理论预测。参考文献 [4, 27] 详细讨论了这两种方法的差异。

淬火平均场方法利用邻接矩阵描述网络的拓扑结构，得到了比平均场方法和异质平均场方法更为准确的理论预测结果，如暴发阈值和规模等。然而，方

程 (2.9) 仍然忽略了邻居节点状态之间的动力学关联，导致理论预测与模拟结果之间存在一定的偏差。一些研究对淬火平均场方法预测的理论阈值提出了质疑，认为在某些特殊情况下它完全是错误的 [12, 28–30]。为了验证淬火平均场方法对于暴发阈值的预测准确性，Goltsev 等人定义了一个名为逆参与比例（Inverse participation ratio，IPR）的新指标[29]，用以量化邻接矩阵最大特征值 $\Lambda_{\boldsymbol{A}}$ 所对应特征向量的局域化程度。最大特征值 $\Lambda_{\boldsymbol{A}}$ 的逆参与比例 IPR 被定义为

$$v(\Lambda_{\boldsymbol{A}}) = \sum_{i=1}^{N} f_i(\Lambda_{\boldsymbol{A}})^4, \tag{2.12}$$

其中 $f_i(\Lambda_{\boldsymbol{A}})$ 是特征向量 $\boldsymbol{f}(\Lambda_{\boldsymbol{A}})$ 的第 i 个元素。如果 $\boldsymbol{f}(\Lambda_{\boldsymbol{A}})$ 是非局域化的，则 $v(\Lambda_{\boldsymbol{A}}) \propto O(0)$；如果 $\boldsymbol{f}(\Lambda_{\boldsymbol{A}})$ 是局域化的，则 $v(\Lambda_{\boldsymbol{A}}) \propto O(1)$[31]。Goltsev 等人认为，当 $\nu < 2.5$ 时，$\boldsymbol{f}(\Lambda_{\boldsymbol{A}})$ 是非局域化的 [29]，这暗示当 $\beta > \beta_c^{\mathrm{QMF}}$ 时疾病将导致一个有限密度的暴发规模；然而对于 $\nu > 2.5$，$\boldsymbol{f}(\Lambda_{\boldsymbol{A}})$ 是局域化的，意味着在理论阈值 β_c^{QMF} 附近只有中心节点及其邻居节点感染了疾病，因此流行病只能缓慢衰减，并由于动力学的波动性而最终消亡。这也表明这一局域化区域并不足以形成真正的活跃状态，疾病暴发阈值更接近于异质平均场方法的预测结果，即公式 (2.8)。

最近 Pastor-Satorras 和 Castellano 进一步证实 [4]：当幂律指数 $\nu > 2.5$ 时，最大特征值 $\Lambda_{\boldsymbol{A}}$ 的特征向量 $\boldsymbol{f}(\Lambda_{\boldsymbol{A}})$ 局域在中心节点附近；而当 $\nu < 2.5$ 时，其主要局域在由 K-core 分解算法所确定的核心节点周围 [7]。为了理解淬火平均场方法在预测阈值上的失效问题，我们需要明白特征向量 $\boldsymbol{f}(\Lambda_{\boldsymbol{A}})$ 的物理含义，其中的元素被称为特征向量中心性（eigenvector centrality）[2]，它通常用于衡量节点的中心性，一个节点的向量中心性等比于其邻居的向量中心性之和。在中心节点附近，中心节点较高的中心性令其邻居节点也具有较高的中心性，这些邻居反作用回来又进一步提升了中心节点的中心性。如此一来，这种"回音室效应"使得中心节点及其邻居的中心性被高估了。同样地，我们可以知道一个节点处于感染态的概率也被高估了。在方程 (2.9) 中变量 $\rho_i(t)$ 随着 $\rho_j(t)$ 的增加而增长，反过来 $\rho_i(t)$ 的增长也进一步提升了 $\rho_j(t)$ 的值。因此，感染反复传播于同一条边上，导致了回音室效应，从而高估了在传播过程中易感节点被感染的概率 [32]。也就是说，方程 (2.9) 高估了一个节点处于感染态的概率。

2.2.4　动态消息传递方法

为了克服淬火平均场方法的不足之处，Karrer 和 Newman 首次将动态消息传递方法（Dynamical message passing approach，DMP）应用于 SIR 模型的求解 [33]，Shrestha 等人将此方法进一步扩展到 SIS 模型 [34]。动态消息传递方法保留了淬火平均场方法的优点，也就是考虑了网络的完整结构信息。除此之外，此方法假设被考察的节点处于"空穴"状态，如图 2.2 所示，如果节点 i 处于易感态，它只能被邻居节点 j 感染，而它感染节点 j 的可能性被排除。因此，即便是节点 i 的感染概率被高估，也无法反作用于邻居 j，从而避免了回音室效应。从某种意义上可以说动态消息传递方法考虑了邻居节点状态之间的部分动力学关联性。对于不存在回路的树形网络或局域树形网络而言，这一方法取得了极大的成功，能够准确地预测疾病暴发的阈值和规模 [33]。

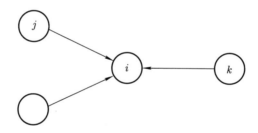

图 2.2　处于空穴状态的节点。假设测试节点 i 处于空穴态，它只能被邻居感染，却不能将疾病传给邻居。箭头方向表示感染的方向

在 DMP 方法中，节点 i 处于感染态的概率，即 $\rho_i(t)$ 的时间演化方程为

$$\frac{\mathrm{d}\rho_i(t)}{\mathrm{d}t} = -\rho_i(t) + \beta[1-\rho_i(t)]\sum_{j=1}^{N} \boldsymbol{A}_{ij}\theta_{j\to i}(t), \tag{2.13}$$

其中，$\theta_{j\to i}(t)$ 是节点 j 在 t 时刻被除节点 i 之外（即 i 处于空穴态）的其他邻居节点感染的概率。式 (2.13) 右边的第一项考虑了节点 i 恢复的速率，第二项是被邻居节点感染的速率。如果节点 j 从感染态恢复，$\theta_{j\to i}(t)$ 将会减小；如果节点 j 被除节点 i 之外的其他邻居节点感染，$\theta_{j\to i}(t)$ 将会有 $\beta[1-\rho_j(t)]\sum\limits_{\ell\in\mathcal{N}(j)\backslash i}\theta_{\ell\to j}(t)$ 的增长速率，其中 $\mathcal{N}(j)$ 是节点 j 的邻居节点集。结合这两方面的因素，$\theta_{j\to i}(t)$

的演化方程可写为

$$\frac{\mathrm{d}\theta_{j\to i}(t)}{\mathrm{d}t} = -\theta_{j\to i}(t) + \beta[1-\rho_j(t)]\sum_{\ell\in\mathcal{N}(j)\backslash i}\theta_{\ell\to j}(t).\tag{2.14}$$

求解方程 (2.13) 和方程 (2.14)，可以得到各节点状态的时间演化情况。对于整个网络，一共需要 $N+2E$ 个微分方程来描述所有节点的状态演化，其中 N 和 E 分别是节点和连边的总数。初始情况下，网络中只有极少数的节点感染了疾病，即 $\theta_{j\to i}(0)\to 0$。在 $\theta_{j\to i}(0)=0$ 附近使方程 (2.14) 线性化，方程 (2.14) 被改写为

$$\frac{\mathrm{d}\boldsymbol{\theta}(t)}{\mathrm{d}t} = \boldsymbol{B}\boldsymbol{\theta}(t) - \boldsymbol{\theta}(t),\tag{2.15}$$

其中 $\boldsymbol{B}$ 是基底网络的非回溯矩阵[35]，$\theta_{j\to i}(t)$ 是向量 $\boldsymbol{\theta}(t)$ 的基本元素。非回溯矩阵 $\boldsymbol{B}$ 的元素为

$$\boldsymbol{B}_{j\to i,\ell\to h} = \delta_{jh}(1-\delta_{i\ell}),\tag{2.16}$$

其中，$\delta_{i\ell}$ 是狄拉克 δ 函数。元素 $\boldsymbol{B}_{j\to i,\ell\to h}$ 的物理意义为：当节点 $i\neq\ell$ 且 $j=h$ 时，连边 $\ell\to h$ 能够影响连边 $j\to i$。类似于公式 (2.8) 的求解过程，疾病的暴发阈值可以表示为

$$\beta_c^{\mathrm{DMP}} = \frac{1}{\varLambda_{\boldsymbol{B}}},\tag{2.17}$$

其中 $\varLambda_{\boldsymbol{B}}$ 是非回溯矩阵 $\boldsymbol{B}$ 的最大特征值。

动态消息传递方法被广泛应用于网络科学研究，例如渗流过程 [36-38]、级联故障 [39-41]以及传播动力学 [33, 34]。一方面，此方法利用邻接矩阵完全描述了网络的结构；另一方面，它通过假设空穴态得到网络的非回溯矩阵，从而在一定程度上捕获了传播过程中部分的动力学关联。因此，在树形网络中 DMP 方法能够给出精确的预测结果。通过大量数值模拟实验，Shrestha 等人发现 DMP 方法在许多真实网络中精确地描述了 SIS 传播过程 [34]。该方法也同样适用于 SIR 模型 [42, 43]。然而，DMP 方法存在两个不足之处：方程数目过多，计算复杂度高；无法适用于非局域树形网络（non-local tree-like networks）。

DMP 方法包括了 $N+2E$ 个微分方程，求解方程 (2.13) 和方程 (2.14) 非常困难。为了解决这个问题，我们假设每条边都具有相同的概率连接到处于感染态的邻居，从而得到简化的 DMP 方法，但它仅适用于无度关联的局域树形网络，

如无关联配置网络（uncorrelated configuration networks）模型。在这一简化方法中，一个易感节点连接到感染态邻居的概率为

$$\Theta(t) = \frac{1}{2E} \sum_{j \to i} \theta_{j \to i}(t).$$ (2.18)

如果把节点按照度值进行分类，无关联网络的描述方程 (2.18) 可以被重写为

$$\Theta(t) = \frac{1}{\langle k \rangle} \sum_{k} (k-1) P(k) \rho_k(t),$$ (2.19)

这来自 Barthélemy 等人的推导 [44, 45]。将公式 (2.19) 代入方程 (2.5)，Barthélemy 等人解析得到了无标度网络上流行病的传播速度和层级结构（hierarchical structure）。这一方法预测的暴发阈值为

$$\beta_c^{\text{SDMP}} = \frac{\langle k \rangle}{\langle k^2 \rangle - \langle k \rangle}.$$ (2.20)

为了克服淬火平均场方法的第二点不足，需要减少由于有限回路所导致的回音室效应。Radicchi 和 Castellano 提出了一种更为复杂的 DMP 方法以消除由三角形引起的冗余路径效应，在人工网络和真实网络中都获得了更为精确的预测结果 [32]。然而，如何将此方法扩展到包含度关联、模体以及社区等复杂结构的真实网络，仍需要进一步的深入研究。

2.2.5 点对近似方法

由 2.2.4 节可知，动态消息传递方法无法精确地刻画非局域树形网络的动力学关联性。点对近似方法（Pairwise approximation approach，PA）能够较好地解决这一问题，它不仅考虑了节点状态的变化，也考虑了点对状态的时间演化情况，从而更好地捕捉到传播过程中的动力学关联性 [46, 47]。在 PA 方法中，将 $\psi_{x_i x_j}(t)$ 定义为节点 i 和 j 分别处于状态 x_i 和 x_j 的概率，其中 $x \in \{S, I\}$。从而点对状态和节点状态之间满足以下的关系：$\psi_{I_i I_j}(t) + \psi_{S_i I_j}(t) = \rho_j(t)$，$\psi_{I_i I_j}(t) + \psi_{I_i S_j}(t) = \rho_i(t)$，$\psi_{S_i S_j}(t) + \psi_{S_i I_j}(t) = 1 - \rho_i(t)$，以及 $\psi_{S_i S_j}(t) + \psi_{I_i S_j}(t) = 1 - \rho_j(t)$。利用这些关系，方程 (2.9) 可以写为 [48]

$$\frac{\mathrm{d}\rho_i(t)}{\mathrm{d}t} = -\rho_i(t) + \beta \sum_{j=1}^{N} \boldsymbol{A}_{ij} \psi_{S_i I_j}(t).$$ (2.21)

其中，第一项表示节点 i 恢复的速率，第二项表示节点 i 被邻居感染的速率。如果忽略邻居节点之间的动力学关联，即 $\psi_{S_iI_j}(t) = s_i(t)\rho_j(t)$，方程 (2.21) 将退化到方程 (2.9)。

下面讨论 $\psi_{S_iI_j}(t)$ 的演化过程。一方面，存在 3 种情况将导致 $\psi_{S_iI_j}(t)$ 减少：① 节点 j 从感染态恢复为易感态；② 节点 i 以速率 $\beta\psi_{S_iI_j}(t)$ 被邻居节点 j 感染；③ 易感节点 i 以速率 $\beta \sum\limits_{\ell\in\mathcal{N}(i)\backslash j} \phi_{I_\ell S_i I_j}(t)$ 被其他邻居节点 ℓ 感染，其中 $\phi_{I_\ell S_i I_j}$ 是节点 i，j 和 ℓ 在 t 时刻分别处于易感态、感染态和感染态的概率，$\mathcal{N}(i)$ 为节点 i 的邻居集。另一方面，存在两种情况可以导致 $\psi_{S_iI_j}(t)$ 增加：① 节点 i 以速率 $\psi_{I_iI_j}(t)$ 从感染态恢复为易感态；② 易感节点 j 以速率 $\beta \sum\limits_{\ell\in\mathcal{N}(j)\backslash i} \phi_{S_i S_j I_\ell}(t)$ 被其他邻居节点 ℓ 感染，其中 $\phi_{S_i S_j I_\ell}$ 是节点 i，j 和 ℓ 在 t 时刻分别处于易感态、感染态和感染态的概率，$\mathcal{N}(j)$ 是节点 j 的邻居集。基于以上分析，可以写出 $\psi_{S_iI_j}(t)$ 的时间演化方程

$$
\begin{aligned}
\frac{\mathrm{d}\psi_{S_iI_j}(t)}{\mathrm{d}t} = &-\psi_{S_iI_j}(t) - \beta\psi_{S_iI_j}(t) - \beta\sum_{\ell\in\mathcal{N}(i)\backslash j}\phi_{I_\ell S_i I_j}(t) \\
&+ \psi_{I_iI_j}(t) + \beta\sum_{\ell\in\mathcal{N}(j)\backslash i}\phi_{S_iS_jI_\ell}(t).
\end{aligned}
\tag{2.22}
$$

为了令方程 (2.22) 闭合，我们运用点对近似的方法，即仅考虑点对之间的动力学关联，则有

$$
\phi_{x_ix_jx_\ell}(t) \approx \frac{\psi_{x_ix_j}(t)\psi_{x_jx_l}(t)}{x_j(t)},
\tag{2.23}
$$

其中，$x_j(t)$ 是节点 j 在 t 时刻处于 $x\in\{S,I\}$ 状态的概率。将公式 (2.23) 代入方程 (2.22) 并结合方程 (2.21)，共需要 $N+4E$ 个微分方程来描述 SIS 传播的节点状态演化过程。

为了求解疾病的暴发阈值，在初始条件 $\psi_{I_iI_j}(0)\to 0$ 和 $\psi_{S_iS_j}(0)\to 1$ 附近令方程 (2.22) 线性化。类似于公式 (2.8) 的求解过程，当雅可比矩阵 $\boldsymbol{L}$ 的最大特征值等于零时，可以得到疾病的暴发阈值，其中 $\boldsymbol{L}$ 是方程 (2.22) 的雅可比矩阵，其元素为 [48]

$$
\boldsymbol{L}_{ij} = -\left(1 + \frac{\beta^2 k_i}{2\beta+2}\right)\delta_{ij} + \frac{\beta(2+\beta)}{2\beta+2}\boldsymbol{A}_{ij}.
\tag{2.24}
$$

通过大量数值模拟，Mata 和 Ferreira 验证了 PA 方法在预测暴发阈值和规模上比其他方法（如异质平均场方法和淬火平均场方法）更为准确 [48]。PA 方法利用邻接矩阵精确地描述完全的网络结构，其描述方程相比于其他方法如 DMP 具有更高的复杂性。数值求解这些方程极为耗时，这也限制了 PA 方法的广泛应用。为了减少方程的数目，可以假设所有具有相同度的节点在结构与动力学上是统计等价的 [49, 50]。如此一来，只需要 $k_{\max}^2$ 个方程就可以描述网络上的传播动力学过程，极大降低了描述方程的复杂性。Eames 和 Keeling 利用 PA 方法描述异质网络上的性传播疾病，理论预测能够更好地匹配模拟结果 [47]。Gross 等人利用 PA 方法研究了自适应网络上的传播动力学过程，成功地捕捉到正的度度相关性、振荡、迟滞以及一级相变等现象 [50–52]。Kiss 等人利用 PA 方法预测了非马尔可夫传播动力学 [53]。此外，PA 方法也被扩展到权重网络中 [54, 55]。

2.3　复杂网络上 SIR 疾病传播的特定方法

SIR 模型是一个不可逆的传播过程，疾病传播最终将会停止，所有节点只能处于易感态或者免疫态。本节所介绍的理论方法目前仅适用于 SIR 模型，包括边渗流方法、消息传递方法和边划分方法。

2.3.1　边渗流方法

对于 SIR 模型，最常用的方法是边渗流（Link percolation approach，LP）方法。研究最多的版本是连续时间的 Kermack-McKendrick 形式 [56]，一个感染节点以 λ 的速率将疾病传播给它的易感邻居，同时这个感染节点以 γ 的速率恢复。模型允许一些节点可以在感染之后立刻恢复，这并不符合真实的疾病恢复情况。一般情况下，疾病具有一个特征恢复时间，离散的 Reed-Frost 形式弥补了这一缺陷。在这个模型中，一个感染节点在每一时间步以 λ 的概率将疾病传播给易感邻居，同时这个感染节点在被感染之后 t_r 步恢复 [57]。在离散的更新过程中，β 是

感染节点在恢复前感染邻居的概率，可以如下给出

$$\beta = \sum_{u=1}^{t_r} \lambda(1-\lambda)^{u-1} = 1 - (1-\lambda)^{t_r}. \tag{2.25}$$

值得注意的是在连续时间的更新方法中，$\beta \approx 1 - \mathrm{e}^{-\lambda/\gamma} \approx \lambda/\gamma$ [58]。

在暴发阈值 β_c^{LP} 附近，序参量 $M_R = M_R(\beta)$，即恢复态节点的最终比例随 β 的变化展示了连续的二级相变。值得注意的是，Reed-Frost 模型可以被映射到边渗流过程 [58-61]。在 SIR 模型中疾病通过一条边的传播概率 β 等价于边渗流中的边占有概率 p。因此，这两个过程具有相同的阈值，属于同一普适类。具体地说，SIR 模型的每一次实现结果都对应着一个边渗流的簇，由此 SIR 模型的平均暴发规模 M_R 对应于边渗流的平均簇大小 $g = g(p=\beta)$。在 SIR 传播模拟中，因为疾病往往开始于一个节点，所以对于任意的 β 值，网络都只会形成一个感染簇；而在渗流过程中只要 $p < 1$，就会产生服从某种分布的许多簇 [62]。因此，我们需要一个标准来区分流行病传播中的激活态即边渗流中的极大连通子图（giant connected cluster，GCC）和吸收态即有限的簇（finite cluster）。在稍大于阈值附近，对于 SIR 过程多次模拟实现，所得到的簇大小分布（即暴发规模分布）在小簇（吸收态）和大簇（激活态）之间存在一个明显的间隙。在间隙处定义一个簇大小的截断值 s_c，假定小于 s_c 的簇对应没有流行病发生，而大于 s_c 的簇对应流行病暴发，如图 2.3(a) [63]。需要注意的是 s_c 依赖于网络规模 N。对于簇大小大于截断值 s_c 的 SIR 实现进行统计平均，可以看到恢复态节点的比例 M_R 完全对应于巨大连通子图 g，如图 2.3(b)。在模拟实验中所使用的网络规模为 $N = 10^5$，截断值为 $s_c = 200$。

当在临界点附近使用这种截断处理时，可以观察到边渗流和 SIR 传播在相变点附近的所有临界指数都趋于一致 [64, 65]。当接近且大于 β_c^{LP} 时，可以得到

$$M_R(\beta) \sim (\beta - \beta_c^{LP})^\alpha, \tag{2.26}$$

$$g \sim (p - p_c)^\alpha, \tag{2.27}$$

其中 [66]

$$\alpha = \begin{cases} 1, & \text{对于 } \nu \geqslant 4 \text{ 的 SF 和 ER 网络;} \\ \dfrac{1}{\nu-3}, & \text{对于 } 3 < \nu < 4 \text{ 的 SF 和 ER 网络.} \end{cases} \tag{2.28}$$

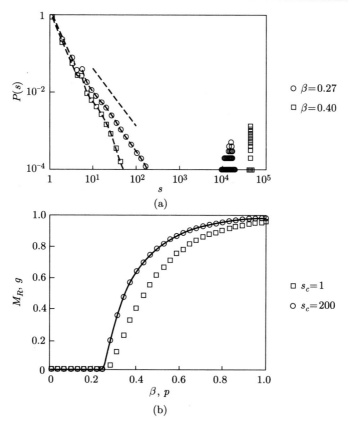

图 2.3 在 ER 网络中，截断值 s_c 对于 SIR 模型和边渗流之间映射的影响，其中 $\langle k \rangle = 4$, $\beta_c^{LP} = 0.25$, $N = 10^5$。(a) 展示了 SIR 模型最终暴发规模 s 的概率分布 $P(s)$，可以看到小簇（无流行病）和大簇（有流行病）之间的间隙随着 β 的增加而变大。比如 $\beta = 0.27$ 稍大于阈值 $\beta_c^{LP} = 0.25$，该分布的斜率为 $\tau - 1 = 3/2$ （虚线），此时定义 $s_c \approx 200$。(b) 展示了截断值为 $s_c = 1$ 和 $s_c = 200$ 时对应的 M_R 值。当截断值为 $s_c = 200$ 时，我们只对大于 s_c 的实现结果进行平均，可以看到 M_R 完全符合于 g （实线）。图中的结果来自 10^4 次实现的平均值 (改编自文献 [63])

接近临界点处有限簇的大小分布指数 τ 为

$$\tau = \begin{cases} \dfrac{5}{2}, & \text{对于 } \nu \geqslant 4 \text{ 的 SF 和 ER 网络}; \\ \dfrac{1}{\nu - 2} + 2, & \text{对于 } 2 < \nu < 4 \text{ 的 SF 和 ER 网络}. \end{cases} \tag{2.29}$$

在临界点附近，有限簇的大小分布 $P(s)$ 具有幂律分布，其指数为 $\tau - 1$, τ 可以由公式 (2.29) 得到，如图 2.3(a) 所示。在热力学极限情况下，对于 $\nu \leqslant 3$ 的 SF 网络，其阈值为零，也不存在渗流相变现象。此外，对于 $\nu \geqslant 4$ 的 SF 网络和随机 ER 网络，平均场理论可以准确地预测出所有的临界指数。

在一个度分布为 $P(k)$ 的无关联网络中，通过一条随机选取的边到达一个度为 k 节点的概率为 $kP(k)/\langle k \rangle$，其中 $\langle k \rangle$ 是网络的平均度。沿着一条随机选取的边到达一个度为 k 的节点，那么这个节点连出边的总数应该是 $k-1$。因此，沿着一条随机选取的边到达一个具有 $k-1$ 条连边的节点的概率为 $kP(k)/\langle k \rangle$，称为剩余度概率（excess degree probability）[67, 68]。为了获得边渗流的阈值，我们考虑一条随机选取的占有边，计算通过这条边无法达到极大连通子图的概率。为了简便，我们假设一个给定度分布的凯莱树（Cayley tree）。边渗流过程可以认为是一个凯莱树在占有概率为 p 的情况下的多次实现，由此可以产生许多不同大小的簇。从一条被占有边出发无法通过一条已占有路径到达第 n 层的概率为

$$Q_n(p) = \sum_{k=1}^{\infty} \frac{kP(k)}{\langle k \rangle} [(1-p) + pQ_{n-1}(p)]^{k-1} = G_1[(1-p) + pQ_{n-1}(p)], \quad (2.30)$$

其中 $G_1(x) = \sum_{k=1}^{\infty} kP(k)x^{k-1}/\langle k \rangle$ 是剩余度的生成函数。随着 n 的增加，$Q_n \approx Q_{n-1} = u$，并且无法达到一个极大连通子图的概率为

$$u = G_1[(1-p) + pu]. \quad (2.31)$$

从而起初的连边连接到一个极大连通子图的概率为 $f_\infty(p) = 1 - u$。根据公式 (2.31)，$f_\infty(p)$ 可由下面的方程解得

$$f_\infty(p) = 1 - G_1[1 - pf_\infty(p)]. \quad (2.32)$$

在几何学上，方程 (2.32) 的解可以理解为函数 $y = x$ 和 $y = 1 - G_1(1 - px)$ 的交点。对于任意 p，$x = f_\infty(p) = 0$ 都是方程 (2.32) 的一个平凡解。如果方程 (2.32) 右边关于 x 在 $x = 0$ 处的导数 $[1 - G_1(1 - px)]'|_{x=0} = pG_1'(1) > 1$，可以得到另一个解 $0 < x \leqslant 1$。解 $x = f_\infty(p)$ 是当 p 给定时一条随机选取的占有连边连到一个极大连通子图的概率。临界点对应于曲线 $1 - G_1(1 - px)$ 在 $p = p_c$ 处斜率为 1 的情况。由此可以得到 [69]

$$p_c = \frac{1}{G_1'(1)} = \frac{\langle k \rangle}{\langle k^2 \rangle - \langle k \rangle}, \quad (2.33)$$

这与简化 DMP 方法所得到暴发阈值一致 (参考公式 (2.20))。同时，可以得到边渗流的序参量 g，它表示当 p 比例的边被占有时所形成极大连通子图的相对大小。如果一个度为 k 的节点不属于极大连通子图，也就是说它并没有边连接到 GCC，其概率为 $[1 - p\, f_\infty(p)]^k$。从而 GCC 的相对大小为

$$g = 1 - \sum_{k=0}^{\infty} P(k)\left[1 - p\, f_\infty(p)\right]^k. \tag{2.34}$$

正如 SIR 模型的相对暴发规模可以精确地对应边渗流中的极大连通子图，可以得到

$$M_R = g = 1 - G_0\left[1 - p f_\infty(p)\right], \tag{2.35}$$

其中 $G_0(x) = \sum_{k=0}^{\infty} P(k)x^k$ 是度分布的生成函数，$f_\infty(p)$ 是方程 (2.32) 在 $p > p_c$ 时的非平凡解。对于 ER 网络有 $G_0(x) = G_1(x) = \exp\left[-\langle k \rangle (1-x)\right]$，可以得到 $f_\infty(p) = M_R$。对于度范围为 $1 \leqslant k < \infty$ 的 SF 网络，其剩余度分布的生成函数正比于多重对数函数 $G_1(x) = Li_\lambda(x)/\xi(\lambda)$，其中 $\xi(\lambda)$ 是黎曼函数 [68]。

边渗流方法假设每条边没有连接到极大连通子图的概率 u 都相同。值得注意的是，方程 (2.31) 只考虑了连出分支的情况，这在一定程度上抓住了某些动力学关联性。另外，边渗流方法使用度分布描述网络的结构特征。因此，LP 方法能够在无穷大且无度关联的局域树形网络中准确地预测暴发阈值和规模 [58]。然而，SIR 传播是一个动力学感染过程，复杂网络结构与动力学行为之间存在着复杂的相互作用，这完全不同于静态的边渗流模型。从而，经典的 LP 方法无法精确描述网络结构、时间演化以及动力学关联等性质，尤其是在临界点附近 [70]。对于有限大小的网络，或者具有非均匀的感染时间分布，有研究显示 SIR 模型的最终状态不同于边渗流模型，尤其是在阈值附近的平均暴发规模及其大小分布 [64, 70]。一些改进的 LP 方法也被应用于某些具体的情况。例如，Miller [71] 和 Allard 等人 [72] 将 LP 方法推广到节点具有不同程度感染性或易感性的情形，Noël 等人将 LP 方法扩展到有限大小的无关联树形网络 [73]，Marder 利用改进的 LP 方法描述了 SIR 模型的时间演化过程 [74]。近年来，一些研究者也将 LP 方法用于研究簇系数 [75, 76]、度度关联 [77]、社区结构 [78] 以及多层特性 [79, 80] 等对于 SIR 传播的影响。此外，Newman 将 LP 方法推广到多种疾病传

播动力学,研究了不同疾病之间相互作用的影响 [81–83],发现了共演化传播的协同感染条件。Parshani 等人也将改进的 LP 方法用于预测 SIS 模型的阈值 [84]。

2.3.2 消息传递方法

边渗流方法假设通过任意一条边到达极大连通子图的概率是相同的,这对于无关联的树形网络是成立的,但是对于具有度度关联、簇系数以及社区结构的真实网络而言是无效的。鉴于此,Karrer 等人发展了一种消息传递方法(MP)来求解 SIR 模型的最终状态 [36]。他们假设节点 i 处于空穴态,$z_{j \to i}$ 是节点 j 在邻居节点 i 缺失时被其他邻居感染的概率。当初始时网络中仅有极少数感染节点时,$z_{j \to i}$ 满足以下关系

$$z_{j \to i} = 1 - \prod_{\ell \in \mathcal{N}(j) \backslash i} (1 - \beta z_{\ell \to j}), \tag{2.36}$$

其中 $\prod\limits_{\ell \in \mathcal{N}(j) \backslash i} (1 - \beta z_{\ell \to j})$ 是节点 j 在邻居节点 i 缺失时没有被其他任何邻居感染的概率。此时,节点 i 处于感染态的概率为

$$f_i = 1 - \prod_{j \in \mathcal{N}(i)} (1 - \beta z_{j \to i}). \tag{2.37}$$

从而可以得到疾病的暴发规模为

$$g = \frac{1}{N} \sum_{i=1}^{N} f_i. \tag{2.38}$$

为了获得 $z_{j \to i}$ 的值,我们从一个随机初始值开始迭代方程 (2.36),并将其代入方程 (2.37),结合公式 (2.38),可以得到 SIR 传播的暴发规模。根据方程 (2.36),有

$$\ln(1 + z_{j \to i}) = \sum_{\ell} A_{j\ell} \ln(1 - \beta z_{j \to \ell}) - A_{ji} \ln(1 - \beta z_{j \to i}). \tag{2.39}$$

定义矢量 $\boldsymbol{u}$ 和 $\boldsymbol{v}$,它们的第 $(j \to i)$ 个分量分别是 $u_{j \to i} = \ln(1 + z_{j \to i})$ 和 $v_{j \to i} = \ln(1 - \beta z_{j \to i})$,从而方程 (2.39) 可以被写为

$$\boldsymbol{u} = \boldsymbol{B} \boldsymbol{v}, \tag{2.40}$$

其中 B 是网络的非回溯矩阵。如果有一个全局性的流行病暴发，方程 (2.40) 将存在一个非平凡解。暴发阈值反比于非回溯矩阵 B 的最大特征值，这与动态消息传递方法预测的 SIS 暴发阈值一致。

消息传递方法（MP）与动态消息传递方法（DMP）具有相同的优缺点。不同于 DMP 方法能够描述传播动力学的时间演化过程，MP 方法仅仅考虑了 SIR 传播的最终状态。MP 方法使用非回溯矩阵描述网络的完整结构，并且禁止处于空穴态的节点传播疾病，因此它可以精确地预测一些人工网络和真实网络的暴发阈值和规模 [43]。最近，MP 方法已经被用于控制疾病的传播 [9]、识别感染源 [85, 86] 以及定位最有影响力节点 [87]。使用 MP 方法，Morone 和 Makse 通过最优渗流理论研究了网络中的影响力最大化问题，发现一些小度节点起着非常重要的作用 [87]。

2.3.3 边划分方法

由于边渗流和消息传递方法是静态的，它们仅关注于 SIR 模型的终态。为了描述 SIR 模型的时间演化过程，人们提出了边划分方法 [88–92]。与消息传递方法一样，它基于空穴理论，也就是说处于空穴态的节点 i 不能把疾病传播给邻居却可以被邻居感染。边划分方法使用与边渗流方法相同的假设，即疾病通过每条边的概率都是相同的。边划分方法使用生成函数方法进行求解，这一方法广泛应用于分支和渗流过程。

在 t 时刻处于易感态、感染态和恢复态的节点数分别表示为 $s(t)$，$\rho(t)$ 和 $r(t)$。边划分方法重点描述一个根节点处于易感态的概率随时间的演化情况。为此，随机选取一条边并给定一个方向，箭头方向为根节点 j，尾部是它的一个邻居。不允许根节点 j 感染它的邻居，并定义 $\Phi(t)$ 为邻居节点 i 仍没有将疾病传播给根节点 j 的概率。根据邻居 i 所处的不同状态，$\Phi(t)$ 可以划分为

$$\Phi(t) = \xi_S(t) + \xi_I(t) + \xi_R(t), \tag{2.41}$$

其中，$\xi_S(t)$，$\xi_I(t)$ 和 $\xi_R(t)$ 是邻居节点 i 处于易感态、感染态或是恢复态且仍未将疾病传播给根节点 j 的概率，如图 2.4(a) 所示。考虑到节点 j 的度为 k，它仍

处于感染态的概率为 $\Phi(t)^k$，进而可以得到易感态节点的平均密度为

$$s(t) = \sum_k P(k)\Phi(t)^k = G_0(\Phi(t)). \tag{2.42}$$

图 2.4(b) 展示了这个思想的示意图。下面分别求解 $\xi_S(t)$，$\xi_I(t)$ 和 $\xi_R(t)$。由于根节点 j 的一个邻居节点 i 可以被除节点 j 以外的邻居感染，节点 i 处于感染态的概率为

$$\xi_S(t) = \frac{\sum_k P(k)k\Phi(t)^{k-1}}{\langle k \rangle} = G_1(\Phi(t)), \tag{2.43}$$

其中，$P(k)k/\langle k \rangle$ 是无关联网络中任意一条边连接到度为 k 节点的概率，如图 2.4(c) 所示。

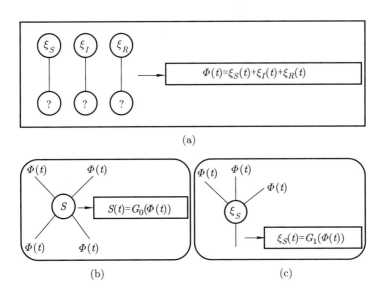

图 2.4 边划分方法示意图。(a) $\Phi(t)$；(b) $S(t)$；(c) $\xi_S(t)$

在分立的同步更新方法中，同时满足以下两个条件才能导致 $\xi_R(t)$ 增加：感染态节点以 $1-\beta$ 的速率没有将疾病传播给节点 j，这个感染态节点以速率 1 恢复。考虑这两个事件，可以写出 ξ_R 的时间演化方程为

$$\frac{\mathrm{d}\xi_R(t)}{\mathrm{d}t} = (1-\beta)\xi_I(t). \tag{2.44}$$

在 t 时刻, 一条随机边仍没有传播疾病的概率变化等于感染节点将疾病传播给其易感邻居的速率, 从而可以得到

$$\frac{\mathrm{d}\Phi(t)}{\mathrm{d}t} = -\beta\xi_I(t). \tag{2.45}$$

结合方程 (2.44) 和方程 (2.45), 并考虑初始条件 $\Phi(0) = 1$ 和 $\xi_R(0) = 0$, 可以得到 $\xi_R(t) = [1 - \Phi(t)](1 - \beta)/\beta$。进一步结合方程 (2.41) 和方程 (2.45), 可以得到 $\Phi(t)$ 的时间演化方程

$$\frac{\mathrm{d}\Phi(t)}{\mathrm{d}t} = -\beta\Phi(t) + \beta G_1(\Phi(t)) + [1 - \Phi(t)](1 - \beta). \tag{2.46}$$

由此, 可以通过公式 (2.42) 得到 $s(t)$。再利用感染态节点和恢复态节点的时间演化方程, 即 $\mathrm{d}\rho(t)/\mathrm{d}t = -\mathrm{d}s(t)/\mathrm{d}t - \rho(t)$ 和 $\mathrm{d}r(t)/\mathrm{d}t = \rho(t)$, 可以求解得到在任意时刻处于各种状态的节点密度。当 $t \to \infty$ 时, 终态 $\mathrm{d}\Phi(t)/\mathrm{d}t = 0$, $\Phi(\infty) = 1$ 是方程 (2.46) 的一个平凡解, 而当 β 大于临界值 β_c 时系统存在一个非平凡解。运用类似于公式 (2.8) 的求解方法, 可以得到阈值

$$\beta_c^{\mathrm{EBC}} = \frac{\langle k \rangle}{\langle k^2 \rangle - \langle k \rangle}. \tag{2.47}$$

在连续的异步更新方法中, 方程 (2.44) 可以写为 [93]

$$\frac{\mathrm{d}\xi_R(t)}{\mathrm{d}t} = \xi_I(t). \tag{2.48}$$

从而可以得到 $\xi_R(t) = [1 - \Phi(t)]/\beta$ 和流行病的暴发阈值

$$\beta_c^{\mathrm{EBC}} = \frac{\langle k \rangle}{\langle k^2 \rangle - 2\langle k \rangle}. \tag{2.49}$$

不同于边渗流方法和消息传递方法, 边划分方法考虑了 SIR 模型传播的时间演化过程。尽管此方法仅使用度分布函数来描述网络的结构特征, 但是它在预测暴发阈值和规模方面比异质平均场近似更准确。这是因为该方法基于空穴思想, 可以捕获部分的动力学关联性。已有研究发现, 边划分方法在无穷大的无关联局域树形网络中能够很好地描述 SIR 模型 [94, 95], 可以准确地求解 SIR 传播的时间演化动力学行为及其终态分布。例如, 将边划分方法推广到权重网络中, 发现权重分布的强异质性将会提升疾病的暴发阈值和减小疾病的暴发规模 [95]。此外,

我们将该方法进行拓展以求解具有非马尔可夫特性的社会传播动力学，发现行为的最终采纳比例随传播速率的变化将会出现从离散变化到连续变化的转变现象 [96]。动力学参数和结构参量的相关改变都可能引起这种转变现象，比如降低行为采纳阈值的异质性、增加初始种子的比例或者增加节点的接触能力 [96-98]。

2.4　流行病传播的模拟方法

　　计算机模拟是网络传播动力学研究的一个重要手段。首先，在计算模拟过程中不需要过多的假设条件，更接近真实的传播过程。其次，计算机模拟能描述复杂的接触模式，并且能准确刻画各种因素对传播动力学的影响。最后，由于计算机病毒、流行病和社会行为等真实传播往往需要付出惨痛的代价，同时缺乏全面的时空传播数据，因此借助计算机模拟来探究传播过程中的关键因素和机制，并设计有效的防控策略，是一种合理而有效的研究方法。在本节中，首先介绍同步更新和异步更新两种常用的节点状态更新方法，从而合理地仿真传播过程，得到处于各个状态的节点比例随时间的变化以及流行范围。然后，介绍易感性、平均寿命和可变性三种判断疾病暴发模拟阈值的方法。

2.4.1　同步更新和异步更新

　　传播动力学研究主要有两种常见的模拟方法：同步更新和异步更新 [99, 100]，它们从不同的角度看待真实世界中的传播演化过程，分别对应于两种不同的节点状态更新方法。从分立时间的角度来看，所有个体都在一个较短的时间间隔内同时更新它们的状态，即同步更新；从连续时间的角度来看，在任一极短的时间间隔内只允许一个节点进行一次更新事件，即异步更新。下面以 SIS 模型为例，分别介绍两种更新方法。

　　1. 同步更新方法

　　根据上一步的状态，任一节点都将在一个时间步 Δt 内更新它的当前状态，

其中 Δt 一般取为 1。若 $\Delta t \to 0$，同步更新方法则趋向于异步更新的连续时间演化过程。运用同步更新方法模拟 SIS 模型过程如下：

(1) 初始时刻，随机选择 ρ_0 比例的种子节点（感染态），剩余节点都处于易感态。用队列 Q_1 和 Q_2 分别存放当前感染态节点和新感染的节点。

(2) 在每一时间步 Δt 内，遍历队列 Q_1 中的每个感染态节点，并以 $\lambda \Delta t$ 的概率尝试感染它的所有易感态邻居。将成功感染的易感态邻居存放到队列 Q_2 中。

(3) 与此同时，遍历队列 Q_1 中的每个感染态节点，以 $\mu \Delta t$ 的概率恢复成易感态。若成功恢复，则从队列 Q_1 中移除。

(4) 将队列 Q_2 中的所有元素移至队列 Q_1 中，并清空队列 Q_2 中的所有元素。

(5) 更新时间 $t \to t + \Delta t$，重复第 (2) 步到第 (4) 步，直到 $t = t_{\max}$ 或者不存在感染态节点为止。

同步更新的空间复杂度为 $O(N+E)$，每个时间步的时间复杂度为 $O(\langle k \rangle N)$。

2. 异步更新方法

Gillespie 算法是最典型的异步更新方法，广泛地运用于博弈、传播和阈值模型等 [101]。运用异步更新方法模拟 SIS 模型过程如下：

(1) 初始时刻随机选择 ρ_0 比例的节点处于感染态，其余节点均处于易感态。用队列 Q_1 和 Q_2 分别存放感染态节点和活跃边。活跃边是指易感态节点和感染态节点之间的连边。

(2) 从队列 Q_1 和 Q_2 中选择一个事件 e 发生（或节点 i 进行状态更新）。若选择了 $Q_1(Q_2)$ 队列中的一个事件 e，则对应的感染态节点（易感态节点）i 转变为易感态（感染态）。对于一个事件 e，它被选中的概率为 $\Pi_e = O_e / [\gamma N_A(t) + \beta N_E(t)]$，其中 O_e 表示事件 e 发生的速率，$N_A(t)$ 和 $N_E(t)$ 分别表示在 t 时刻网络系统中活跃节点数量和活跃边数量。

(3) ① 若发生的事件 e 为恢复节点 i，则

 – 移除队列 Q_1 中的节点 i；

 – 移除队列 Q_2 中节点 i 所连接的活跃边；

 – 添加节点 i 现在连接的活跃边到队列 Q_2 中。

 ② 若发生的事件 e 为感染节点 i，则

 – 添加节点 i 到队列 Q_1 中；

    – 移除队列 Q_2 中的节点 i 所连接的活跃边；

    – 添加节点 i 现在的活跃边到队列 Q_2 中。

(4) 更新当前系统的时间为 $t \to t + \Delta t$，其中 $\Delta t = 1/[\gamma N_A(t) + \beta N_E(t)]$[12]。重复第 (2)—(4) 步，直到 $t = t_{\max}$ 或者不存在感染态节点为止。

异步更新的空间复杂度为 $O(E)$，每个时间步的时间复杂度为 $O[(N + E)^2]$。

运用同步更新或异步更新，可以得到暂态和稳态时网络的感染情况。从上述描述中不难发现，两种更新方法存在明显的不同，但是它们之间也存在一定的联系。在每个时间步，更新 f 比例的节点。若 $f = 1/N$，则为异步更新；若 $f = 1.0$，则为同步更新。对于 SIR 模型或其他传播动力学过程，可根据上述方法进行模拟。值得注意的是，运用同步更新和异步更新所得的传播范围有一定的差异（如图 2.5 所示），并且相对应的理论方法也有所不同 [93, 99, 102]。

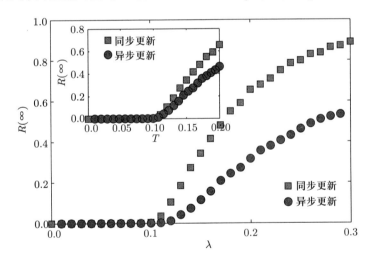

图 2.5　同步更新和异步更新模拟 SIR 模型

2.4.2　模拟暴发阈值的判断方法

暴发阈值是传播动力学的一个关键参量。通常情况下模拟阈值也视为疾病暴发的真实阈值，可用于检验理论阈值的预测准确性 [30, 93]。因此，准确地估计模拟阈值至关重要。下面将介绍三种估计模拟阈值的常用判断方法。

1. 易感性

易感性广泛地运用于确定 SIS 传播和渗流等临界点，其表达式为 [12]

$$\chi = N \frac{\langle \rho^2 \rangle - \langle \rho \rangle^2}{\langle \rho \rangle}, \tag{2.50}$$

其中 ρ 表示网络系统稳定时的感染密度，即序参量。在暴发阈值处，χ 将达到最大值，呈现峰值现象。

2. 动力学模拟实现的寿命

对于 SIS 传播过程，Boguñá 等人提出了一个新的阈值判定指标 —— 动力学模拟实现的寿命 T [27]。传播过程开始于一个初始感染节点，每次模拟实现都可以得到一个持续时间 T 和覆盖范围 C，其中后者是指在一次实现中至少被感染一次的不同节点的比例。在热力学极限条件下，模拟实现可以持续有限时间（具有有限的寿命和趋于零的覆盖范围），也可以发展为流行病（具有无限的寿命且覆盖范围为 1）。对于持续有限时间的模拟实现，其平均寿命 $E[T]$ 扮演了易感性的角色，在相变点附近达到峰值，其位置被用于模拟阈值的估计。在有限大小的系统中，如果一次实现能够令覆盖范围 C 达到一个预定值（比如 $C = 0.5$），就可以认为此次实现形成了流行病。

3. 可变性

可变性最早运用于确定磁化系统中的临界点 [103, 104]，其表达式为 [30]

$$\Delta = \frac{\sqrt{\langle \rho^2 \rangle - \langle \rho \rangle^2}}{\langle \rho \rangle}, \tag{2.51}$$

其中 ρ 表示网络系统达到稳定（SIS）或终态（SIR）时的感染密度。在临界点处，Δ 将达到最大值，呈现峰值现象。

我们利用可变性方法来确定 SIS 模型和 SIR 模型的模拟阈值，取得了非常好的估计效果，如图 2.6 所示。可变性测度可用于检测在无标度网络和真实网络上 SIR 理论阈值的预测准确性。发现在大多数网络上，异质平均场的理论预测都比较接近模拟阈值，但在具有自然截断、度指数 $\gamma < 2.5$ 的无标度网络上，异配性导致该理论失效。类似地，在同配真实网络上，异质平均场的理论预测与模拟阈值能较好地吻合，但在异配真实网络上该理论预测的准确性变差。在异配真实网络上，相对于异质平均场理论，淬火平均场的理论估计与模拟阈值更接近。这

些发现从模拟角度为已有的理论预测准确性提供了量化指标。此外，可变性方法同样能够准确估计人工网络和真实网络上 SIS 模型的暴发阈值。

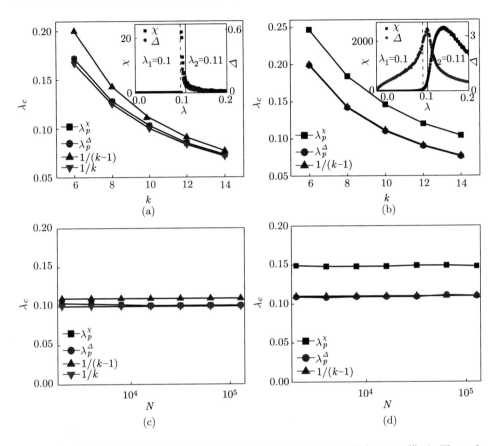

图 2.6　规则随机网络上理论阈值和模拟阈值的比较。图 (a) 和 (c) 对应于 SIS 模型，图 (b) 和 (d) 对应于 SIR 模型，其中 $N = 10^4, \langle k \rangle = 10$

值得注意的是在临界点处，多次模拟实现可能具有不同的持续时间，但是重标度化的时间演化（Temporal profile）情况将会塌缩到一条曲线上，如何定义不同模拟实现中时间演化的相似性以识别暴发阈值是一个值得探究的问题 [105]。对于单个网络上的单一传播动力学，上述模拟阈值的判定方法表现出很好的评估效果，与理论阈值保持了高度的一致性。然而对于共演化传播 [81]、耦合网络传播 [80, 106]、时序网络传播 [107] 以及社会传播动力学 [96] 等，这些评估方法将出现严重偏差，其模拟阈值极大地偏离了理论阈值 [17]。这可能是由于外部动力

学和网络结构所引入的干扰因素,抑或是时序结构和记忆效应所引发的非马尔可
夫特性,令单一传播动力学并非是一个随机的泊松传播过程,从而在临界点处并
不一定就具有最大的动力学涨落。例如,在通信 – 接触网络上的消息 – 疾病非对
称传播动力学中,接触层上的疾病暴发可令通信层上消息的暴发阈值为零,也就
是说疾病暴发可以导致消息的广泛扩散,而不需要通过自身在通信层上的传播过
程 [16]。对于这些更为复杂的传播动力学,研究并提出有效的模拟阈值估计方法
是当前网络传播动力学研究面临的一个基本难题。

2.5　疾病暴发理论阈值与模拟阈值的比较

对于一个给定的传播动力学,不同的理论方法有可能得出不同的暴发阈值和
规模 [20, 108]。根据所使用的结构信息可将理论方法分为三类 [43]。第一类是类
平均场方法(mean-field like approach),使用度分布作为唯一一个输入参量,包
括异质平均场方法、边渗流方法、边划分方法和点对近似方法。第二类是淬火平
均场方法,利用邻接矩阵描述网络的完全结构信息,包括离散时间的马尔可夫链
方法和 N-缠绕方法。第三类是动态消息传递方法,利用非回溯矩阵描述网络结
构。在一些人工网络和真实网络中,我们调查并比较了这三类方法预测 SIR 模
型暴发阈值问题的效果 [43]。一个非常直观的理解是:只要该方法能准确地刻画
网络结构信息和动力学关联性,它就能准确地预测疾病暴发阈值。基于这一理解
可推测出 DMP 方法比 QMF 方法好,QMF 方法比 MFL 方法好。下面通过比较
SIR 模型描述的疾病在无关联配置网络和 56 个真实网络上的理论阈值和模拟阈
值,来验证这三类理论方法的预测准确性。用第 2.4 节中的可变性测度来估计疾
病暴发的模拟阈值。

为了能细致地比较三类理论阈值的准确性,根据邻接矩阵最大特征值所对应
特征向量的局域化程度可以把网络分为两大类 [4]:(1)特征向量局域于中心节点
的网络(Localized on hubs networks,LHNs),即邻接矩阵的最大特征值 Λ_A 更

接近于 $\sqrt{k_{\max}}$，其对应的特征向量分量局域于少许中心节点；(2) 特征向量局域于 K-core 的网络 (Localized on K-core networks, LKNs)，即邻接矩阵的最大特征值更接近于 $\langle k^2 \rangle / \langle k \rangle$，其对应的特征向量分量局域化于具有高 K-core 值的节点集。

2.5.1 无关联配置网络

图 2.7 展示了在无关联配置网络上 SIR 模型疾病暴发的理论阈值和模拟阈

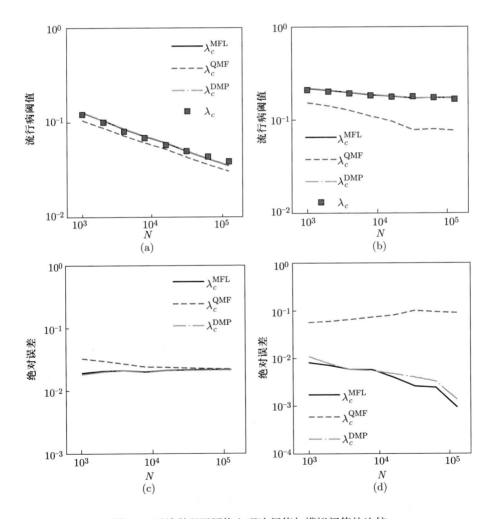

图 2.7 无关联配置网络上理论阈值与模拟阈值的比较

值。假设网络大小为 N，度分布服从幂律形式 $p(k) \sim k^{-\nu}$，其中 ν 表示度分布指数。为了使得网络不存在度关联，令最小度 $k_{\min} = 3$，最大度 $k_{\max} \sim \sqrt{N}$。不失一般性，在模拟过程中令恢复速率 $\mu = 1.0$。图 2.7(a) 和图 2.7(b) 分别给出了度分布指数 $\nu = 2.1$ 和 $\nu = 3.5$ 时，理论阈值 λ_c^{MFL}, λ_c^{QMF}, λ_c^{DMP} 和模拟阈值随网络大小 N 的变化。图 2.7(c) 和图 2.7(d) 分别给出了在 $\nu = 2.1$ 和 $\nu = 3.5$ 时，λ_c 与 λ_c^{MFL}、λ_c^{QMF} 和 λ_c^{DMP} 的绝对误差随 N 的变化。对于方法 $u \in \{\mathrm{MFL}, \mathrm{QMF}, \mathrm{DMP}\}$，其预测的理论阈值与模拟阈值的绝对误差为 $\Delta(\lambda_c^u) = |\lambda_c^u - \lambda_c|$。

根据文献 [31] 的定义，度指数 $\nu = 2.1$ 的网络属于 LKNs 类型，度指数 $\nu = 3.5$ 的网络属于 LHNs 类型。从图 2.7 可发现，相比较 QMF 方法所得的理论阈值，MFL 方法和 DMP 方法所得的理论阈值更接近模拟阈值。当 $\nu = 2.1$ 时，MFL 方法和 DMP 方法所预测的理论阈值与模拟阈值之间的绝对误差都很小，并且绝对误差随 N 的增大而减小。当 $\nu = 3.5$ 时，QMF 方法的绝对误差随 N 的变化稳定到一个有限大小的值。需要注意的是，QMF 方法预测疾病暴发阈值的准确性违背了一般认识，即它的准确性甚至比 MFL 方法差。

2.5.2 真实网络

下面讨论三类理论阈值 λ_c^{MFL}, λ_c^{QMF} 和 λ_c^{DMP} 在 56 个真实网络上的预测准确性。真实网络包括社会网络、引用网络、基础设施网络、计算机网络和蛋白质网络。为了简便，本节将有向网络简化为无向网络，把权重网络简化为无权网络。

1. 三类理论方法的预测准确性比较

图 2.8(a) 展示了在 56 个真实网络上的理论暴发阈值 λ_c^{MFL}、λ_c^{QMF} 和 λ_c^{DMP}；图 2.8(b) 展示了在预测 56 个真实网络的暴发阈值时，三种理论阈值最接近 λ_c 的比例 f。由于 DMP 方法考虑了网络结构的所有信息和部分动力学关联性，因此 λ_c^{DMP} 有 40% 的概率最接近 λ_c。仅使用度分布刻画网络结构的 MFL 方法有 36% 的概率最接近 λ_c，而 QMF 只有 25% 的概率最接近 λ_c。总的来说，λ_c^{DMP} 在多数情况下接近于 λ_c。

MFL 方法所得的预测值 λ_c^{MFL} 容易偏离模拟阈值，是因为它忽略了许多网络结构的信息。QMF 方法的预测准确性违背了人们的一般认识，是因为最大特

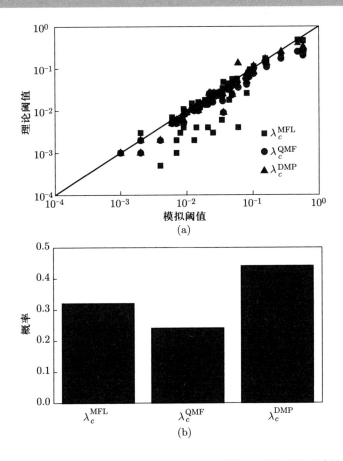

图 2.8　56 个真实网络上三类理论方法对于模拟阈值的预测准确性

征值所对应特征向量的局域化效应。图 2.9 展示了邻接矩阵和非回溯矩阵的逆参与比例 (IPR)[29, 36] 对理论预测准确性的影响。方法 $u \in \{\text{MFL}, \text{QMF}, \text{DMP}\}$ 的相对误差计算公式为 $\Delta'(\lambda_c^u) = |\lambda_c - \lambda_c^u|/\lambda_c$。从图 2.9 可以看到，理论阈值和模拟阈值之间的绝对误差和相对误差都随 IPR 增加。因为 IPR 越大，最大特征值所对应的特征向量的分量越容易局域于中心节点或 K-core 核值大的节点集 [31]，导致 QMF 方法和 DMP 方法越容易偏离模拟阈值。

2. 网络局域化结构的影响

现有研究表明网络具有不同类型的特征向量局域性 [31]。一般地，真实网络可分为特征向量局域化于中心节点的网络和特征向量局域化于 K-core 核的网络。根据邻接矩阵的最大特征值所对应特征向量的局域化类型，在这 56 个真实网络

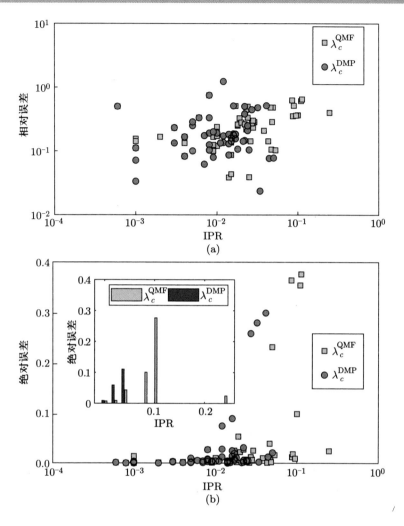

图 2.9　逆参与比例对理论预测准确性的影响

中有 19 个 LHNs 类型的网络和 37 个 LKNs 类型的网络。图 2.10 验证了三类理论方法预测真实网络疾病暴发阈值的准确性。图 2.10(a) 和图 2.10(b) 分别展示了在 LHNs 类型的网络和 LKNs 类型的网络上，理论阈值 λ_c^{MFL}，λ_c^{QMF} 和 λ_c^{DMP} 随模拟阈值 λ_c 的变化。图 2.10(c) 给出了在 LHNs 类型的网络和 LKNs 类型的网络上，λ_c^{MFL}，λ_c^{QMF} 和 λ_c^{DMP} 更接近 λ_c 的概率。对于 LHNs 类型的网络，DMP 方法更容易接近模拟阈值，MFL 方法最容易偏离模拟阈值，这与直观认识一致（如图 2.10 (a) 和图 2.10(c) 所示）。然而在 LKNs 类型网络中，MFL 方法比 DMP

方法更接近于模拟阈值, 如图 2.10(b) 和图 2.10(c) 所示。图 2.10(d) 展示了 LHNs 类型网络邻接矩阵的最大特征值 $\Lambda_{\boldsymbol{A}}$ 更接近于 $\sqrt{k_{\max}}$, LKNs 类型网络的 $\Lambda_{\boldsymbol{A}}$ 更接近于 $\langle k^2 \rangle / \langle k \rangle$。

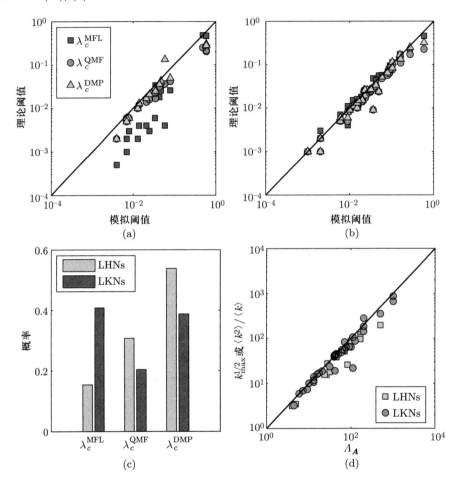

图 2.10　在真实网络上三类理论方法预测疾病暴发阈值的准确性

3. 网络结构特征的影响

下面分析各网络结构特征对理论预测准确性的影响, 包括度关联 r、簇系数 c 和模块度 Q。为了衡量指定方法的准确性, 计算在参量区间 $(x - \Delta x/2, x + \Delta x/2)$ 内的平均相对误差, 其中 $x \in \{r, c, Q\}$, $\Delta x = 0.1$。

（1）度关联的影响

图 2.11 展示了度关联对三类理论阈值相对误差的影响，每一列分别表示 56 个真实网络、LHNs 类型网络和 LKNs 类型网络上的结果。图 2.11(a)、图 2.11(c) 和图 2.11(e) 分别给出了理论阈值和模拟阈值的相对误差 $\Delta(\lambda_c^u)$ 随度关联 r 的变化，图 2.11(b)、图 2.11(d) 和图 2.11(f) 分别给出了理论阈值和模拟阈值的平均相对误差 $\Delta'(\lambda_c^u)$ 随度关联 r 的变化。

从图 2.11(a) 和图 2.11(b) 中可发现，DMP 方法在绝大多数情况下相对误差最低。当 $r < 0$ 时，DMP 方法最容易接近模拟阈值，MFL 方法最容易偏离真实阈值。当 $r > 0$ 时，MFL 方法最容易接近真实阈值，QMF 方法最容易偏离真实阈值。对于 LHNs 类型网络，情形与 2.11(a) 和图 2.11(b) 类似；对于 LKNs 类型网络，情形却有所不同。当 $r < 0$ 时，DMP 方法最接近于真实阈值；当 $r > 0$ 时，MFL 方法最接近于真实阈值，QMF 方法最容易偏离真实阈值。这一现象表明预测度关联为正的网络的暴发阈值 MFL 方法更准确，其余情况 DMP 方法表现得更好。

（2）簇系数的影响

利用与图 2.11 类似的分析方法，图 2.12 研究簇系数 c 对理论阈值准确性的影响，每一列分别表示 56 个真实网络、LHNs 类型网络和 LKNs 类型网络上的结果。图 2.12(a)、图 2.12(c) 和图 2.12(e) 分别给出了理论阈值和模拟阈值的相对误差 $\Delta(\lambda_c^u)$ 随 c 的变化，图 2.12(b)、图 2.12(d) 和图 2.12(f) 分别给出了理论阈值和模拟阈值的平均相对误差 $\Delta'(\lambda_c^u)$ 随 c 的变化。从图 2.12(a) 和图 2.12(b) 中可发现：当 $c < 0.1$ 时，DMP 方法相对误差最低，MFL 方法相对误差最大；当 $c > 0.1$ 时，MFL 方法的相对误差最低，QMF 相对误差最大。因此，当 $c < 0.1$ 时，用 DMP 方法能更准确地预测疾病暴发阈值；而当 $c > 0.1$ 时，用 MFL 方法能更准确地预测疾病暴发阈值。对于 LHNs 类型网络，情形与 2.12(a) 和图 2.12(b) 类似，如图 2.12(c) 和图 2.12 (d) 所示。图 2.12(e) 和图 2.12 (f) 研究了三类方法对 LKNs 类型网络上阈值的准确性影响。当 c 较小时，DMP 方法最接近真实阈值；当 c 较大时，MFL 方法最接近真实阈值。

（3）模块度的影响

图 2.13 展示了模块度 Q 对三类理论阈值相对误差的影响，每一列分别表

复杂网络上的流行病传播

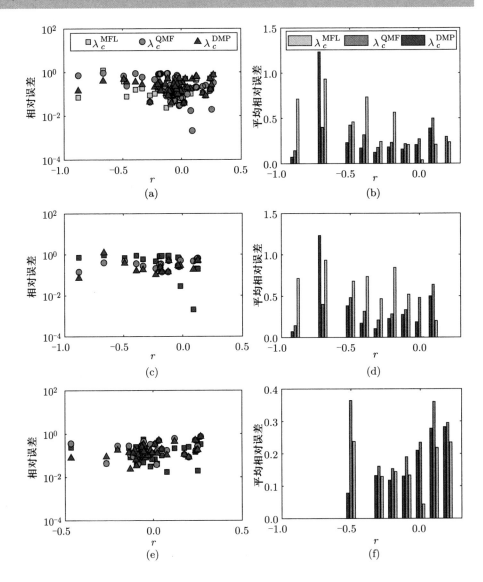

图 2.11 度关联对三类理论阈值相对误差的影响

示 56 个真实网络、LHNs 类型网络和 LKNs 类型网络上的结果。图 2.13(a)、图 2.13(c) 和图 2.13(e) 分别给出了理论阈值和模拟阈值的相对误差 $\Delta(\lambda_c^u)$ 随 Q 的变化。图 2.13(b)、图 2.13(d) 和图 2.13(f) 分别给出了理论阈值和模拟阈值的平均相对误差 $\Delta'(\lambda_c^u)$ 随 Q 的变化。总体来说，三类理论阈值的相对误差随 Q 增大而增大。对于 LHNs 类型网络和 LKNs 类型网络，三类方法的准确性没有明显

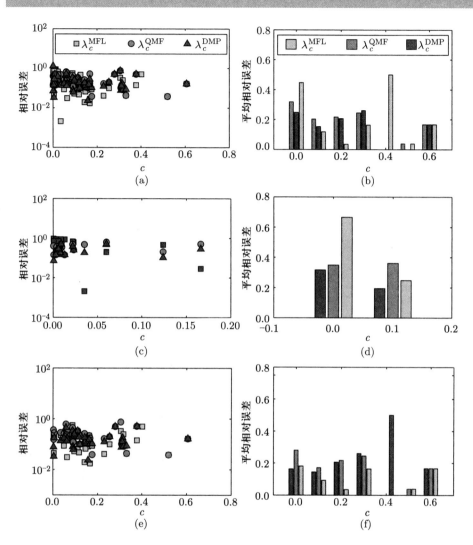

图 2.12 簇系数对三类理论阈值相对误差的影响

的规律,在大多数情况下 DMP 方法最容易接近真实阈值。

综上,本节验证了三类理论阈值在无关联配置网络中的准确性,相比较 QMF 方法,MFL 方法和 DMP 方法的理论阈值更接近于模拟阈值。在 56 个真实网络中,DMP 方法的理论阈值更接近于模拟阈值,且 MFL 方法的理论阈值比 QMF 方法的理论阈值更接近于模拟阈值。对于特征向量局域化于 K-core 的网络,用 MFL 方法预测疾病暴发阈值最准确;但对于特征向量局域化于中心节点的网络,

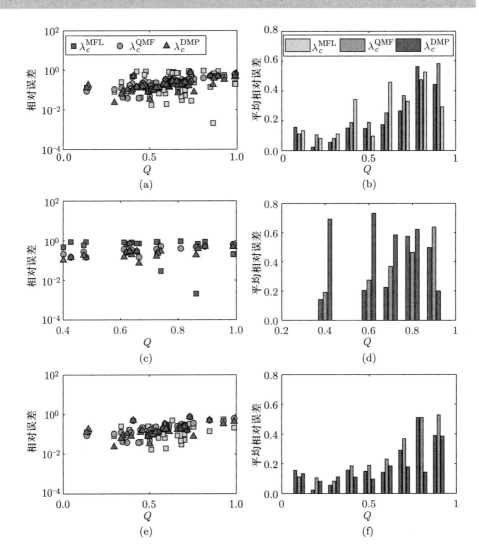

图 2.13　模块度对三类理论阈值相对误差的影响

用 DMP 方法预测疾病暴发阈值最准确。最后，讨论了不同网络结构特征对三类方法准确性的影响，包括度关联 r、簇系数 c 和模块度 Q。对于负关联网络，DMP 方法的理论阈值最准确；对于正关联网络，MFL 方法的理论阈值更接近真实阈值。对于簇系数低的网络，DMP 方法的预测阈值最准确；对于簇系数高的网络，MFL 方法的预测阈值最准确。三类理论阈值随模块度的变化没有明显规律。

2.6 讨论与展望

以上介绍了在求解网络传播动力学时常用到的 7 种理论方法,包括平均场方法、异质平均场方法、淬火平均场方法、动态消息传递方法、点对近似方法、边渗流方法和边划分方法等。表 2.1 展示了每一种方法的一些基本特性。此外,还有其他一些方法,如主方程(master equations)方法 [109-111]。这 7 种方法均可用于求解网络上的 SIR 传播,到目前为止边划分方法仍不能用于 SIS 模型。然而,这些方法都无法充分描述网络的完整结构信息和动力学关联性。如表 2.1 所示,为了能够更为精确地刻画网络结构和动力学关联,所需方程的数目也将增大,这提高了数值求解的计算复杂度。为了描述网络结构,淬火平均场方法和动态消息传递方法分别使用了邻接矩阵和非回溯矩阵;为了捕捉动力学关联,消息传递方法和边划分方法借鉴空穴理论以避免回音室效应,点对近似方法利用了点对状态的时间演化。

连续时间的马尔可夫方法(CTM)能够同时准确地捕捉网络结构和动力学关联,获得传播动力学过程的精确解 [112-114]。CTM 方法用邻接矩阵描述网络结构,用变换矩阵发生器(transform matrix generator)$Q_{q^N \times q^N}$ 描述传播动力学的演化过程及其动力学关联性。一旦获得了 Q 矩阵,就可以计算得到任一节点处于每一状态的概率。虽然 CTM 方法提供了一个非常精确的描述,但是它却很少被用于求解传播动力学,主要原因在于生成器 $Q_{q^N \times q^N}$ 很难得到,并且求解如此复杂的方程也极为困难,尤其是对于大规模网络。在一些极为特殊的情形下,CTM 方法可用于 SIS 模型的求解 [114]。

对于一个给定的传播动力学,利用这些理论方法有可能得出不同的暴发阈值和规模。我们根据所使用的结构信息将理论方法分为三类。第一类是类平均场方法,使用度分布作为唯一输入参量,包括异质平均场方法、边渗流方法、边划分方法和点对近似方法。第二类是淬火平均场方法,利用邻接矩阵描述网络的完整结构信息，包括离散时间的马尔可夫链方法和 N–缠绕方法。第三类是动态消息传递方法，利用非回溯矩阵描述网络结构。在一些人工网络和真实网络中，我们调查并比较了这三类方法预测 SIR 暴发阈值问题的效果。对于随机配置网络，类平均场方法和动态传递方法比淬火平均场方法表现更好；对于真实网络，动态消息传递方法在大多数情况下表现更好。

综上，本章介绍了 7 种最为常用的理论方法，其计算复杂度依次增加。我们也明确了它们的基本假设，解释了主要的求解思路，进一步阐述了它们之间的相互联系。这些方法也被广泛应用于社会传播动力学的研究 [96-98, 115-118]。随着网络科学研究的深入和发展，现有的理论方法仍将不断改进和完善。当求解传播动力学问题时，必须同时考虑更多复杂的动力学机制和网络结构。首先，如何准确描述更为复杂的真实网络，如时序网络和多层网络。随着海量真实网络数据的获取，人们认为孤立的、静态的网络形式无法很好地刻画真实的网络系统，运用时序网络形式、多层网络形式是一个很自然的选择 [107, 119]。尽管可以采用张量形式来描述时序网络、多层网络的结构，但是如何准确地捕捉传播过程中的动力学关联性仍然是一个极具挑战性的难题 [106, 120]。其次，引入一些更为复杂的传播机制，如偏好传播 [121] 和层间穿越 [122]，也将增加传播动力学的描述难度。第二个挑战是如何描述人类行为对于传播动力学的影响。由于人类行为的阵发性 [123] 和迁移特性 [124] 等特性，人类行为将会显著影响疾病或消息的传播动力学特性 [125-129]。这些行为特性在传播过程中会引起一些非马尔可夫效应，从而产生较强的动力学关联，增加了理论分析的难度 [130, 131]。现有方法仅可以处理某些特殊的情况，仍然缺乏一个统一的理论分析框架。第三个挑战是如何描述共演化传播动力学行为。在人类接触网络中可能同时传播着同一疾病的两个变种，它们之间存在复杂的相互作用，比如交叉免疫 [33, 132, 133]、相互增强 [134]、相互竞争 [135] 和促进 – 抑制非对称作用 [16, 17, 136, 137]等。这种共演化传播机制提升了传播过程中的动力学关联性，目前仍然缺少精确的标准化理论方法。

参考文献

[1]　何大韧, 刘宗华, 汪秉宏. 复杂系统与复杂网络 [M]. 北京: 高等教育出版社, 2009.

[2]　Newman M. Networks: An introduction [M]. Oxford: Oxford University Press, 2010.

[3] Pastor-Satorras R, Vespignani A. Epidemic spreading in scale-free networks [J]. Phys. Rev. Lett., 2001, 86: 3200.

[4] Pastor-Satorras R, Castellano C, Mieghem P V, et al. Epidemic processes in complex networks [J]. Rev. Mod. Phys., 2015, 87: 925.

[5] Liu Z, Hu B. Epidemic spreading in community networks [J]. Europhys. Lett., 2005, 72: 315.

[6] Maslov S, Sneppen K. Specificity and stability in topology of protein networks [J]. Science, 2002, 296: 910.

[7] Kitsak M, Gallos L K, Havlin S. Identification of influential spreaders in complex networks [J]. Nat. Phys., 2010, 6: 888.

[8] Liu Y, Tang M, Zhou T, et al. Core-like groups resulting in invalidation of k-shell decomposition analysis [J]. Sci. Rep., 2015, 5: 9602.

[9] Altarelli F, Braunstein A, Dall'Asta L, et al. Containing epidemic outbreaks by message-passing techniques [J]. Phys. Rev. X, 2014, 4: 021024.

[10] Moreno Y, Pastor-Satorras R, Vespignani A. Epidemic outbreaks in complex heterogeneous networks [J]. Eur. Phys. J. B, 2002, 26: 521.

[11] Anderson R M, May R M. Infectious Diseases of Humans [M]. Oxford: Oxford University Press, 1992.

[12] Ferreira S C, Castellano C, Pastor-Satorras R. Epidemic thresholds of the susceptible-infected-susceptible model on networks: A comparison of numerical and theoretical results [J]. Phys. Rev. E, 2012, 86: 041125.

[13] Boguñá M, Pastor-Satorras R, Vespignani A. Absence of epidemic threshold in scale-free networks with degree correlations [J]. Phys. Rev. Lett., 2003, 90: 028701.

[14] Chu X, Guan J, Zhan Z, et al. Epidemic spreading in weighted scale-free networks with community structure [J]. J. Stat. Mech. Theory E., 2009, 2009: P07043.

[15] Saumell-Mendiola A, Serrano M A, Boguna M. Epidemic spreading on interconnected networks [J]. Phys. Rev. E, 2012, 86: 026106.

[16] Wang W, Tang M, Yang H. Asymmetrically interacting spreading dynamics on complex layered networks [J]. Sci. Rep., 2014, 4: 5097.

[17] Liu Q H, Wang W, Tang M, et al. Impacts of complex behavioral responses on asymmetric interacting spreading dynamics in multiplex networks [J]. Sci. Rep.,

2016, 6: 25617.

[18] Muñoz M A, Juhász R, Castellano C, et al. Griffiths phases on complex networks [J]. Phys. Rev. Lett., 2010, 105: 128701.

[19] Givan O, Schwartz N, Cygelberg A, et al. Predicting epidemic thresholds on complex networks: Limitations of mean-field approaches [J]. J. Theor. Biol., 2011, 288: 21.

[20] Li C, van de Bovenkamp R, Mieghem P V. Susceptible-infected-susceptible model: A comparison of N-intertwined and heterogeneous mean-field approximations [J]. Phys. Rev. E, 2012, 86: 026116.

[21] Durrett R. Some features of the spread of epidemics and information on a random graph [J]. Proc. Natl. Acad. Sci. USA, 2010, 107: 4491.

[22] Boguñá M, Castellano C, Pastor-Satorras R. Langevin approach for the dynamics of the contact process on annealed scale-free networks [J]. Phys. Rev. E, 2009, 79: 036110.

[23] Chatterjee S, Durrett R. Contact processes on random graphs with power law degree distributions have critical value 0 [J]. Ann. Probab., 2009, 37: 2332.

[24] Gómez S, Arenas A, Borge-Holthoefer J, et al. Discrete-time Markov chain approach to contact-based disease spreading in complex networks [J]. Europhys. Lett., 2010, 89: 38009.

[25] Li C, Wang H, Van Mieghem P. Epidemic threshold in directed networks [J]. Phys. Rev. E, 2013, 88: 062802.

[26] Chung F, Lu L, Vu V. Spectra of random graphs with given expected degrees [J]. Proc. Natl. Acad. Sci. USA, 2003, 100: 6313.

[27] Boguñá M, Castellano C, Pastor-Satorras R. Nature of the epidemic threshold for the susceptible-infected-susceptible dynamics in networks [J]. Phys. Rev. E, 2013, 111: 068701.

[28] Lee H K, Shim P S, Noh J D. Epidemic threshold of the susceptible-infected-susceptible model on complex networks [J]. Phys. Rev. E, 2013, 87: 062812.

[29] Goltsev A V, Dorogovtsev S N, Oliveira J, et al. Localization and spreading of diseases in complex networks [J]. Phys. Rev. Lett., 2012, 109: 128702.

[30] Shu P, Wang W, Tang M, et al. Numerical identification of epidemic thresholds for susceptible-infected-recovered model on finite-size networks [J]. Chaos, 2015, 25:

063104.

[31] Pastor-Satorras R, Castellano C. Distinct types of eigenvector localization in networks [J]. Sci. Rep., 2016, 6: 18847.

[32] Radicchi F, Castellano C. Beyond the locally treelike approximation for percolation on real networks [J]. Phys. Rev. E, 2016, 93: 030302.

[33] Karrer B, Newman M E. Message passing approach for general epidemic models [J]. Phys. Rev. E, 2010, 82: 016101.

[34] Shrestha M, Scarpino S V, Moore C. Message-passing approach for recurrent-state epidemic models on networks [J]. Phys. Rev. E, 2015, 92: 022821.

[35] Martin T, Zhang X, Newman M E J. Localization and centrality in networks [J]. Phys. Rev. E, 2014, 90: 052808.

[36] Karrer B, Newman M E J, Zdeborová L. Percolation on sparse networks [J]. Phys. Rev. Lett., 2014, 113: 208702.

[37] Hamilton K E, Pryadko L P. Tight lower bound for percolation threshold on an infinite graph [J]. Phys. Rev. Lett., 2014, 113: 208701.

[38] Radicchi F, Castellano C. Breaking of the site-bond percolation universality in networks [J]. Nat. Commun., 2015, 6: 10196.

[39] Radicchi F. Percolation in real interdependent networks [J]. Nat. Phys., 2015, 11: 597.

[40] Cellai D, Dorogovtsev S N, Bianconi G. Message passing theory for percolation models on multiplex networks with link overlap [J]. Phys. Rev. E, 2016, 94: 032301.

[41] Son S W, Bizhani G, Christensen C, et al. Percolation theory on interdependent networks based on epidemic spreading [J]. Europhys. Lett., 2012, 97: 16006.

[42] Karrer B, Newman M E. Message passing approach for general epidemic models [J]. Phys. Rev. E, 2010, 82: 016101.

[43] Wang W, Liu Q, Zhong L. Predicting the epidemic threshold of the susceptible-infected-recovered model [J]. Sci. Rep., 2016, 6: 24676.

[44] Barthélemy M, Barrat A, Pastor-Satorras R, et al. Velocity and hierarchical spread of epidemic outbreaks in scale-free networks [J]. Phys. Rev. Lett., 2004, 92: 178701.

[45] Barthélemy M, Barrat A, Pastor-Satorras R, et al. Dynamical patterns of epidemic outbreaks in complex heterogeneous networks [J]. J. Theor. Biol., 2005, 235: 275.

[46] Rand D. Correlation equations and pair approximations for spatial ecologies[M]//McGlade J. Advanced Ecological Theory: Principles and Applications. Oxford: Blackwell Science Ltd, 1999: 100-142.

[47] Eames K T, Keeling M J. Modeling dynamic and network heterogeneities in the spread of sexually transmitted diseases [J]. Proc. Natl. Acad. Sci. USA, 2002, 99: 13330.

[48] Mata A S, Ferreira S C. Pair quenched mean-field theory for the susceptible-infected-susceptible model on complex networks [J]. Europhys. Lett., 2013, 103: 48003.

[49] Szabó-Solticzky A, Berthouze L, Kiss I Z, et al. Oscillating epidemics in a dynamic network model: Stochastic and mean-field analysis [J]. J. Theor. Biol., 2016, 72: 1153.

[50] Gross T, Sayama H. Adaptive Networks [M]. Berlin: Springer, 2009.

[51] Gross T, D'Lima C J D, Blasius B. Epidemic dynamics on an adaptive network [J]. Phys. Rev. Lett., 2006, 96: 208701.

[52] Böhme G A, Gross T. Analytical calculation of fragmentation transitions in adaptive networks [J]. Phys. Rev. E, 2011, 83: 035101.

[53] Kiss I Z, Röst G, Vizi Z. Generalization of pairwise models to non-Markovian epidemics on networks [J]. Phys. Rev. Lett., 2015, 115: 078701.

[54] Rattana P, Blyuss K B, Eames K T, et al. A class of pairwise models for epidemic dynamics on weighted networks [J]. B. Math. Biol., 2013, 75: 466.

[55] Kamp C, Moslonka-Lefebvre M, Alizon S. Epidemic spread on weighted networks [J]. PLoS Comput. Biol., 2013, 9: e1003352.

[56] Kermack W O, McKendrick A G. A contribution to the mathematical theory of epidemics [J]. Proc. Roy. Soc. Lond. A, 1927, 115: 700.

[57] Bailey N. Mathematical Theory of Infectious Diseases [M]. London: Hodder Arnold, 1975.

[58] Newman M E. Spread of epidemic disease on networks [J]. Phys. Rev. E, 2002, 66: 016128.

[59] Grassberger P. On the critical behavior of the general epidemic process and dynamical percolation [J]. Math. Biosci., 1983, 63: 157.

[60] Miller J C. Percolation and epidemics in random clustered networks [J]. Phys. Rev.

E, 2009, 80: 020901.

[61] Meyers L. Contact network epidemiology: Bond percolation applied to infectious disease prediction and control [J]. B. Am. Math. Soc., 2007, 44: 63.

[62] Meyers L A, Pourbohloul B, Newman M E, et al. Network theory and SARS: Predicting outbreak diversity [J]. J. Theor. Biol., 2005, 232: 71.

[63] Wang W, Tang M, Stanley H E, et al. Unification of theoretical approaches for epidemic spreading on complex networks [J]. Rep. Prog. Phys., 2017, 80: 036603.

[64] Lagorio C, Migueles M, Braunstein L, et al. Effects of epidemic threshold definition on disease spread statistics [J]. Physica A, 2009, 388: 755.

[65] Wu Z, Lagorio C, Braunstein L A. Numerical evaluation of the upper critical dimension of percolation in scale-free networks [J]. Phys. Rev. E, 2007, 75: 066110.

[66] Cohen R, Ben-Avraham D, Havlin S. Percolation critical exponents in scale-free networks [J]. Phys. Rev. E, 2002, 66: 036113.

[67] Newman M E. The structure and function of complex networks [J]. SIAM review, 2003, 45: 167.

[68] Braunstein L A, Wu Z, Chen Y. Optimal path and minimal spanning trees in random weighted networks [J]. Int. J. Bifurcat. Chaos, 2007, 17: 2215.

[69] Cohen R, Erez K, Ben-Avraham D, et al. Resilience of the Internet to random breakdowns [J]. Phys. Rev. Lett., 2000, 85: 4626.

[70] Kenah E, Robins J M. Second look at the spread of epidemics on networks [J]. Phys. Rev. E, 2017, 76: 036113.

[71] Miller J C. Epidemic size and probability in populations with heterogeneous infectivity and susceptibility [J]. Phys. Rev. E, 2007, 76: 010101.

[72] Allard A, Noël P A, Dubé L J, et al. Heterogeneous bond percolation on multitype networks with an application to epidemic dynamics [J]. Phys. Rev. E, 2009, 79: 036113.

[73] Noël P A, Davoudi B, Brunham R C, et al. Time evolution of epidemic disease on finite and infinite networks [J]. Phys. Rev. E, 2009, 79: 026101.

[74] Marder M. Dynamics of epidemics on random networks [J]. Phys. Rev. E, 2007, 75: 066103.

[75] Serrano M A, Boguná M. Percolation and epidemic thresholds in clustered networks

复杂网络上的流行病传播

[J]. Phys. Rev. Lett., 2006, 97: 088701.

[76] Newman M E. Random graphs with clustering [J]. Phys. Rev. Lett.,2009, 103: 058701.

[77] Goltsev A, Dorogovtsev S, Mendes J. Percolation on correlated networks [J]. Phys. Rev. E, 2008, 78: 051105.

[78] Min Y, Jin X, Ge Y, et al. The role of community mixing styles in shaping epidemic behaviors in weighted networks [J]. PloS one, 2013, 8: e57100.

[79] Dickison M, Havlin S, Stanley H E. Epidemics on interconnected networks [J]. Phys. Rev. E, 2012, 85: 066109.

[80] Buono C, Alvarez-Zuzek L G, Macri P A, et al. Epidemics in partially overlapped multiplex networks [J]. PloS one, 2014, 9: e92200.

[81] Newman M E. Threshold effects for two pathogens spreading on a network [J]. Phys. Rev. Lett., 2005, 95: 108701.

[82] Karrer B, Newman M E. Competing epidemics on complex networks [J]. Phys. Rev. E, 2011, 84: 036106.

[83] Newman M E, Ferrario C R. Interacting epidemics and coinfection on contact networks [J]. PloS ONE, 2013, 8: e71321.

[84] Parshani R, Carmi S, Havlin S. Epidemic threshold for the Susceptible-Infectious-Susceptible model on random networks [J]. Phys. Rev. Lett., 2010, 104: 258701.

[85] Antulov-Fantulin N, Lancic A, Smuc T, et al. Identification of patient zero in static and temporal networks: Robustness and limitations [J]. Phys. Rev. E, 2015, 114: 248701.

[86] Altarelli F, Braunstein A, Dall'Asta L, et al. Optimizing spread dynamics on graphs by message passing [J]. J. Stat. Mech., 2013, 2013: P09011.

[87] Morone F, Makse H A. Influence maximization in complex networks through optimal percolation [J]. Nature, 2015, 524: 65.

[88] Miller J C, Math J. A note on a paper by Erik Volz: SIR dynamics in random networks [J]. J. Math. Biol., 2011, 62: 349.

[89] Miller J C, Slim A C, Volz E M. Edge-based compartmental modelling for infectious disease spread [J]. J. R. Soc. Interface, 2012, 9: 890.

[90] Volz E J. SIR dynamics in random networks with heterogeneous connectivity [J]. J.

Math. Biol.,2008, 56: 293.

[91] Volz E M, Miller J C, Galvani A, et al. Effects of heterogeneous and clustered contact patterns on infectious disease dynamics [J]. PLoS Comput. Biol., 2011, 7: e1002042.

[92] Valdez L D, Macri P A, Braunstein L A. Temporal percolation of the susceptible network in an epidemic spreading [J]. PLoS One, 2012, 7: e44188.

[93] Shu P, Wang W, Tang M, et al. Recovery rate affects the effective epidemic threshold with synchronous updating [J]. Chaos, 2016, 26: 063108.

[94] Miller J C, Kiss I Z. Epidemic spread in networks: Existing methods and current challenges [J]. Math. Model. Nat. Pheno., 2014, 9: 4.

[95] Wang W, Tang M, Zhang H. Epidemic spreading on complex networks with general degree and weight distributions [J]. Phys. Rev. E, 2014, 90: 042803.

[96] Wang W, Tang M, Zhang H F, et al. Dynamics of social contagions with memory of nonredundant information [J]. Phys. Rev. E, 2015, 92: 012820.

[97] Wang W, Shu P, Zhu Y X, et al. Dynamics of social contagions with limited contact capacity [J]. Chaos, 2015, 25: 103102.

[98] Wang W, Tang M, Shu P, et al. Dynamics of social contagions with heterogeneous adoption thresholds: Crossover phenomena in phase transition [J]. New J. Phys., 2016, 18: 013029.

[99] 王伟, 舒盼盼, 唐明, 等. 网络传播动力学模拟方法评述 [J]. 电子科技大学学报, 2016, 45: 288.

[100] Schönfisch B, de Roos A. Synchronous and asynchronous updating in cellular automata [J]. BioSystems, 1999, 51: 123.

[101] Gillespie D T. A general method for numerically simulating the stochastic time evolution of coupled chemical reactions [J]. J. Comput. Phys., 1976, 22: 403.

[102] Fennell P G, Melnik S, Gleeson J P. Limitations of discrete-time approaches to continuous-time contagion dynamics [J]. Phys. Rev. E, 2016, 94: 052125.

[103] Ferreira S C, Ferreira R S, Castellano C, et al. Quasistationary simulations of the contact process on quenched networks [J]. Phys. Rev. E, 2011, 84: 066102.

[104] Chen W, Schröder M, D'Souza R M, et al. Microtransition cascades to percolation [J]. Phys. Rev. Lett., 2014, 112: 155701.

[105] Gleeson J P, Durrett R. Temporal profiles of avalanches on networks [J]. Nat. Com-

mun., 2017, 8: 1227.

[106] Cozzo E, Banos R A, Meloni S, et al. Contact-based social contagion in multiplex networks [J]. Phys. Rev. E, 2013, 88: 050801.

[107] Holme P, Saramäki J. Temporal networks [J]. Phys. Rep., 2012, 519: 97.

[108] Gleeson J P, Melnik S, Ward J A, et al. Accuracy of mean-field theory for dynamics on real-world networks [J]. Phys. Rev. E, 2012, 85: 026106.

[109] Porter M A, Gleeson J P. Dynamical Systems on Networks: A Tutorial [M]. Berlin: Springer, 2016.

[110] Gleeson J P. High-accuracy approximation of binary-state dynamics on networks [J]. Phys. Rev. Lett. 2011, 107: 68701.

[111] Gleeson J P. Binary-state dynamics on complex networks: Pair approximation and beyond [J]. Phys. Rev. X, 2013, 3: 021004.

[112] Simon P, Taylor M, Kiss I. Exact epidemic models on graphs using graph-automorphism driven lumping [J]. J. Math. Biol., 2011, 62: 479.

[113] Mieghem P V, Cator E. Epidemics in networks with nodal self-infection and the epidemic threshold [J]. Phys. Rev. E, 2012, 86: 016116.

[114] Sahneh F D, Scoglio C, Mieghem P V. Generalized epidemic mean-field model for spreading processes over multilayer complex networks [J]. IEEE/ACM Transaction on Networking, 2013, 21: 1609.

[115] Dodds P S, Watts D J. Universal behavior in a generalized model of contagion [J]. Phys. Rev. Lett., 2004, 92: 218701.

[116] Huang W M, Zhang L J, Xu X J, et al. Contagion on complex networks with persuasion [J]. Sci. Rep., 2016, 6: 23766.

[117] Majdandzic A, Braunstein A, Curme C. Multiple tipping points and optimal repairing in interacting networks [J]. Nat. Commun., 2016, 7: 10850.

[118] Zhu Y X, Wang W, Tang M, et al. Social contagions on weighted networks [J]. Phys. Rev. E, 2017, 96: 012306.

[119] Boccaletti S, Bianconi G, Criado R. The structure and dynamics of multilayer networks [J]. Phys. Rep., 2014, 544: 1.

[120] Domenico M D, Sole-Ribalta A, Cozzo E. Mathematical formulation of multilayer networks [J]. Phys. Rev. X, 2013, 3: 041022.

[121] Xu E H, Wang W, Xu C. Suppressed epidemics in multirelational networks [J]. Phys. Rev. E, 2015, 92: 022812.

[122] Min B h, Gwak S, Lee N, et al. Layer-switching cost and optimality in information spreading on multiplex networks [J]. Sci. Rep., 2016, 6: 21392.

[123] Barabási A L. The origin of bursts and heavy tails in humans dynamics [J]. Nature, 2005, 435: 207.

[124] Song C, Koren T, Wang P, et al. Modelling the scaling properties of human mobility [J]. Nat. Phys., 2010, 6: 818.

[125] Vazquez A, Rácz B, Lukács A, et al. Impact of non-poissonian activity patterns on spreading processes [J]. Phys. Rev. Lett., 2007, 98: 158702.

[126] Tang M, Liu Z, Li B. Epidemic spreading by objective traveling [J]. Europhys. Lett., 2009, 87: 18005.

[127] Min B, Goh K I, Vazquez A. Spreading dynamics following bursty human activity patterns [J]. Phys. Rev. E, 2011, 83: 036102.

[128] Wang L, Li X. Spatial epidemiology of networked metapopulation: An overview [J]. Chin. Sci. Bull., 2014, 59: 3511.

[129] Wang Z, Andrews M A, Wu Z X, et al. Coupled disease–behavior dynamics on complex networks: A review [J]. Phys. Life. Rev., 2015, 15: 1.

[130] Van Mieghem P, Van de Bovenkamp R. Non-Markovian infection spread dramatically alters the susceptible-infected-susceptible epidemic threshold in networks [J]. Phys. Rev. Lett., 2013, 110: 108701.

[131] Jo H H, Perotti J I, Kaski K, et al. Analytically solvable model of spreading dynamics with non-poissonian processes [J]. Phys. Rev. X, 2014, 4: 011041.

[132] Sanz J, Xia C Y, Meloni S, et al. Dynamics of interacting diseases [J]. Phys. Rev. X, 2014, 4: 041005.

[133] Marceau V, Noel P A, Hebert-Dufresne L, et al. Modeling the dynamical interaction between epidemics on overlay networks [J]. Phys. Rev. E, 2011, 84: 026105.

[134] Cai W, Chen L, Ghanbarnejad F, et al. Avalanche outbreaks emerging in cooperative contagions [J]. Nat. Phys., 2015, 11: 936.

[135] Gleeson J P, Cellai D, Onnela J P, et al. A simple generative model of collective online behavior [J]. Proc. Nat. Acad. Sci., 2014, 111: 10411.

复杂网络上的流行病传播

[136] Wang W, Liu Q, Cai S. Suppressing disease spreading by using information diffusion on multiplex networks [J]. Sci. Rep., 2016, 6: 29259.

[137] Granell C, Gómez S, Arenas A. Dynamical interplay between awareness and epidemic spreading in multiplex networks [J]. Phys. Rev. Lett., 2013, 111: 128701.

第 3 章 基于反应 – 扩散 模型的流行病传播

第 2 章主要讨论了基于接触网络模型的流行病传播行为，这一模型考虑了个体与个体之间的联系，在很大程度上反映了真实社会系统的特点。然而它却忽略了一个极其重要的因素——个体的迁移特性。在古代，传染病往往是由商旅队伍（或军队等）从一个地方带到另一个地方，从而引发疾病在空间上的蔓延。例如 14 世纪欧洲黑死病的暴发，其起源地是在克里米亚半岛上的一座小城市加法城内 [1]。由于受到战争的影响，城内的意大利商人纷纷踏上船只逃亡国外，而与此同时，老鼠和跳蚤（被认为是瘟疫传播的罪魁祸首）也悄悄爬上了船，随商队进入意大利，随后在整个欧洲大陆引发了一场巨大的灾难 [1]。当今社会，人类的空间活动变得前所未有的频繁，飞机、高铁等交通工具极大地改变了人们的生活方式，也进一步改变了流行病的传播模式。例如 2003 年的 SARS 病毒，持续将近 9 个月时间，迅速扩散至东南亚乃至全球 [2]。正是由于便捷的长距离迁移，打破了流行病传播在地理空间上的连续性。由这些例子可以看到，个体运动在流行病传播过程中扮演了举足轻重的角色。

　　为了刻画个体的运动性，科学家们提出了一种模型，称之为集合种群模型 [3-15]，如图 3.1 所示。在该模型中，人群按地理位置划分为多个亚种群，不同亚种群之间通过人口相互迁移而发生联系，从而形成一个亚种群网络。与接触网络模型不同，这是一种较为粗粒化的描述，集合种群模型中每个节点代表一个区域（如城市等）。处于同一节点内的个体可以发生相互反应（例如传染疾病），并且这些个体会以一定的规则扩散到邻居节点。这一反应 – 扩散过程生动地刻画了真实世界中流行病的传播情形。本章将介绍基于反应 – 扩散模型的流行病传播研究。

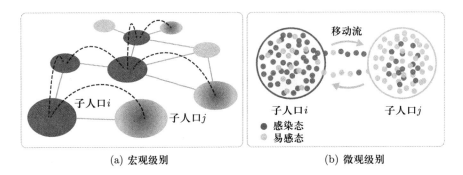

(a) 宏观级别　　　　　　　　　　　　　　(b) 微观级别

图 3.1　集合种群模型示意图。(a) 从宏观级别来说，该模型由多个亚种群构成；(b) 从微观级别来说，每个亚种群都包含了大量个体 (改编自文献 [3])

3.1　集合种群网上的 SIS 模型

　　在反应 – 扩散模型中，主要涉及两个核心过程 [3, 5]：① 反应过程（发生在节点内部）。处在同一节点上的个体之间存在相互作用，并根据相应的动力学规则改变其自身状态。一般来说不同的流行病传播模型对应不同的反应过程，本节主要考虑经典的 SIS 模型。② 扩散过程（发生在不同节点之间）。为了方便起见，我们首先考虑一种极为简单的运动方式，即随机扩散的情形，随后讨论更为复杂的情形。

为了清晰地描述模型的动力学行为，我们首先关注粒子如何在网络上运动。考虑一个大小为 V 的集合种群网络，其度分布为 $P(k)$，平均度为 $\langle k \rangle = \sum_k kP(k)$。设节点 i 上的粒子数目为 $n(i)$，则系统中的总粒子数为 $N = \sum_i n(i)$。对于任意度分布的网络，一种较好的近似方法是基于度的异质平均场理论，即假定网络中所有度为 k 的节点，包括其上的粒子，在统计意义上是等价的 [3, 5]。为了便于描述，我们引入参量 ρ_k 表示度为 k 的节点上的平均粒子数：

$$\rho_k = \frac{1}{V_k} \sum_{i \in B(k)} n(i) \tag{3.1}$$

其中，$V_k = VP(k)$ 为网络中度为 k 的节点数，$B(k)$ 表示度为 k 的所有节点的集合。ρ_k 是一个随时间变化的量，其演化方程如下：

$$\frac{\mathrm{d}\rho_k}{\mathrm{d}t} = -D_k\rho_k + k\sum_{k'} P(k'|k)D_{k'k}N_{k'} \tag{3.2}$$

等式右边第一项表示单位时间内从度为 k 的节点跑出去的粒子数，其中 D_k 为粒子逃逸概率（一般与节点的度值有关）；第二项表示从邻居节点跑进来的粒子数，它取决于该节点的度以及平均从每个邻居节点跑过来的粒子数的乘积。具体地，$D_{k'k}N_{k'}$ 表示从度为 k' 的邻居节点沿 $k'k$ 这条连边（即连接度为 k' 和 k 的两个节点的边）跑过来的粒子数；$P(k'|k)$ 是条件概率，表示度为 k 的节点指向度为 k' 的节点的概率；对 k' 求和则考虑了该节点指向的某一邻居节点其度的所有可能情况，即对沿该连边跑过来的粒子数取平均。这里，$D_{k'k}$ 为粒子沿连边 $k'k$ 跳跃的概率。由此可知，度为 k 的节点上的粒子逃逸概率 $D_k = k\sum_{k'} P(k'|k)D_{kk'}$。考虑一种极为简单的情况，即每个粒子的逃逸概率为一常数 r（与粒子所在节点的性质无关），以及粒子随机扩散的假定，则有 $D_{k'k} = r/k'$。对于无度关联的网络，$P(k'|k) = k'P(k')/\langle k \rangle$。将这些表达式代入方程 (3.2)，可以得到稳态时 $(\mathrm{d}\rho_k/\mathrm{d}t = 0)$ 度为 k 的节点上的平均粒子数

$$\rho_k = \frac{k}{\langle k \rangle}\rho \tag{3.3}$$

其中 $\rho = N/V = \sum_k P(k)\rho_k$ 表示所有节点上的平均粒子数。方程 (3.3) 表明网络的拓扑结构对粒子的运动有着很大的影响：一个节点的度越大，则该节点被随机游走的粒子访问到的概率也越大。

接下来以此为基础引入粒子的反应过程。事实上，通过在方程 (3.2) 中加入相应的反应项，便可得到描述整个反应 – 扩散过程的动力学方程。这里考虑 SIS 模型的反应过程。在 SIS 模型中，人群被分为两类：感染者和易感者。一个易感个体若碰到一个感染个体则会以概率 β 被感染，而处在感染态的个体会以概率 μ 恢复为易感态。假设节点 i 上的感染态粒子数和易感态粒子数分别为 $n_I(i)$ 和 $n_S(i)$，则有 $n(i) = n_I(i) + n_S(i)$。按照前面的思路，我们引入两个新的参量

$$\rho_{I,k} = \frac{1}{V_k}\sum_{i \in B(k)} n_I(i), \qquad \rho_{S,k} = \frac{1}{V_k}\sum_{i \in B(k)} n_S(i) \tag{3.4}$$

分别表示度为 k 的节点上平均感染粒子数和平均易感粒子数，这里 $\sum_{i \in B(k)}$ 是对所有度为 k 的节点进行求和，V_k 是这些节点的数量。根据 ρ_k 的定义，显然有 $\rho_k = \rho_{I,k} + \rho_{S,k}$。我们进一步假设不同类别的粒子其逃逸概率是不一样的 (但都与所处节点的性质无关)，感染态粒子和易感态粒子的逃逸概率分别记为 D_I 和 D_S。根据这些条件，可以得到 $\rho_{I,k}$ 和 $\rho_{S,k}$ 的演化方程：

$$\begin{aligned}
\frac{\mathrm{d}\rho_{I,k}}{\mathrm{d}t} &= -\rho_{I,k} + (1-D_I)[(1-\mu)\rho_{I,k} + \beta\Gamma_k] \\
&\quad + k\sum_{k'} P(k'|k)\frac{1}{k'}D_I[(1-\mu)\rho_{I,k'} + \beta\Gamma_{k'}]
\end{aligned} \tag{3.5}$$

$$\begin{aligned}
\frac{\mathrm{d}\rho_{S,k}}{\mathrm{d}t} &= -\rho_{S,k} + (1-D_S)[\mu\rho_{I,k} + \rho_{S,k} - \beta\Gamma_k] \\
&\quad + k\sum_{k'} P(k'|k)\frac{1}{k'}D_S[\mu\rho_{I,k'} + \rho_{S,k'} - \beta\Gamma_{k'}]
\end{aligned} \tag{3.6}$$

其中 Γ_k 为反应核，一般是 $\rho_{I,k}$ 和 $\rho_{S,k}$ 的函数，具体形式与粒子间的接触模式有关；$\beta\Gamma_k$ 的物理含义是单位时间内度为 k 的节点上平均新感染了多少粒子。方程 (3.5) 的物理图像如图 3.2 所示 (方程 (3.6) 类似)，表明单位时间内度为 k 的节点上感染态粒子数的变化取决于两个方面：① 来自该节点本身的贡献。该节点上的粒子先反应再扩散，导致感染态粒子数发生变化。$t+1$ 时刻与 t 时刻感染态

粒子数的变化量即为等式右边的前两项。② 来自邻居节点的贡献。在 $t \to t+1$ 时间内，邻居节点也经历了反应 – 扩散的过程。例如对于度为 k' 的某一邻居节点，反应之后其上的感染态粒子数为 $(1-\mu)\rho_{I,k'} + \beta\Gamma_{k'}$，然后这些粒子以 D_I/k' 的比例随机跑到度为 k 的节点上。

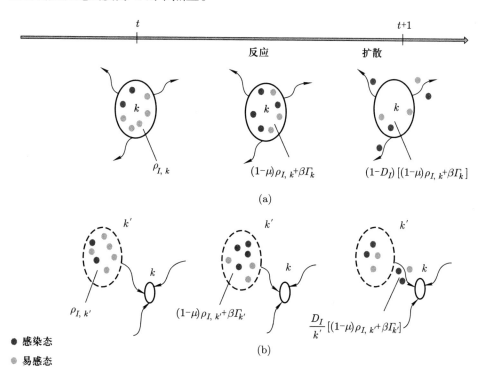

图 3.2 方程 (3.5) 的物理图像。(a) 表示在 $t \to t+1$ 时间内，不考虑邻居节点作用的情况下，度为 k 的节点上的感染态粒子数在反应和扩散过程中的变化；(b) 表示邻居节点的作用，度为 k' 的某一邻居节点在经历反应过程后，其上的感染态粒子以 D_I/k' 的比例跑到度为 k 的节点上

对于度无关联的网络，方程 (3.5) 和方程 (3.6) 的稳态解为

$$\rho_{I,k} = (1-D_I)[(1-\mu)\rho_{I,k} + \beta\Gamma_k] + \frac{D_I k}{\langle k \rangle}[(1-\mu)\rho_I + \beta\Gamma] \tag{3.7}$$

$$\rho_{S,k} = (1-D_S)[\mu\rho_{I,k} + \rho_{S,k} - \beta\Gamma_k] + \frac{D_S k}{\langle k \rangle}[\mu\rho_I + \rho_S - \beta\Gamma] \tag{3.8}$$

其中 $\rho_I = \sum_k P(k)\rho_{I,k}$，$\rho_S = \sum_k P(k)\rho_{S,k}$，$\Gamma = \sum_k P(k)\Gamma_k$。将方程 (3.8) 两边

同乘以 $P(k)$ 并对 k 求和，可以得到

$$\rho_I = \frac{\beta}{\mu}\Gamma \tag{3.9}$$

利用这一结论，方程 (3.5) 和方程 (3.6) 可简化为

$$\rho_{I,k} = (1-D_I)[(1-\mu)\rho_{I,k} + \beta\Gamma_k] + \frac{D_I k}{\langle k \rangle}\rho_I \tag{3.10}$$

$$\rho_{S,k} = (1-D_S)[\mu\rho_{I,k} + \rho_{S,k} - \beta\Gamma_k] + \frac{D_S k}{\langle k \rangle}\rho_S \tag{3.11}$$

为了求解以上方程，还需要知道 Γ_k 的具体表达式。这里主要考虑两种典型的形式 [5]

$$\text{I}: \quad \Gamma_k = \rho_{I,k}\rho_{S,k}$$

$$\text{II}: \quad \Gamma_k = \rho_{I,k}\rho_{S,k}/\rho_k \tag{3.12}$$

其中类型 I 是指第一种反应类型，表示每个粒子都可以跟同一节点上的所有其他粒子进行接触；类型 II 是指第二种反应类型，表示每个粒子只能接触其中有限个其他粒子。

我们考虑一种简单的情形，即 $D_I = D_S = 1$。此时，由方程 (3.10)、方程 (3.11) 以及 ρ 的定义可得

$$\rho_{I,k} = \frac{k}{\langle k \rangle}\rho_I; \qquad \rho_{S,k} = \frac{k}{\langle k \rangle}\rho_S; \qquad \rho_k = \frac{k}{\langle k \rangle}\rho \tag{3.13}$$

对于第一种反应类型，将上述等式代入 Γ 的表达式，得到

$$\rho_I = \frac{\beta}{\mu}\Gamma = \frac{\beta}{\mu}\frac{\langle k^2 \rangle}{\langle k \rangle^2}\rho_S\rho_I \tag{3.14}$$

于是有

$$\rho_S = \frac{\mu}{\beta}\frac{\langle k \rangle^2}{\langle k^2 \rangle}; \qquad \rho_I = \rho - \frac{\mu}{\beta}\frac{\langle k \rangle^2}{\langle k^2 \rangle} \tag{3.15}$$

由此可知，稳态时系统中存在感染态粒子的条件是：$\rho > \frac{\mu}{\beta}\frac{\langle k \rangle^2}{\langle k^2 \rangle}$，这表明网络拓扑结构对流行病传播有着重要的影响。特别地，对于无标度网络，例如 $P(k) \sim k^{-3}$，当节点数趋于无穷时，$\langle k^2 \rangle \to \infty$，此时 $\rho_c = 0$。图 3.3(a) 展示了稳态时 ρ_I/ρ 随

ρ 变化的模拟结果。在模拟中采用了 UCM (uncorrelated configuration model) 网络，其中节点的度分布满足 $P(k) \sim k^{-3}$。当网络大小 V 分别为 1000 和 10000 时，$\langle k \rangle^2 / \langle k^2 \rangle$ 的值分别约为 0.7 和 0.49，考虑到 $\beta = 0.1$ 与 $\mu = 0.2$，模拟结果很好地验证了理论预期。

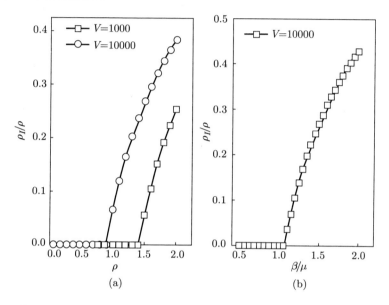

图 3.3 (a) 第一种反应类型中感染密度 ρ_I / ρ 随粒子密度 ρ 的变化；(b) 第二种反应类型中感染密度 ρ_I / ρ 随 β / μ 的变化

对于第二种反应类型，有

$$\rho_I = \frac{\beta}{\mu} \Gamma = \frac{\beta}{\mu} \frac{\rho_S \rho_I}{\rho} \tag{3.16}$$

进一步可得到

$$\rho_S = \frac{\mu}{\beta} \rho; \qquad \rho_I = \rho \left(1 - \frac{\mu}{\beta}\right) \tag{3.17}$$

由此可知流行病暴发的条件为 $\beta / \mu > 1$。与第一种反应类型的情形不同，此时流行病暴发与否与网络的结构无关，而是由感染概率和恢复概率所决定。图 3.3(b) 显示了稳态时 ρ_I / ρ 随 β / μ 变化的模拟结果。

对于这两种反应类型导致的完全不同的结果，定性上可以这样理解 [3]：在第二种反应类型中，节点 i 上的粒子相互反应的作用项中多了一个缩放因子 $n(i)$（即除以节点上的总粒子数），表明每个感染态粒子只能接触其他有限个粒子，这样网络中所有的节点都变得没有区别，不论该节点上有多少个粒子。此时流行病的传播主要取决于 β 和 μ 之间的平衡，而与节点的属性无关。对于第一种反应类型，无论 β 和 μ 的大小，总存在一个局域（节点）粒子密度使得病毒能在节点上维持下去（对于粒子数量为 ρ 且均匀混合的群体，流行病暴发的条件为 $\rho > \mu/\beta$）。在这种情况下，网络拓扑结构的影响就变得不可忽视。由方程 (3.3) 可知，稳态时节点上的粒子数与该节点的度成正比。如果一个网络在热力学极限下（网络大小 $V \to \infty$）存在一个度为无穷大的节点，那么无论网络中每一节点上的平均粒子数是多少，该节点总能聚集足够多的粒子，使得病毒在其上持续活跃。

需要指出的是，以上分析是在离散时间框架下进行的，即每一时间步反应过程和扩散过程是相继进行的。Saldaña 研究了连续时间框架下的反应 – 扩散模型，得到了一些不一样的结论。例如对于第一种反应类型，流行病暴发的阈值还与网络中最大的度值有关，即 $\rho_c \sim 1/k_{\max}$。感兴趣的读者可以参看文献 [6]。

3.2　集合种群网上的 SIR 模型

在集合种群模型中，粒子运动扮演着极其重要的角色。事实上，随着粒子运动比率（mobility rate）的变化，系统可能会经历一个显著的相变过程。为了看清这一效应，我们以 SIR 模型为例来研究集合种群网上的流行病传播过程 [4]。考虑其中一个亚种群 j，其上的总粒子数 N_j 被划分为三部分：$S_j(t)$，$I_j(t)$ 和 $R_j(t)$，分别表示易感态、感染态以及免疫态的粒子数。每个易感态的粒子以比率 $\beta I_j/N_j$（第二种反应类型）转变为感染态，同时处在感染态的粒子以比率 μ 进入免疫态。刻画该模型的一个重要参数是基本再生数 $R_0 = \beta/\mu$，表示一个感染态粒子进入充满易感态的群体后能够感染的平均粒子数 [16]。如果 $R_0 > 1$，流行病将在该亚种群中暴发；反之，病毒将在其中很快消亡。假设每一粒子的跳跃概率为 p，且每一亚种群的基本再生数 $R_0 > 1$，则很容易得到以下两种极端情况：当

$p = 0$ 时,某一亚种群上暴发流行病,显然病毒会被限制在该节点上,因为没有任何粒子从该节点上跑出去;当 $p \to 1$ 时,粒子不断地从一个节点迁移到另一个节点,此时整个系统等价于一个均匀混合的单一种群,由于 $R_0 > 1$,流行病会在整个系统中传播开来。因此存在一个阈值 p_c,当 $p > p_c$ 时,无限大的系统最终会有有限比例的节点暴发流行病;反之该比例趋于零(如图 3.4 所示)。对于 SIR 模型,一旦个体从感染态进入免疫态,就不再参与疾病感染反应。因此即使 $R_0 > 1$,粒子的运动比率也要足够大,才能保证处在感染态的粒子(在局部流行病暴发消失之前)能顺利迁移到其他节点上。值得注意的是,这种情况并不适用于 SIS 模型。在 SIS 模型中,稳态后(假设每个节点上都满足流行病暴发阈值条件)系统中始终存在感染态的粒子,这些粒子迟早可以(即使 p 很小)被输送到其他亚种群中去。

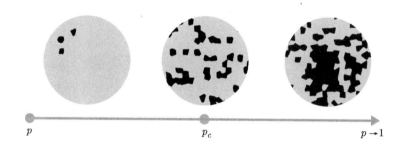

图 3.4 粒子运动比率对集合种群网上流行病(SIR 模型)传播的影响 (改编自文献 [3])

为了刻画病毒在集合种群系统中的传播情况,我们引入一个新的参量 R_*,表示一个感染的亚种群能够感染的平均新亚种数。与 R_0 的定义类似,R_* 描述了病毒在种群层面上的传播能力。当 $R_* > 1$,流行病能在系统中全局传播。为了求得 R_* 的表达式,我们考虑一个度分布为 $P(k)$ 的集合种群网络,且度为 k 的节点上的稳态粒子数为 ρ_k。假设病毒的传播(种群层面)类似于树状分支过程。我们定义 D_k^0 为第 0 代度为 k 的被感染亚种群的数量,即初始时刻内部暴发疾病的节点数。每个被感染的亚种群在流行病暴发期间会向其邻居节点输送"种子",从而引发另一部分亚种群被感染。我们定义 D_k^1 为第 1 代度为 k 的被感染亚种群数量,以此类推,第 n 代被感染的度为 k 的亚种群数为 D_k^n。于是可以得到如

复杂网络上的流行病传播

下递归方程：

$$D_k^n = \sum_{k'} D_{k'}^{n-1}(k'-1)P(k|k')(1 - \frac{D_k^{n-1}}{N_k})[1 - (\frac{1}{R_0})^{\lambda_{k'k}}] \tag{3.18}$$

这里假定第 $n-1$ 代被感染的且度为 k' 的亚种群会向度为 k 的邻居亚种群输送一定数量的感染态粒子，其中已经排除了在 $n-1$ 代之前向该节点输送感染态粒子的邻居节点。等式 (3.18) 右边部分考虑了 $k'-1$ 个邻居节点中度为 k 的节点的平均数 $((k'-1)P(k|k'))$，这些节点在第 $n-1$ 代尚未被感染的概率 $(1-D_k^{n-1}/N_k$，N_k 为度为 k 的节点数)，以及在接受感染态粒子后可能暴发的概率 $(1-(1/R_0)^{\lambda_{k'k}})$。最后一项中的 $1/R_0$ 表示一个感染态个体入侵一个充满易感态个体的种群后病毒消亡的概率。因此当入侵的感染态个体数为 $\lambda_{k'k}$（从度为 k' 的节点到度为 k 的节点）时，不发生流行病暴发的概率为 $(1/R_0)^{\lambda_{k'k}}$。值得注意的是，当 R_0 较大时，入侵病毒在种群中消亡的概率很小。所以我们一般对 R_0 在 1 附近的情形比较感兴趣。

$\lambda_{kk'}$ 的值可通过以下方式计算获得。考虑一粒子数密度为 ρ_k 的封闭种群，在流行病暴发期间，总感染态粒子数记为 $\alpha\rho_k$，其中 α 与具体的流行病模型及相应的参数有关。假设每一个感染态粒子的恢复概率为 μ，则粒子处在感染态的平均时间为 μ^{-1}。在这段时间内，感染态粒子以一定的比率 $D_{kk'}$ 跃迁到某一度为 k' 的邻居节点上。由此，可以得到局部（度为 k 的节点上）流行病暴发期间，从 k 到 k' 节点的平均迁移感染粒子数：

$$\lambda_{kk'} = D_{kk'}\frac{\alpha\rho_k}{\mu} \tag{3.19}$$

考虑粒子随机扩散的情形，有 $D_{kk'} = p/k$。另外，由方程 (3.3) 可知，稳态时 $\rho_k = k\rho/\langle k\rangle$。将这些表达式代入式 (3.19)，最终得到

$$\lambda_{kk'} = p\frac{\alpha\rho\mu^{-1}}{\langle k\rangle} \tag{3.20}$$

为了求解方程 (3.18)，假定 $R_0-1 \ll 1$，即考虑每个亚种群处在流行病暴发的阈值附近。在这一条件下，$1-R_0^{-\lambda_{k'k}} \approx \lambda_{k'k}(R_0-1)$。此外，进一步假设流行病的传播处在初始阶段，即 $D_k^{n-1}/N_k \ll 1$，且网络的度无关联，即 $P(k|k') = kP(k)/\langle k\rangle$。

根据这些结果，方程 (3.18) 变为

$$D_k^n = (R_0 - 1)\frac{kP(k)}{\langle k \rangle^2}\frac{p\alpha\rho}{\mu}\sum_{k'}D_{k'}^{n-1}(k'-1) \tag{3.21}$$

定义 $\Theta^n = \sum_{k'}D_{k'}^n(k'-1)$，则上述方程可重新写为

$$\Theta^n = (R_0 - 1)\frac{\langle k^2 \rangle - \langle k \rangle}{\langle k \rangle^2}\frac{p\alpha\rho}{\mu}\Theta^{n-1} \tag{3.22}$$

由此可知，流行病暴发的条件（感染亚种群数不断增加）为

$$R_* = (R_0 - 1)\frac{\langle k^2 \rangle - \langle k \rangle}{\langle k \rangle^2}\frac{p\alpha\rho}{\mu} > 1 \tag{3.23}$$

式 (3.23) 定义了集合种群系统的全局入侵阈值（global invasion threshold）。根据这一不等式，我们可以找到粒子的临界运动比率 p_c。当 $p > p_c$ 时，病毒能在集合种群系统中全局传播；而当 $p < p_c$ 时，病毒无法入侵整个系统。在 SIR 模型中，当 R_0 趋近于 1 时，有 $\alpha \approx 2(R_0-1)/R_0^2$，将其代入 (3.23) 式，可得

$$p_c\rho = \frac{\langle k \rangle^2}{\langle k^2 \rangle - \langle k \rangle}\frac{\mu R_0^2}{2(R_0-1)^2} \tag{3.24}$$

该式意味着当 R_0 越趋近于 1，即越靠近局域流行病暴发的临界值，则粒子的临界运动比率越大。但值得注意的是，当 R_0 增大时，方程 (3.18) 中的最后一项按 $(R_0 - 1)$ 近似展开已变得不再合适，因此等式 (3.24) 在 R_0 较大时并不成立。另一方面，可以看到 p_c 还和网络的拓扑结构有关。对于无标度网络，节点的度分布极不均匀，也就是说 $\langle k \rangle^2/\langle k(k-1)\rangle$ 是一个极小的量（在热力学极限下趋于 0）。这表明异质集合种群网络更容易被病毒全局入侵。

为了验证理论分析的正确性，我们进行了数值模拟。模拟基于一个度分布满足 $P(k) \sim k^{-2.1}$ 的无关联集合种群网络。图 3.5 显示了系统中总感染粒子数比例（global attack rate）随 R_0 和 p 的变化关系。可以看出，R_0 的值越小（越靠近 1），p_c 的值越大。图 3.6 展现了两种不同网络结构下最终感染亚种群比例 $D(\infty)/V$ 随粒子运动比率 p 的变化关系。显然，异质网络对应的 p_c 值要比均匀网络小。尽管这两个网络的平均度和相应流行病模型的参数都一样，但是网络度分布的无标度性增加了 R_* 的值，从而使得 p_c 的值变得更小。

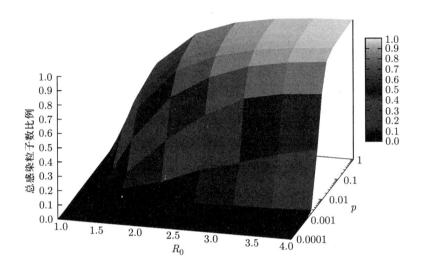

图 3.5　系统中总感染粒子比例随 R_0 和 p 的变化关系。相应参数为 $N = 10^5$，$\rho = 10^3$，$\mu = 0.2$（改编自文献 [3]）

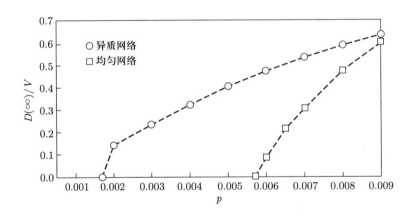

图 3.6　不同网络结构下，最终感染亚种群比例 $D(\infty)/V$ 随粒子运动比率 p 的变化关系（改编自文献 [3]）

3.3 目的性旅行对流行病传播的影响

在前面介绍的反应 – 扩散模型中, 我们假定粒子是在集合种群网上随机游走。在真实的社会系统中, 个体出行往往具有目的性 [17]。例如, 人们上班、购物、参加会议等, 都是在事件驱动下前往某一地点, 并且会选择一种较为合理的方式——按最短路径进行旅行。粒子沿最短路径运动与随机扩散有着本质的区别 [17]: 对于随机扩散, 粒子所在节点的每个邻居都有可能 (以相同的概率) 被该粒子访问; 而对于目的性旅行, 邻居节点中只有处在最短路径上的节点才有可能被访问。另外, 目的性旅行有明确的目的地, 它将影响最短路径上的所有节点; 而随机游走由于扩散的随机性只能影响相对小范围内的节点。这种差异性可能会导致完全不同的病毒传播模式。本节主要讨论集合种群网上粒子按最短路径旅行对流行病传播的影响。

采用 3.1 节的思路, 我们首先关注粒子在网络上的运动情况。考虑一大小为 V, 平均度为 $\langle k \rangle$, 度分布满足 $P(k) \sim k^{-\gamma}$ 的随机无标度网络。假设初始时刻节点 i 上的粒子数为 N_i, 则网络的粒子数密度为 $\rho = \sum_i N_i / V$。然后从 N_i $(i = 1, 2, \cdots, V)$ 个粒子中随机选取 pN_i $(p \leqslant 1)$ 个粒子作为旅行者, 并为每个旅行者分配一个目的地。节点 j 被选为目的地的概率为 $k_j / \sum_i k_i = k_j / (V\langle k \rangle)$, 即与该节点的度成正比。设节点 i 与 j 之间的最短距离为 d_{ij}, 也就是说旅行者从起点 i 到目的地 j 需花费 d_{ij} 个时间步。为了便于分析, 我们将节点 i 上的粒子分为两部分: 旅行者 N_i^T 和非旅行者 N_i^H, 其中 $N_i^T + N_i^H = N_i$。如果粒子在下一时刻的位置不同于当前位置, 我们把该粒子定义为旅行者。根据这一定义, 旅行者包括正在旅行的粒子和被选为即将进行旅行的粒子, 而非旅行者包括没有移动和已经到达目的地的粒子。

根据基于度的平均场理论, 我们引入参量 N_k 表示度为 k 的节点上的平均粒

复杂网络上的流行病传播

子数：

$$N_k = \frac{1}{VP(k)} \sum_{i \in B(k)} N_i \tag{3.25}$$

这里 $B(k)$ 为所有度为 k 的节点的集合，$VP(k)$ 为该集合的大小（即度为 k 的节点数）。类似地，我们引入度为 k 的节点上的平均旅行粒子数 N_k^T 和平均非旅行粒子数 N_k^H：

$$N_k^T = \frac{1}{VP(k)} \sum_{i \in B(k)} N_i^T, \qquad N_k^H = \frac{1}{VP(k)} \sum_{i \in B(k)} N_i^H \tag{3.26}$$

显然有 $N_k = N_k^T + N_k^H$。

对于节点 i 上的一个特定旅行粒子，它的下一位置是节点 i 的某一邻居 j。假定粒子选择节点 j 的概率等于边 $i \to j$ 的权重，这一权重代表经过节点 i 的旅行粒子中选择节点 j 的比例。考虑到网络中介数（betweenness）越大的节点被沿最短路径运动的粒子访问的概率也越大，边 $i \to j$ 的权重应该正比于 $B(k_j)/k_j$，其中 k_j 为节点 j 的度，$B(k_j)$ 表示经过一个度为 k_j 的节点的最短路径数目（即节点 j 的介数）。在平均场假设下，边 $k \to k'$ 的权重为

$$w_{k'k} = \frac{B(k')/k'}{\sum_{k''} B(k'')/k''} = \frac{B(k')/k'}{k\langle B(k'')/k'' \rangle} \tag{3.27}$$

其中，k'' 代表度为 k 的节点的任意邻居的度，$\langle B(k'')/k'' \rangle = \sum_{k''} P(k''|k)B(k'')/k''$。$P(k''|k)$ 为条件概率，对于无度关联的网络，有 $P(k''|k) = k''P(k'')/\langle k \rangle$，于是可得 $\langle B(k'')/k'' \rangle = \langle B(k) \rangle/\langle k \rangle$。因此，$N_k^T$ 和 N_k^H 的速率方程为

$$\frac{\mathrm{d}N_k^T}{\mathrm{d}t} = -N_k^T + k \sum_{k'} \alpha P(k'|k)\omega_{kk'}(N_{k'}^T + pN_{k'}^H) \tag{3.28}$$

$$\frac{\mathrm{d}N_k^H}{\mathrm{d}t} = -pN_k^H + \frac{N^T}{\langle d \rangle}\frac{k}{V\langle k \rangle} \tag{3.29}$$

其中，α 代表到达节点 k 的粒子仍然处于旅行状态的比例，$N^T = \sum_k VP(k)N_k^T$ 表示旅行粒子的总数，$\langle d \rangle$ 是粒子旅行的平均最短距离，$N^T/\langle d \rangle$ 表示每一时间步到达目的地的粒子数。

将方程 (3.29) 两边同乘以 $P(k)$ 并对 k 求和, 可得到稳态时 $N^T = \langle d \rangle pV \rho_h$, 其中 $\rho_h = \dfrac{1}{V} \sum_i N_i^H = \sum_k P(k)N_k^H$ 表示非旅行粒子的密度。根据 $\rho V = N^T + N^H$ (由 ρ 的定义可知), 有 $\rho_h = \rho/(1 + p\langle d \rangle)$。用 ρ_h 来表示方程 (3.29) 的稳态解, 可得

$$N_k^H = \rho_h \frac{k}{\langle k \rangle} \tag{3.30}$$

将 $P(k'|k)$ 和 $\omega_{kk'}$ 的表达式代入方程 (3.28), 注意到 $\sum_{k'} VP(k')(N_{k'}^T + pN_{k'}^H) = N^T + pN^H$, 可得 N_k^T 的稳态解

$$N_k^T = \alpha \frac{B(k)}{\langle B(k) \rangle}(1 + \langle d \rangle)\rho_h p \tag{3.31}$$

对式 (3.31) 两边同时作用 $\sum_k P(k)$, 并代入 $N^T = \langle d \rangle \rho_h pV$, 得到 $\alpha = \langle d \rangle/(1 + \langle d \rangle)$。将 α 代入 (3.31) 式, 最终有

$$N_k^T = \langle d \rangle \rho_h p \frac{B(k)}{\langle B(k) \rangle} \tag{3.32}$$

由公式 (3.30) 和公式 (3.32) 可知, 当系统达到稳态时, 度为 k 的节点上的平均非旅行粒子数正比于该节点的度, 而平均旅行粒子数正比于该节点的介数。

接下来考虑流行病（SIS 模型）的传播过程。将 N_k 分为两部分, 即 $N_k = N_{k,S} + N_{k,I}$, 其中 $N_{k,S}$ 和 $N_{k,I}$ 分别代表度为 k 的节点上的易感态人数和感染态人数。类似地, 有 $N_k^T = N_{k,S}^T + N_{k,I}^T$ 和 $N_k^H = N_{k,S}^H + N_{k,I}^H$。假设一个粒子只能接触有限个数目的其他粒子（第二种反应类型）, 则每一时间步被感染的人数为 $\beta\Gamma_k$, 其中 $\Gamma_k = N_{k,S}N_{k,I}/N_k$ 为反应核。与此同时, 恢复为健康态的人数为 $\mu N_{k,I}$。由此可知, 经感染反应后, 非旅行者中感染人数为 $(1 - \mu)N_{k,I}^H + \beta\Gamma_k^H$, 其中 $\Gamma_k^H = N_{k,S}^H N_{k,I}/N_k$; 旅行者中感染人数为 $(1 - \mu)N_{k,I}^T + \beta\Gamma_k^T$, 其中 $\Gamma_k^T = N_{k,S}^T N_{k,I}/N_k$。在下一时间步, 非旅行者将以概率 p 开始旅行, 同时旅行者将继

续旅行。由此，可以得到 $N_{k,I}^H$ 和 $N_{k,I}^T$ 的演化方程：

$$\frac{\mathrm{d}N_{k,I}^T}{\mathrm{d}t} = -N_{k,I}^T + k\sum_{k'}\alpha P(k'|k)\omega_{kk'}\Big[(1-\mu)N_{k',I}^T$$

$$+\beta\varGamma_{k'}^T + p((1-\mu)N_{k',I}^H + \beta\varGamma_{k'}^H)\Big]$$

$$\frac{\mathrm{d}N_{k,I}^H}{\mathrm{d}t} = -N_{k,I}^H + (1-p)\Big[(1-\mu)N_{k,I}^H + \beta\varGamma_k^H\Big] + \frac{N_I^T}{\langle d\rangle}\frac{k}{V\langle k\rangle} \tag{3.33}$$

其中 $N_I^T = \sum_k VP(k)N_{k,I}^T$ 表示所有旅行者中的感染人数。由公式 (3.33) 的第一个方程可得到以下稳态解：

$$N_{k,I}^T = \frac{B(k)}{\langle B(k)\rangle}\frac{N_I^T}{V}, \qquad N_{k,S}^T = \frac{B(k)}{\langle B(k)\rangle}\frac{N_S^T}{V} \tag{3.34}$$

式 (3.34) 表明稳态时 $N_{k,I}^T$ 和 $N_{k,S}^T$ 均正比于节点的介数 $B(k)$。当 p 和感染密度很小时，即 $\varGamma_k^H \approx N_{k,I} = N_{k,I}^T + N_{k,I}^H$，公式 (3.33) 的第二个方程的稳态解为

$$N_{k,I}^H = \frac{1}{A}\Big[(1-p)\beta\frac{B(k)}{\langle B(k)\rangle} + \frac{k}{\langle d\rangle\langle k\rangle}\Big]\frac{N_I^T}{V}$$

$$N_{k,S}^H = \rho_h\frac{k}{\langle k\rangle} - N_{k,I}^H \tag{3.35}$$

其中，$A = \mu - \beta + p(1-\mu+\beta)$。

在 $p \ll 1$ 时的演化初期，假设网络中感染人数极少，方程 (3.33) 可被近似解析求解。忽略 $N_{k,I}^2$ 的贡献，可得到 $\varGamma_k^H \approx N_{k,I}$，$\varGamma_k^T \approx 0$。此时方程 (3.33) 可被重新写为

$$\frac{\mathrm{d}N_I^T}{\mathrm{d}t} = aN_I^T + bN_I^H, \quad \frac{\mathrm{d}N_H^T}{\mathrm{d}t} = cN_I^T + dN_I^H \tag{3.36}$$

其中，$a = \alpha(1-\mu+p\beta) - 1$，$b = \alpha p(1-\mu+\beta)$，$c = \beta(1-p) + 1/\langle d\rangle$，$d = (1-p)(1-\mu+\beta) - 1$。这个方程的解为

$$N_I(t) = N_I^T(t) + N_I^H(t) = N_I(0)\mathrm{e}^{rt} \tag{3.37}$$

其中 $N_I(0)$ 为初始时刻感染粒子数，$r = \Big[a+d+\sqrt{(a-d)^2+4bc}\Big]/2$。通过简单的推导，可以得到 $r > 0$ 成立的必要条件为 $\beta > \mu$。特别地，当 $p = 0$ 时，有

$r = \beta - \mu$；当 $p > 0$ 时，r 随着 p 的增加而缓慢减小。值得注意的是，这一结果仅适用于演化的早期。当 $N_I(t)$ 增加到一定数目，近似条件 $\Gamma_k^H \approx N_{k,I}$ 和 $\Gamma_k^T \approx 0$ 就不再适用，此时必须用它们原始的表达式进行替代。这种替代将显著地影响指数 r 和最终感染人数 N_I。

最后，将目的性旅行与随机扩散的结果进行比较。对于随机扩散的情形，感染人数满足的速率方程为

$$\frac{\mathrm{d}N_{k,I}}{\mathrm{d}t} = -N_{k,I} + (1-p)\Big[(1-\mu)N_{k,I} + \beta\Gamma_k^H\Big]$$
$$+ k\sum_{k'} P(k'|k)\frac{1}{k'}p\Big[(1-\mu)N_{k',I} + \beta\Gamma_{k'}^H\Big] \tag{3.38}$$

在动力学演化初期，$\Gamma_k^H \approx N_{k,I}$，可得

$$N_I(t) = N_I(0)\mathrm{e}^{(\beta-\mu)t} \tag{3.39}$$

公式 (3.39) 和公式 (3.37) 的一个共同特点为：当 $\beta > \mu$ 时，它们都随时间指数增长（代表流行病能够暴发）；区别在于公式 (3.37) 中的指数 r 依赖于 p，而公式 (3.39) 中的指数与 p 无关。

图 3.7(a) 展示了感染人数比例 $\rho_I(t)$ 随时间 t 的演化关系。为了便于比较，我们也展示了 $p = 0.01$ 时随机扩散的情况。可以看出，在动力学过程演化早期 ($t < 20$) 所有曲线的斜率近似等于 $\beta - \mu = 0.02$，符合公式 (3.37) 和公式 (3.39) 的理论预期。另外，注意到当 $t > 20$ 时，不同曲线的斜率是变化的，这将导致最终感染人数的不同。图 3.7(b) 展示了稳态时感染人数比例 ρ_{Is} 随 p 的变化。可以看出，当 $p < 0.01$ 时，两种情况差别很大；当 $p > 0.01$ 时，区别变得很小。主要原因是，当 p 很小时，随机游走很难将病毒传播到中心节点（拥有大量的易感态粒子），因为旅行者只能在局部范围内运动。而对于目的性旅行，病毒能被有效地运输到中心节点，从而导致了结果的巨大差异。

85

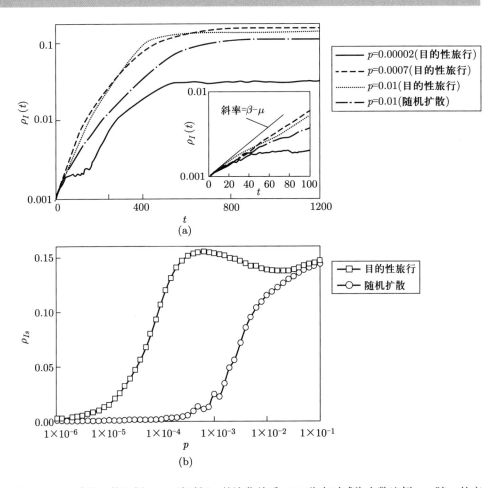

图 3.7 (a) 感染人数比例 $\rho_I(t)$ 随时间 t 的演化关系；(b) 稳态时感染人数比例 ρ_{Is} 随 p 的变化。$V = 4000$，度分布满足 $P(k) \sim k^{-3}$ 的无关联网络，粒子密度 $\rho = 100$，感染概率和恢复概率分别为 $\beta = 0.12$ 和 $\mu = 0.1$ (改编自文献 [17])

3.4 来回往返运动模式下的流行病传播

近些年来，科学家们利用手机数据研究了社会系统中人类空间活动的特征。

研究发现,人类的空间运动具有高度的周期性和可预测性 [18–20]。例如,绝大多数人经常在少数几个地点(如家和工作地点)之间来回移动,偶尔会访问一些新的地方。这表明人类的运动具有很强的记忆性,无法简单地用随机扩散(或最短路径)的方法来进行刻画。为此,研究者们提出了一种新的粒子运动模式——来回往返运动,研究流行病的传播行为 [21–27]。

考虑一节点数为 V 的集合种群网络,其度分布为 $P(k)$。初始时刻种群 i 上的粒子数为 N_i。假设节点 i 上的每个粒子会以比率 σ_i 迁移到 i 的任一邻居节点上;而这些发生迁移的粒子会以比率 τ^{-1} 返回它们的初始节点(反映了粒子的记忆性)。我们从平均场的角度来考虑这一问题,即假定所有度为 k 的节点在统计意义上是等价的。为了方便起见,假设度为 k 的节点上的粒子数为 $N_k = \overline{N}k/\langle k \rangle$,其中 $\overline{N} = \sum_k N_k P(k)$ 为每个节点的平均粒子数。这一分布事实上是粒子随机扩散达到稳态后的情形。值得注意的是,有不少实证数据显示,种群的连边数与它的人口数确实有类似的相关性。

为了方便分析粒子的运动情况,我们引入参数 $N_{kk'}(t)$,表示 t 时刻来自节点 k 但处于 k' 节点的粒子数;类似地,$N_{kk}(t)$ 表示 t 时刻来自节点 k 且仍处于 k 节点的粒子数,如图 3.8 所示。设 $\sigma_{kk'}$ 为来自节点 k 且处于该节点的一个粒子跑到邻居节点 k' 的比率,则 $\sigma_k = \sum_{k' \in B(k)} \sigma_{kk'} = k \sum_{k'} \sigma_{kk'} P(k'|k)$ 为来自节点 k 且处于该节点的粒子逃离节点 k 的比率,其中 $B(k)$ 是节点 k 的邻居集合,$P(k'|k)$ 是条件概率。另外,设来自节点 k 且处于节点 k' 的粒子的返回比率为 τ_k^{-1},则 $N_{kk}(t)$ 和 $N_{kk'}(t)$ 的速率方程为

$$
\begin{aligned}
\frac{\mathrm{d}N_{kk}(t)}{\mathrm{d}t} &= -\sigma_k N_{kk}(t) + \tau_k^{-1} k \sum_{k'} N_{kk'} P(k'|k) \\
\frac{\mathrm{d}N_{kk'}(t)}{\mathrm{d}t} &= -\sigma_{kk'} N_{kk}(t) - \tau_k^{-1} N_{kk'}
\end{aligned}
\tag{3.40}
$$

考虑 $\sigma_k \ll \tau_k^{-1}$ 的情形,即所考虑的系统时间尺度远远大于粒子交换过程的时间尺度,于是可以得到准稳态解:

$$
\begin{aligned}
N_{kk} &= \frac{\overline{N}k}{\langle k \rangle (1 + \sigma_k \tau_k)} \\
N_{kk'} &= \frac{\overline{N}k\sigma_{kk'}\tau_k}{\langle k \rangle (1 + \sigma_k \tau_k)}
\end{aligned}
\tag{3.41}
$$

其中用到了关系式 $N_k = N_{kk} + k \sum\limits_{k'} N_{kk'} P(k'|k)$。由以上等式可知，$N_{kk'} \ll N_{kk}$，表明 $N_{k'k}$ 对节点 k 只是一个微小的扰动。

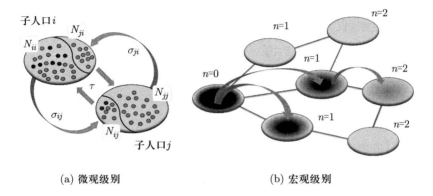

(a) 微观级别　　　　　　　　　　(b) 宏观级别

图 3.8　来回往返运动示意图 (改编自文献 [21])

然后在此框架下加入 SIR 反应过程。对于单个种群来说，SIR 模型由基本再生数 $R_0 = \beta/\mu$ 刻画，其中 β 为感染比率，μ 为恢复比率。当考虑集合种群网络时，粒子运动就变得非常重要。在来回往返的运动模式中，参数 σ_k 和 τ_k 决定了整个传播动力学行为。例如，当 $\sigma_k \to 0$ 时，即感染粒子跑到邻居节点的概率趋于零，则邻居节点几乎无法被感染。若 $\tau_k \to 0$，即感染粒子待在邻居节点的时间极短 (没有充分时间与易感人群接触)，病毒也很难在其中传播开来。这意味着可能存在一个与 σ_k 和 τ_k 相关的相变过程。为了解析这一模型，我们沿用第 3.2 节中介绍的思路。引入参数 D_k^n 表示第 n 代被感染的度为 k 的亚种群数 (初始时刻被感染的度为 k 的亚种群数为 D_k^0)，基于树状分支过程的假设，可以得到关于 D_k^n 的递归方程：

$$D_k^n = \sum_{k'} D_{k'}^{n-1}(k'-1)P(k|k')\left[1 - \left(\frac{1}{R_0}\right)^{\lambda_{k'k}}\right] \prod_{m=0}^{n-1}\left(1 - \frac{D_k^m}{V_k}\right) \qquad (3.42)$$

其中，$k'-1$ 表示在第 $n-1$ 代被感染的度为 k' 的每个节点可能要感染的邻居数 (除去感染该节点的子群)；$P(k|k')$ 为条件概率，表示指向度为 k 的节点的概率；$1 - (1/R_0)^{\lambda_{k'k}}$ 表示进入 $\lambda_{k'k}$ 个感染态粒子后子群可能暴发流行病的概率；$\prod\limits_{m=0}^{n-1}(1 - D_k^m/V_k)$ 表示到第 $n-1$ 代为止，度为 k 的子群仍未被入侵的概率。

在感染初期，假设 $\prod_{m=0}^{n-1}(1 - D_k^m/V_k) \simeq 1$。同时考虑 R_0 接近局域流行病暴发的阈值，即 $R_0 - 1 \ll 1$。此时，有 $1 - (1/R_0)^{\lambda_{k'k}} \simeq (R_0 - 1)\lambda_{k'k}$。再加上网络度无关联的假设，即 $P(k|k') = kP(k)/\langle k \rangle$，方程 (3.42) 可简化为

$$D_k^n = (R_0 - 1)\frac{kP(k)}{\langle k \rangle}\sum_{k'}D_{k'}^{n-1}(k' - 1)\lambda_{k'k} \tag{3.43}$$

参数 $\lambda_{k'k}$ 表示从度为 k' 的节点迁移到度为 k 的节点的感染态粒子数。与随机扩散的情形不同，这里 $\lambda_{k'k} = (N_{k'k} + N_{kk'})\alpha$，其中 α 为单一种群中 SIR 疾病传播结束时被感染的粒子数比例，$N_{k'k}$ ($N_{kk'}$) 表示准稳态时来自节点 k' (k) 但处于 k (k') 节点的粒子数，$N_{k'k} + N_{kk'}$ 则表示沿 $k' \to k$ 迁移的总粒子数，该式表明迁移的感染态粒子分为两部分：一部分来自 k' 节点，另一部分来自 k 节点本身，其上的粒子跑到 k' 节点后又返回至 k 节点。值得注意的是，这里假定了病毒反应的时间尺度远大于粒子来回运动过程的时间尺度 ($\mu^{-1} \gg \tau$，因此不必考虑感染态粒子在成功迁移之前恢复的可能性)。为了得到 $\lambda_{k'k}$ 的具体表达式 (与粒子的运动比率有关)，考虑以下情形：

$$\sigma_{kk'} = \sigma\frac{N_{k'}}{N_k + N_k^{nn}} \tag{3.44}$$

其中，$N_k^{nn} = k\sum_{k'}N_{k'}P(k'|k)$ 表示度为 k 的节点的所有邻居节点上的平均总粒子数。式 (3.44) 意味着节点 k 上的粒子越多，则粒子跑到其他节点 (k') 的比率越小。这是因为在实际中，一个种群的人口越多，个体在种群内部运动的可能性越大。利用公式 (3.41)，式 (3.44) 变为

$$\sigma_{kk'} = \sigma\frac{\langle k \rangle k'}{(\langle k \rangle + \langle k^2 \rangle)k} \tag{3.45}$$

利用式 (3.45) 以及 α 的近似表达式 $\alpha \approx 2(R_0 - 1)/R_0^2$ (在 SIR 模型中当 $R_0 \to 1$ 时成立)，有

$$\lambda_{k'k} = \frac{2\overline{N}(R_0 - 1)\rho}{R_0^2\langle k^2 \rangle(1 + \langle k \rangle/\langle k^2 \rangle + \rho)}(k' + k) \tag{3.46}$$

其中 $\rho = \sigma\tau$。为方便起见，假设 $\tau_k = \tau$，即粒子的返回比率与其所在节点的度无

关。将上式代入方程 (3.43)，得到

$$D_k^n = \frac{2\overline{N}(R_0-1)^2\rho}{R_0^2\langle k^2\rangle\langle k\rangle(1+\langle k\rangle/\langle k^2\rangle+\rho)}kP(k)\sum_{k'}D_{k'}^{n-1}(k'-1)(k+k') \qquad (3.47)$$

定义 $\Theta_0^n \equiv \sum_k(k-1)D_k^n$，$\Theta_1^n \equiv \sum_k k(k-1)D_k^n$。根据式 (3.47) 可知，$\Theta_0^n$ 和 Θ_1^n 满足以下递归方程：

$$\boldsymbol{\Theta}^n = \boldsymbol{G}\boldsymbol{\Theta}^{n-1}, \quad \boldsymbol{\Theta}^n = \begin{pmatrix} \Theta_0^n \\ \Theta_1^n \end{pmatrix} \qquad (3.48)$$

其中 $\boldsymbol{G}$ 是一个 2×2 矩阵：

$$\boldsymbol{G} = \frac{2\overline{N}(R_0-1)^2\rho}{R_0^2\langle k^2\rangle\langle k\rangle(1+\langle k\rangle/\langle k^2\rangle+\rho)}\begin{pmatrix} \langle k^3\rangle-\langle k^2\rangle & \langle k^2\rangle-\langle k\rangle \\ \langle k^4\rangle-\langle k^3\rangle & \langle k^3\rangle-\langle k^2\rangle \end{pmatrix} \qquad (3.49)$$

方程 (3.48) 表明系统的传播动力学行为由矩阵 $\boldsymbol{G}$ 的最大本征值 R_* 所确定。当 $R_* > 1$ 时，能保证 Θ_0^n（或 Θ_1^n）随着 n 的增加而增加，即流行病能在集合种群网上暴发。由此可知，R_* 等价于集合种群层面的基本再生数，它决定了病毒能否入侵系统（由多个亚种群组成）的条件。通过简单计算，得到

$$R_* = \frac{2\overline{N}(R_0-1)^2\rho}{R_0^2(1+\langle k\rangle/\langle k^2\rangle+\rho)}F(\langle k\rangle,\langle k^2\rangle,\langle k^3\rangle,\langle k^4\rangle) \qquad (3.50)$$

其中，

$$F \equiv \frac{1}{\langle k\rangle\langle k^2\rangle}[\langle k^3\rangle-\langle k^2\rangle+(\langle k^4\rangle-\langle k^3\rangle)^{1/2}(\langle k^2\rangle-\langle k\rangle)^{1/2}] \qquad (3.51)$$

通过阈值条件 $R_* = 1$，可以求得 ρ 的临界值

$$\rho_c = \frac{1+\langle k\rangle/\langle k^2\rangle}{2\overline{N}(1-R_0^{-1})^2F(\langle k\rangle,\langle k^2\rangle,\langle k^3\rangle,\langle k^4\rangle)-1} \qquad (3.52)$$

由于 $\rho = \sigma\tau$，通过固定其中一个参数，可以进一步得到 σ_c 和 τ_c 的值。这意味着粒子的迁移比率和返回比率都必须达到一定的阈值，流行病才可能在集合种群网络中全局传播开来。

图 3.9(a) 展示了均匀随机网络（度分布满足泊松分布）和异质随机网络（度分布满足 $P(k) \sim k^{-2.1}$）对应 $R_* = 1$ 时的理论曲线。这里两个网络具有相同的

大小及平均度。每条曲线都分隔了两个区域，其中一个（右上部分）对应流行病暴发的区域，另一个（左下部分）对应病毒消亡的区域。从图中可以看出，异质随机网络更容易暴发流行病，因为它所对应的 σ_c 和 τ_c 的值更小。事实上，如果网络是极度不均匀的，在热力学极限下有 $F(\langle k \rangle, \langle k^2 \rangle, \langle k^3 \rangle, \langle k^4 \rangle) \to \infty$，这意味着此时阈值为 0。为了验证理论的有效性，图 3.9(b) 展示了异质随机网络相应的数值模拟结果。在模拟中考虑一大小为 $V = 10^4$ 且度分布满足 $P(k) \sim k^{-2.1}$ 的无标度随机网络，所有参数与图 3.9(a) 中计算 $R_* = 1$ 时采用的参数相同。图 3.9(b) 中的灰度代表最终感染的种群数量（从深到浅代表数量由少到多，其中黑色对应少于 0.1% 的比例，灰色对应高于 10% 的比例），可以看出，尽管在理论分析时做了多种近似，但数值模拟结果仍然与理论预测符合得比较好。

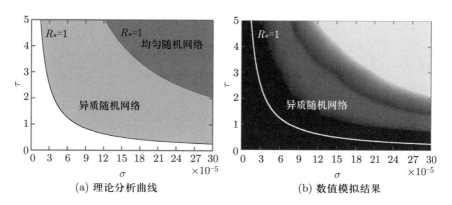

图 3.9　$\sigma - \tau$ 相图。(a) 均匀随机网络（度分布满足泊松分布）和异质随机网络（度分布满足 $P(k) \sim k^{-2.1}$）对应 $R_* = 1$ 的理论分析曲线图，所取参数为 $V = 10^4$，$\overline{N} = 10^4$，$R_0 = 1.25$，$\mu^{-1} = 15$；(b) 异质随机网络的数值模拟结果，所有参数与 (a) 中相同，灰度从深到浅代表最终感染的种群数量由少到多 (改编自文献 [21])

3.5　粒子凝聚对流行病传播的影响

在现实生活中，一些场合经常会聚集大量的人群，例如音乐会、足球赛或商场等，其结果是在某一块小区域内人群密度极大，而在该区域之外人群密度几乎可以忽略。这种情况类似于统计物理中的凝聚现象：大量粒子在温度趋于绝对零度时都聚集在基态。近些年来，不少学者也研究了复杂网络上的粒子凝聚现象 [28-33]。例如在无标度网络上，大部分粒子在零区域相互作用下（Zero range process, ZRP）会聚集到中心（度最大的）节点上。这种凝聚效应对流行病的传播会产生什么样的影响？这是一个有趣且值得深入研究的问题。本节将探讨粒子发生 ZRP 凝聚时对流行病传播的影响 [34]。

首先简单描述 ZRP 作用下的粒子运动过程。考虑一个大小为 V，度分布满足 $P(k) \sim k^{-3}$ 的无关联集合种群网络。初始时刻在网络上随机放置 N 个粒子，网络的粒子数密度为 $\rho = N/V = \sum\limits_{i=1}^{V} n_i/V$，其中 n_i 为节点 i 上的粒子数。假设每一时间步有 p_i 个粒子跳出节点 i，则每个粒子跳出节点 i 的概率为 p_i/n_i。假定 p_i 与节点上的粒子数有关，具体地，$p_i = n_i^{\delta}$ ($0 \leqslant \delta \leqslant 1$)。同时跳出节点 i 的粒子将随机转移到某一邻居节点 j 上，转移概率为 $T_{ji} = 1/k_i$。研究显示，当 $\delta < \delta_c = 1/2$ 时粒子发生凝聚。此时，中心节点被绝大多数粒子所占据，而其他节点占有的粒子数几乎可忽略。

接下来考虑粒子发生感染反应的情形，这里考虑 SIS 模型。令 $m_{I,k}$ 和 $m_{S,k}$ 分别为度为 k 的节点上的平均感染人数和平均易感人数，显然，$m_k = m_{I,k} + m_{S,k}$，其中 m_k 表示度为 k 的节点上的平均粒子数（注意 m_k 并非一定是整数）。我们考虑第一种反应类型，即每一时间步度为 k 的节点上的新感染人数为 $\beta \Gamma_k = \beta m_{S,k} m_{I,k}$。这样，感染反应之后（粒子扩散之前）$k$ 节点上的感染人数为 $(1 - \mu)m_{I,k} + \beta \Gamma_k$，易感人数为 $\mu m_{I,k} + m_{S,k} - \beta \Gamma_k$。

考虑到当 $m_k \leqslant 1$ 时，$m_k^{\delta} \geqslant m_k$，此时从 k 节点上跑出去的粒子数最多为 m_k 而非 m_k^{δ}（因为节点上没有足够多的粒子）。当 $m_k > 1$ 时，k 节点上跑出去的粒子数为 m_k^{δ}。所以 $m_k = 1$ 对应一个交叉点，令 k_c 表示 $m_k = 1$ 所对应的度值。当系统演化至稳态时，度为 $k < k_c$ 的节点上的平均粒子数 $m_k < 1$；而度为 $k > k_c$ 的节点上的平均粒子数 $m_k > 1$。由此可知，对于度 $k < k_c$ 的节点，每一时间步跳出的粒子数 $p_k = m_k$，相应地每一粒子的跳跃概率为 1；而对于度 $k > k_c$ 的节点，每一时间步跳出的粒子数为 $p_k = m_k^{\delta}$，每一粒子的跳跃概率为 $m_k^{\delta-1}$。由此得

到当 $k < k_c$ 时，$m_{I,k}$ 和 $m_{S,k}$ 的演化方程

$$
\frac{\mathrm{d}m_{I,k}}{\mathrm{d}t} = -m_{I,k} + k\left\{ \sum_{k'=k_{\min}}^{k_c} P(k'|k)\frac{1}{k'}\Big[(1-\mu)m_{I,k'} + \beta\Gamma_{k'}\Big] \right.
$$
$$
\left. + \sum_{k'=k_c}^{k_{\max}} P(k'|k)\frac{1}{k'}\Big[(1-\mu)m_{I,k'} + \beta\Gamma_{k'}\Big]m_{k'}^{\delta-1} \right\}
$$
$$
\frac{\mathrm{d}m_{S,k}}{\mathrm{d}t} = -m_{S,k} + k\left\{ \sum_{k'=k_{\min}}^{k_c} P(k'|k)\frac{1}{k'}\Big[\mu m_{I,k'} + m_{S,k'} - \beta\Gamma_{k'}\Big] \right.
$$
$$
\left. + \sum_{k'=k_c}^{k_{\max}} P(k'|k)\frac{1}{k'}\Big[\mu m_{I,k'} + m_{S,k'} - \beta\Gamma_{k'}\Big]m_{k'}^{\delta-1} \right\} \tag{3.53}
$$

其中，等式右边第一项 $-m_{I,k}$（$-m_{S,k}$）来自节点（$k < k_c$）上所有粒子都跑出去的事实，第二项来自邻居节点的贡献。$k_{\min}$ 和 $k_{\max}$ 分别表示网络中的最小度值和最大度值。$\sum\limits_{k'=k_{\min}}^{k_c}$ 项代表从 $k < k_c$ 的节点上获得的粒子数，$\sum\limits_{k'=k_c}^{k_{\max}}$ 项表示从 $k > k_c$ 的节点上获得的粒子数。类似地，对于 $k > k_c$ 的情形，$m_{I,k}$ 和 $m_{S,k}$ 的演化方程为

$$
\frac{\mathrm{d}m_{I,k}}{\mathrm{d}t} = -m_{I,k} + \Big[(1-\mu)m_{I,k} + \beta\Gamma_k\Big](1 - m_k^{\delta-1})
$$
$$
+ k\left\{ \sum_{k'=k_{\min}}^{k_c} P(k'|k)\frac{1}{k'}\Big[(1-\mu)m_{I,k'} + \beta\Gamma_{k'}\Big] \right.
$$
$$
\left. + \sum_{k'=k_c}^{k_{\max}} P(k'|k)\frac{1}{k'}\Big[(1-\mu)m_{I,k'} + \beta\Gamma_{k'}\Big]m_{k'}^{\delta-1} \right\}
$$
$$
\frac{\mathrm{d}m_{S,k}}{\mathrm{d}t} = -m_{S,k} + \Big[\mu m_{I,k} + m_{S,k} - \beta\Gamma_k\Big](1 - m_k^{\delta-1})
$$
$$
+ k\left\{ \sum_{k'=k_{\min}}^{k_c} P(k'|k)\frac{1}{k'}\Big[\mu m_{I,k'} + m_{S,k'} - \beta\Gamma_{k'}\Big] \right.
$$
$$
\left. + \sum_{k'=k_c}^{k_{\max}} P(k'|k)\frac{1}{k'}\Big[\mu m_{I,k'} + m_{S,k'} - \beta\Gamma_{k'}\Big]m_{k'}^{\delta-1} \right\} \tag{3.54}
$$

其中，因子 $1 - m_k^{\delta-1}$ 表示个体仍处在原节点上的概率。等式右边的前两项表示不考虑邻居节点的贡献时，感染反应后节点上感染态（易感态）粒子数的变化，第三项表示从邻居节点获得的感染态（易感态）粒子数。

当达到稳态时, 对于度 $k < k_c$ 的节点, 有

$$m_{I,k} = kA$$

$$m_{S,k} = kB \qquad (3.55)$$

对于度 $k > k_c$ 的节点, 有

$$m_{I,k} = \left[(1-\mu)m_{I,k} + \beta \Gamma_k\right](1 - m_k^{\delta-1}) + kA$$

$$m_{S,k} = \left[\mu m_{I,k} + m_{S,k} - \beta \Gamma_k\right](1 - m_k^{\delta-1}) + kB \qquad (3.56)$$

其中,

$$A = \frac{1}{\langle k \rangle} \left\{ \sum_{k'=k_{\min}}^{k_c} P(k') \left[(1-\mu)m_{I,k'} + \beta \Gamma_{k'}\right] \right.$$

$$\left. + \sum_{k'=k_c}^{k_{\max}} P(k') \left[(1-\mu)m_{I,k'} + \beta \Gamma_{k'}\right] m_{k'}^{\delta-1} \right\}$$

$$B = \frac{1}{\langle k \rangle} \left\{ \sum_{k'=k_{\min}}^{k_c} P(k') \left[\mu m_{I,k'} + m_{S,k'} - \beta \Gamma_{k'}\right] \right.$$

$$\left. + \sum_{k'=k_c}^{k_{\max}} P(k') \left[\mu m_{I,k'} + m_{S,k'} - \beta \Gamma_{k'}\right] m_{k'}^{\delta-1} \right\} \qquad (3.57)$$

这里已经假定 $P(k'|k) = k'P(k')/\langle k \rangle$, 即网络是度无关联的。由 k_c 的定义及公式 (3.55) 可知, $A + B = 1/k_c$。

从式 (3.55) 可以看出, 当 $k < k_c$ 时, $m_{I,k}$ 和 $m_{S,k}$ 随 k 线性增加; 当 $k > k_c$ 时, 将 $\beta \Gamma_k = \beta m_{S,k} m_{I,k}$ 和 $m_{S,k} = m_k - m_{I,k}$ 代入公式 (3.56), 得到

$$m_{I,k} = \frac{F(m_k) + \sqrt{F^2(m_k) + 4\beta kA(1 - m_k^{\delta-1})}}{2\beta(1 - m_k^{\delta-1})} \qquad (3.58)$$

其中 $F(m_k) = (\beta m_k - \mu)(1 - m_k^{\delta-1}) - m_k^{\delta-1}$。通过将公式 (3.56) 中的两个方程相加可得 $m_k = (k/k_c)^{1/\delta}$。根据 (3.58) 式, 有

$$m_{I,k} \sim \left(\frac{k}{k_c}\right)^{1/\delta} - \frac{\mu}{\beta} - \frac{1}{\beta[(k/k_c)^{(1-\delta)/\delta} - 1]}$$

$$\sim k^{1/\delta} \qquad (3.59)$$

由此可知，度越大的节点对应的感染态粒子数也越多。令 $m_{I,k_{max}} > 0$，得到流行病暴发的阈值

$$\beta_c \sim \left(\frac{k_c}{k_{max}}\right)^{1/\delta} \left(\mu + \frac{1}{(k_{max}/k_c)^{(1-\delta)/\delta} - 1}\right) \tag{3.60}$$

考虑到当 $\delta < \delta_c$ 时 $k_c \sim (k_{max})^{1-\delta/\delta_c}$[31]，公式 (3.60) 变为

$$\beta_c \sim (k_{max})^{-1/\delta_c} \left(\mu + \frac{1}{(k_{max})^{(1-\delta)/\delta_c} - 1}\right) \sim (k_{max})^{-1/\delta_c} \mu \tag{3.61}$$

也就是说，当 $\delta < \delta_c = 0.5$ 时，β_c 是一个非常小的常量；而对于 $\delta > \delta_c$，由公式 (3.60) 可知，β_c 随 δ 逐渐增加。

为了验证理论分析，我们在一个度分布为 $P(k) \sim k^{-3}$，大小为 $V = 2 \times 10^4$ 的无关联网络上进行相应的数值模拟。粒子数密度取为 $\rho = 0.5$。图 3.10 展示了流行病暴发阈值 β_c 与参数 δ 之间的变化关系。可以看出，当 $\delta < 0.5$ 时，$\beta_c \to 0$。这是因为此时系统处在凝聚相，大量的粒子聚集在中心节点，导致流行病极容易暴发。当 $\delta > 0.5$ 时，β_c 随着 δ 增加而变大，意味着流行病的暴发变得更加困难。这些结果与理论预测符合得相当好。

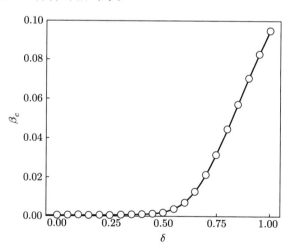

图 3.10　临界感染概率 β_c 随 δ 的变化关系。其中 $V = 20000$，$\rho = 0.5$，$\mu = 0.1$ (改编自文献 [34])

3.6 连接边上的流行病传播

当个体在集合种群网络上运动时，例如从一个区域旅行至另一区域，往往需要花费一定的时间。在这段时间内，如果周围存在感染态的人群，则该个体就有被感染的风险。在之前的反应 – 扩散模型中，个体从一个节点转移到其邻居节点是在瞬间完成的。显然这种近似忽略了旅途过程所带来的感染反应。例如，Mukherjee 等人曾报道了 2009 年 4 月 27 日至 6 月 27 日新加坡某医院确诊的 152 例 H1N1 流感患者中就有 116 人是与航空旅行有关的 [35]。事实上世界卫生组织很早就指出，在飞机上与一个感染者坐在同一排或者两排之内超过 8 小时的乘客，他们被感染的概率非常大 [35]。为了反映旅途过程中个体之间相互作用对流行病传播的影响，本节将介绍一个新模型，称为旅行 – 感染模型（TC）[36]，如图 3.11 所示。

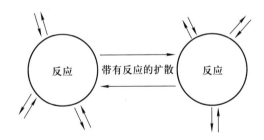

图 3.11　旅行 – 感染模型示意图。圆圈代表节点，带箭头的线代表节点之间的连边。其中圆圈内的"反应"表示处在同一个节点上的个体间能相互反应，边上的"带有反应的扩散"表示边上的个体也会相互反应 (改编自文献 [36])

在旅行 – 感染模型中，粒子分为两类：旅行者和非旅行者。假定粒子的运动按如下方式进行：① 节点上的非旅行者以概率 p 变为旅行者，每个旅行者随机跑到邻居当中的某一节点上。但在此之前，他会在对应的边上经历一个时间步。② 边上的所有旅行者在下一步都会同时跑到对应的节点上，变为非旅行者。由此可知，个体待在节点上的平均时间为 $1/p$。令 $N_{p1}(t)$ 和 $N_{p2}(t)$ 分别表示 t 时刻节点和边上的个体数，所以网络中的总人数为 $N_p = N_{p1}(t) + N_{p2}(t)$。设网络的大小为 V，则有 $N_{p1}(t) = \sum_{i=1}^{V} n_i(t)$，$N_{p2}(t) = \sum_{i=1}^{V} \sum_{j=1}^{k_i} n_{ij}(t)$，其中 k_i 为节点 i 的度，$n_i(t)$ 和 $n_{ij}(t)$ 分别表示 t 时刻节点 i 和边 $i \to j$ 上的个体数。根据以上假设，可以得到如下方程：

$$
\begin{aligned}
N_{p1}(t+1) &= (1-p)N_{p1}(t) + N_{p2}(t) \\
N_{p2}(t+1) &= pN_{p1}(t)
\end{aligned}
\tag{3.62}
$$

方程 (3.62) 的第一式计算了 $t+1$ 时刻所有节点上的粒子数，它等于 t 时刻节点上的粒子数减去在 $t \to t+1$ 时间内跑到边上的粒子数，再加上在这段时间内从边上跑到节点上的粒子数。第二式表示 $t+1$ 时刻所有边上的粒子数等于在 $t \to t+1$ 时间内从节点上跑进来的粒子数。当系统趋于稳定时，可得到稳态解：$N_{p1} = N_p/(1+p)$，$N_{p2} = pN_p/(1+p)$。如果基于平均场近似，考虑度为 k 的节点上的平均粒子数 ρ_k 以及边 $k \to k'$ 上的平均粒子数 $\rho_{kk'}$，则有

$$
\begin{aligned}
\rho_k(t+1) &= (1-p)\rho_k(t) + k\sum_{k'} P(k'|k)\rho_{k'k}(t) \\
\rho_{kk'}(t+1) &= p\rho_k(t)/k
\end{aligned}
\tag{3.63}
$$

假设网络是无度关联的，即 $P(k'|k) = k'P(k')/\langle k \rangle$，并利用等式 $\sum_{k'} P(k')\rho_{k'} = N_{p1}/N_p$，可得到方程的稳态解：

$$
\rho_k = \frac{kN_p}{N\langle k \rangle(1+p)}, \quad \rho_{kk'} = \frac{pN_p}{N\langle k \rangle(1+p)}
\tag{3.64}
$$

式 (3.64) 表明 $\rho_{kk'}$ 是一个常数，即与源节点 k 无关，这是因为与节点 k 相连的每条边被节点 k 上的个体访问的概率都是一样的。

接下来考虑 SIS 模型的传播过程。在经典的反应 – 扩散模型（RD）中，个体的反应过程和扩散过程是分开的，即分两步进行。而在旅行 – 感染模型中，可以认为这两个过程是同时进行的：无论个体处在节点上还是边上，都参与感染反应。考虑到在旅途过程中人群密度一般比节点上大很多，假设节点和边上的接触率（每个个体所能接触到的其他粒子数）是不一样的，且边上的接触率

更大。具体来说，假设一个处于节点 i 上的个体能接触 l_1 个粒子，其中 $0 \leqslant l_1 \leqslant n_i$（$n_i$ 为节点 i 上的总粒子数）。此时，一个易感态个体被感染的概率为 $1 - (1 - l_1\beta/n_i)^{n_{i,I}} \approx l_1\beta n_{i,I}/n_i$（$\beta \ll 1$），$n_{i,I}$ 为节点 i 上的感染态粒子数。由此可知，当 $l_1 = n_i$ 时，对应第一种反应类型；而当 $l_1 = 1$ 时，对应第二种反应类型 [5]。基于相同的考虑，可以得到一个易感态个体在边 $i \to j$ 上被感染的概率为 $1 - (1 - l_2\beta/n_{ij})^{n_{ij,I}} \approx l_2\beta n_{ij,I}/n_{ij}$（$\beta \ll 1$），其中 n_{ij}，$n_{ij,I}$ 和 l_2 分别表示边 $i \to j$ 上的总粒子数、感染态粒子数和个体能接触的粒子数，同样有 $0 \leqslant l_2 \leqslant n_{ij}$。

由于粒子由 S 态和 I 态两部分构成，所以 ρ_k 可分为两部分，即 $\rho_k = \rho_{S,k} + \rho_{I,k}$，其中 $\rho_{S,k}$ 和 $\rho_{I,k}$ 分别表示度为 k 的节点上的平均 S 态人数和平均 I 态人数。类似地，$\rho_{kk'}$ 也可分为两部分：$\rho_{kk'} = \rho_{S,kk'} + \rho_{I,kk'}$，其中 $\rho_{S,kk'}$ 和 $\rho_{I,kk'}$ 分别表示对应边上的平均 S 态人数和平均 I 态人数。由此可以得到 $\rho_{I,k}$ 和 $\rho_{I,kk'}$ 的演化方程：

$$\frac{\mathrm{d}\rho_{I,k}}{\mathrm{d}t} = -\rho_{I,k} + (1-p)\Big[(1-\mu)\rho_{I,k} + l_1\beta\Gamma_k\Big] \tag{3.65}$$
$$+ k\sum_{k'}\Big[(1-\mu)\rho_{I,k'k} + l_2\beta\Gamma_{k'k}\Big]P(k'|k)$$

$$\frac{\mathrm{d}\rho_{I,k'k}}{\mathrm{d}t} = -\rho_{I,k'k} + \frac{p}{k'}\Big[(1-\mu)\rho_{I,k'} + l_1\beta\Gamma_{k'}\Big] \tag{3.66}$$

其中，$\Gamma_k = \rho_{S,k}\rho_{I,k}/\rho_k$ 与 $\Gamma_{k'k} = \rho_{S,k'k}\rho_{I,k'k}/\rho_{k'k}$ 分别表示节点和边上的反应核，l_1 和 l_2 分别表示个体在节点上和边上的接触人数，$P(k'|k)$ 表示度为 k 的节点连向度为 k' 的节点的条件概率。$[(1-\mu)\rho_{I,k} + l_1\beta\Gamma_k]$ 表示反应（感染和恢复）之后，度为 k 的节点上的平均感染态个数。同样，$[(1-\mu)\rho_{I,k'k} + l_2\beta\Gamma_{k'k}]$ 表示反应之后，连接度为 k 和 k' 的连边上的平均感染态个数。方程 (3.65) 右边的前两项表示不考虑邻居节点作用时度为 k 的节点上的平均感染态粒子数在反应前后的变化，第三项表示从连边上进来的感染态粒子数。方程 (3.66) 也可类似理解。

对于无度关联的网络，$P(k'|k) = k'P(k')/\langle k\rangle$，将此代入方程 (3.65)，可得到稳态解

$$\rho_{I,k} = \frac{1}{1 - (1-p)(1-\mu)}\Bigg\{(1-p)l_1\beta\Gamma_k$$
$$+ k\frac{(1-\mu)p}{\langle k\rangle}\Big[(1-\mu)\langle\rho_{I,k}\rangle + l_1\beta\Gamma\Big] + \frac{kl_2\beta}{\langle k\rangle}\langle k'\Gamma_{k'k}\rangle\Bigg\} \tag{3.67}$$

其中，$\langle\rho_{I,k}\rangle = \sum_k \rho_{I,k}P(k)$，$\langle k'\Gamma_{k'k}\rangle = \sum_{k'} k'\Gamma_{k'k}P(k')$，$\Gamma = \sum_k \Gamma_k P(k)$。将方程 (3.67) 两边乘以 $P(k)$ 并对 k 求和，得到每个节点上的平均感染态个数

$$\langle\rho_{I,k}\rangle = \frac{1}{1-(1-p)(1-\mu)}\Big\{(1-p)l_1\beta\Gamma \\ +(1-\mu)p\Big[(1-\mu)\langle\rho_{I,k}\rangle + l_1\beta\Gamma\Big] + l_2\beta\langle k'\Gamma_{k'k}\rangle\Big\} \tag{3.68}$$

化简此式，最终可得到

$$\langle\rho_{I,k}\rangle = \frac{1}{1-(1-p\mu)(1-\mu)}\Big[(1-p\mu)l_1\beta\Gamma + l_2\beta\langle k'\Gamma_{k'k}\rangle\Big] \tag{3.69}$$

当 p 很小时，方程 (3.69) 可近似写成如下形式：

$$\langle\rho_{I,k}\rangle = \frac{\beta}{\mu}\Big[l_1\Gamma + l_2\langle k'\Gamma_{k'k}\rangle\Big] \tag{3.70}$$

所以，所有节点上的总感染人数为

$$\rho_{I,p1} = \frac{N\beta}{\mu}\Big[l_1\Gamma + l_2\langle k'\Gamma_{k'k}\rangle\Big] \tag{3.71}$$

同样，由方程 (3.66) 可得到一稳态解

$$k'\rho_{I,k'k} = p\Big[(1-\mu)\rho_{I,k'} + l_1\beta\Gamma_{k'}\Big] \tag{3.72}$$

其中，$k'\rho_{I,k'k}$ 的物理意义表示与度为 k' 的节点相连的连边上的感染态人数，注意其值与 k 无关。将等式 (3.72) 两边乘以 $P(k')$ 并对 k' 进行求和，最终可得到平均感染人数

$$\langle k'\rho_{I,k'k}\rangle = p\Big[(1-\mu)\langle\rho_{I,k}\rangle + l_1\beta\Gamma\Big] \tag{3.73}$$

它表示每个节点指向其他节点的连边上的平均感染人数。所以网络中边上的总感染人数为

$$\rho_{I,p2} = Np\Big[(1-\mu)\langle\rho_{I,k}\rangle + l_1\beta\Gamma\Big] \tag{3.74}$$

由于系统中总的感染人数等于节点上的感染人数与边上的感染人数之和，所以 $\rho_I = \rho_{I,p1} + \rho_{I,p2}$。当 p 比较小时，有

$$\rho_I = N\beta\Big[\frac{1+p}{\mu}l_1\Gamma + \frac{1+p(1-\mu)}{\mu}l_2\langle k'\Gamma_{k'k}\rangle\Big] \tag{3.75}$$

从式 (3.75) 可以看出，感染概率 β 越大，对应的 ρ_I 值也越大。另外，ρ_I 还会随着边上的接触人数 l_2 的增加而增加（当然 ρ_I 也与其他参数如 l_1, p 等有关）。

由方程 (3.65) 和方程 (3.66) 还可以得到暂态解。在初始阶段，假设只有极少数个体处于感染态，则有 $\rho_{I,k} \ll 1$，$\rho_{I,k'k} \ll 1$，所以 $\Gamma_k \approx \rho_{I,k}$，$\Gamma_{k'k} \approx \rho_{I,k'k}$。将这些表达式代入方程 (3.65) 和方程 (3.66)，可以得到

$$
\begin{aligned}
\frac{\mathrm{d}\rho_{I,k}}{\mathrm{d}t} &= -\rho_{I,k} + (1-p)(1-\mu+l_1\beta)\rho_{I,k} \\
&\quad + k\sum_{k'}(1-\mu+l_2\beta)\rho_{I,k'k}\frac{k'P(k')}{\langle k \rangle}
\end{aligned}
\tag{3.76}
$$

$$
\frac{\mathrm{d}k'\rho_{I,k'k}}{\mathrm{d}t} = -k'\rho_{I,k'k} + p(1-\mu+l_1\beta)\rho_{I,k'}
$$

将方程 (3.76) 的第一式两边同乘以 $P(k)$ 并对 k 进行求和，将其第二式两边同乘以 $P(k')$ 并对 k' 进行求和，最终得到

$$
\begin{aligned}
\frac{\mathrm{d}\langle\rho_{I,k}\rangle}{\mathrm{d}t} &= -\langle\rho_{I,k}\rangle + (1-p)(1-\mu+l_1\beta)\langle\rho_{I,k}\rangle \\
&\quad + (1-\mu+l_2\beta)\langle k'\rho_{I,k'k}\rangle
\end{aligned}
\tag{3.77}
$$

$$
\frac{\mathrm{d}\langle k'\rho_{I,k'k}\rangle}{\mathrm{d}t} = -\langle k'\rho_{I,k'k}\rangle + p(1-\mu+l_1\beta)\langle\rho_{I,k}\rangle
$$

考虑到 $\rho_I = N\langle\rho_{I,k}\rangle + N\langle k'\rho_{I,k'k}\rangle$，由方程 (3.77) 可得到

$$
\frac{\mathrm{d}\rho_I}{\mathrm{d}t} = (-\mu+l_1\beta)\rho_I + (l_2-l_1)N\beta\langle k'\rho_{I,k'k}\rangle
\tag{3.78}
$$

特别地，当 $l_2 = l_1$ 时，有

$$
\frac{\mathrm{d}\rho_I}{\mathrm{d}t} = (-\mu+l_1\beta)\rho_I
\tag{3.79}
$$

方程 (3.79) 的解可写为如下形式：

$$
\rho_I = \rho_I(0)\mathrm{e}^{(-\mu+l_1\beta)t}
\tag{3.80}
$$

由此可知，在系统演化初期，若 $-\mu+l_1\beta > 0$，则 ρ_I 随着时间 t 指数增长。事实上 $-\mu+l_1\beta = 0$ 决定了流行病的暴发阈值：$\beta_c = \mu/l_1$。值得注意的是，当 $l_2 = l_1 = 1$ 时，式 (3.80) 即为经典的反应 – 扩散模型的解（说明此时旅行 – 感染模型和反应 – 扩散模型具有相同的暴发阈值）。当 $l_2 > l_1$ 时，方程 (3.78) 右边第二项的贡献会导致 ρ_I 在初始阶段增加得更快，相应地 β_c 的值会更小。

为了验证理论分析，我们构建一个大小为 $N = 1000$ 且度分布满足 $P(k) \sim k^{-3}$ 的无关联网络，然后在其上做相应的动力学模拟。设总粒子数为 $N_p = 5 \times 10^5$，恢复概率为 $\mu = 0.1$。为了方便起见，令 $g_1 \equiv l_1/n_i$，$g_2 \equiv l_2/n_{ij}$，其中 n_i 表示节点 i 上的粒子数，n_{ij} 表示边 $i \to j$ 上的粒子数（注意当 p 固定时，n_{ij} 为一常数）。图 3.12(a) 展示了反应 – 扩散模型及旅行 – 感染模型下 ρ_I 随时间 t 的演化关系。这里取 $\beta = 0.15$，$l_1 = 1$，故 $-\mu + l_1\beta = 0.05$。当 $t < 30$ 时，旅行 – 感染模型（$l_2 = 1$）与反应 – 扩散模型的斜率均约为 0.05，这证实了方程的解 (3.79) 式。增大边上的接触人数 l_2（即 g_2），ρ_I 增加得更快（图 3.12(a) 中实线），这也与理论预期一致。图 3.12(b) 展示了旅行 – 感染模型和反应 – 扩散模型稳态时 ρ_I 随 β/μ 的变化关系，这里 $p = 0.1$，$g_1 = 1/n_i$ 且 $g_2 = 0.4$。可以看出，旅行 – 感染模型所对应的 β_c 比反应 – 扩散模型更小；而且当固定 β（β 较大）时，旅行 – 感染

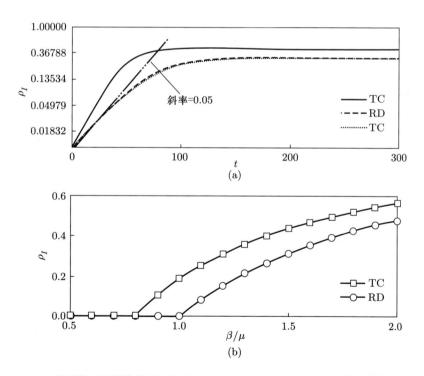

图 3.12 (a) ρ_I 随时间 t 的演化关系，这里 $\beta = 0.15$，$p = 0.1$，$g_1 = 1/n_i$，其中实线和点线分别代表旅行 – 感染模型下 $g_2 = 0.4$ 和 $g_2 = 1/n_{ij}$ 的情形，虚线代表反应 – 扩散模型的情形；(b) 稳态时 ρ_I 随 β/μ 的变化关系，其中方框和圆圈分别代表旅行 – 感染模型和反应 – 扩散模型，这里 $p = 0.1$，$g_1 = 1/n_i$，$g_2 = 0.4$ (改编自文献 [36])

模型对应的稳态 ρ_I 值更大。为了更清楚地说明边上的接触人数对流行病传播的影响，我们增加 g_2 的值（从 $g_2 = 1/n_{ij}$ 到 $g_2 = 1$），图 3.13 显示了旅行 – 感染模型稳态时 $g_2 = 1/n_{ij}, 0.4, 0.7$ 和 1 等 4 种情形下 ρ_I 随 β/μ 的变化关系，可以发现稳态时 ρ_I 随着 g_2 的增加而增加，而暴发阈值 β_c 则相应地减小。这些结果都与理论解析相吻合。

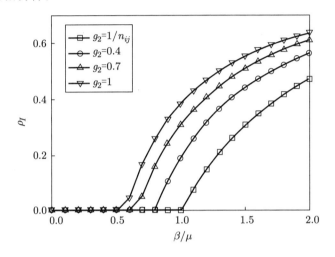

图 3.13 旅行 – 感染模型稳态时 ρ_I 随 β/μ 的变化关系，这里 $p = 0.1$，$g_1 = 1/n_i$ (改编自文献 [36])

3.7 社会 – 技术系统中的流行病传播

前几节主要介绍了反应 – 扩散模型的理论框架及相应的扩展，本节将结合实际数据介绍反应 – 扩散模型在实际中的应用。事实上，这方面的研究非常丰富 [37–41]。很多研究是利用全球航空网络数据，以机场（及附近区域）为节点、不同机场之间的客流量为连边构建一个集合种群网络，然后以此为框架，考虑某种特定流行病在全球范围内的传播情况。下面介绍一个由数据驱动的、个体多尺度运动网络流行病传播的例子 [39]。

该网络涉及 3 个数据集。第一个数据集包含了由国际航空运输协会（IATA）索引的 3362 个商业机场，它们分布在全球 220 个国家和地区，该数据库还包括了每两个直接相连的机场之间每年可提供的座位数。根据这些数据，我们可以构建一个带权重的全球航空网络（WAN），其中总边数为 16 846，每条边的权重 w_{ij} 表示机场 i 和 j 之间的客流量。第二个数据集是人口数据集，它取自哥伦比亚大学 Gridded Population of the World 及 Global Urban-Rural Mapping 项目网站。在该数据集中，地球表面按照不同的分辨率被划分成一个个小网格，每个网格对应一个估计的人口数。通过计算网格与机场之间的距离，可以采用插入式算法，按照一定的规则将每个网格分配给距离最近的机场，这样就定义了集合种群网上"亚种群"（包括机场及周围的网格）的概念。第三个数据集是从五大洲多个国家的统计局收集的关于不同地区之间通勤流量的数据，该数据库包含超过 80 000 个行政区域，以及大于 500 万的流量连接，将这一数据映射到亚种群上，可以构建一个亚种群层面的通勤网络。

图 3.14 展示了美国大陆的航空交通网络（图 3.14(a)）和通勤网络（图 3.14(b)）。值得注意的是，通勤数据并不包含航空交通流量数据。可以看出，两个网络在空间结构上具有显著的差异。通勤网络是网状格，连接着相邻的亚种群，而航空交通网络主要由长程连边组成；两个网络在交通流量的强度上都跨越数个数量级（颜色从蓝到红，代表强度从 10^1 到 10^5），但通勤网络的平均流量比航空交通网络的平均流量大一个数量级；通勤流动指的是往返运动的过程，其特征时间约为 1/3 天（相当于一个工作日的工作时间），而航空旅行的特征时间平均约为两周。

接下来在这个多尺度运动的网络模型上模拟流行病的传播过程。这里考虑 SLIR（susceptible-latent-infectious-recovered）模型。这一模型适用于类似流感的传染性疾病（influenza-like illnesses, ILI）。在 SLIR 模型中，个体所处的可能状态有 4 种：易感态、潜伏态、感染态和免疫态。设亚种群 j 内的感染力为 λ_j，则节点 j 上的一个易感态个体会以概率 $\lambda_j \Delta t$ 被感染而进入潜伏态，其中 Δt 为时间间隔。处在潜伏态的个体会以概率 $\epsilon \Delta t$ 退出潜伏态，并以概率 p_a 转变为无症状感染个体（asymptomatic infectious, I_j^a）和概率 $1 - p_a$ 转变为有症状感染个体（symptomatic infectious），其中有症状感染个体按照旅行状态分为两类：以概率 p_t 为旅行个体（I_j^t），以概率 $1 - p_t$ 为非旅行个体（I_j^{nt}）。所有处在感染态的个体

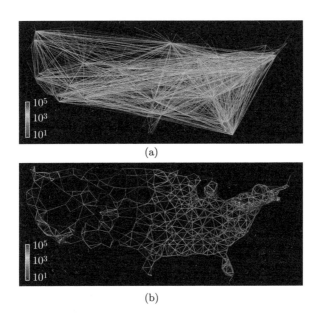

(a)

(b)

图 3.14　(a) 美国大陆航空交通网络；(b) 美国大陆通勤网络。边的颜色 (从蓝到红) 代表交通流量的强度 (改编自文献 [39]) (见彩图)

都将以概率 $\mu\Delta t$ 进入 R 态，不再参与感染反应。表 3.1 总结了个体在不同状态之间的转变情况及相应的比率。可以看出，只有 $S_j \to L_j$ 是感染过程，而其他所有转变都是自发的。

表 3.1　个体在不同状态之间的转变情况及相应的比率 (改编自文献 [39])

转变	类型	比率
$S_j \to L_j$	传染率	λ_j
$L_j \to I_j^a$	自发的	εp_a
$L_j \to I_j^t$	自发的	$\varepsilon(1-p_a)p_t$
$L_j \to I_j^{nt}$	自发的	$\varepsilon(1-p_a)(1-p_t)$
$I_j^a \to R_j$	自发的	μ
$I_j^t \to R_j$	自发的	μ
$I_j^{nt} \to R_j$	自发的	μ

在任一亚种群 j 中，设 t 时刻总人口数为 $N_j(t)$，处在 $[m]$ $(m = S, L, I, R)$

态的个体数量为 $X_j^{[m]}(t)$，则有 $N_j = \sum_m X_j^{[m]}$。个体在不同亚种群之间（航空）运动的动力学由随机迁移算子 $\Omega_j([m])$ 决定，Ω_j 作用在 $[m]$ 上，表示个体运动所引起的 $[m]$ 态人群的数量变化。$\Omega_j([m])$ 考虑了个体长距离航空旅行带来的效应，并且定义了最小时间尺度为 1 天，它是关于单位时间内沿连边 $j \rightarrow l$ 的航空交通流量 ω_{jl} 及 j 上总人口数 N_j 的函数。事实上，沿连边 $j \rightarrow l$ 运动的乘客数量是一组满足多项式分布的随机整数变量，其中每个潜在旅行者的运动概率为 $p_{jl} = \omega_{jl} \Delta t / N_j$。短途通勤运动的引入则更为复杂。在通勤运动过程中，时间尺度约为 $1/3$ 天（比 1 天更短），为了克服这一问题，我们采用一种时间尺度分离的方法。在这种方法中，短时动力学整合到每一个亚种群的有效感染力 λ_j 中。设处在亚种群 i 的个体访问种群 j 的比率为 $\sigma_{ij} = w_{ij}/N_i$（w_{ij} 为亚种群 i 和 j 之间的通勤流量），由于短距离旅行的个体访问邻居种群的时间往往很短，所以有 $\sigma_{ij} \ll \tau$，其中 τ 为个体的返回比率（相应地，τ^{-1} 为逗留时间）。在这一条件下，可近似认为来回往返运动达到了稳态，即系统可用稳态的 $X_{ij}^{[m]}$ 值来描述，$X_{ij}^{[m]}$ 表示处于 $[m]$ 态且来自亚种群 i、目前待在 j 的个体数量。类似地，如果疾病反应的时间尺度远大于 τ^{-1}（ILI 疾病的特征时间为 $\mu^{-1} \simeq 3 \gg \tau^{-1}$），可以用稳态的 I_{ii}（来自种群 i 且待在 i 的感染人数）和 I_{ij}（来自种群 i 且待在 j 的感染人数）值来计算每个亚种群内的感染力。

文献 [39] 研究了短途通勤运动对全球和区域流行病传播的影响。这里主要考虑两种情形：① 只考虑航空交通网络，不考虑通勤网络的影响；② 同时考虑航空交通网络和通勤网络。研究表明，通勤网络对流行病暴发的可能性、暴发规模的大小及暴发时间只有微弱的影响。特别地，在第一年结束时，全球疫情的规模几乎不受通勤运动的影响。通过改变通勤交通流的强度及返回比率 τ，可以发现这一结果对于通勤运动过程的变化涨落具有很强的鲁棒性。然而，通勤运动对于流行病演化轮廓尾部的影响是显而易见的。在不考虑通勤网络的影响时，许多地区对应的曲线尾部更宽，这表明来回往返运动的耦合加强了局部地区流行病传播的同步性。事实上，这种相对宽尾现象是由于不同亚种群之间不同的暴发时间导致的。由于短距离的通勤运动，相邻亚种群之间的时间延迟会大大减少，使得它们之间的相关性或同步性变得更强。将模拟结果与 2001—2002 年间季节性流感数据进行比较,结果证实了这种同步效应。

上面介绍了反应－扩散模型框架,然后加入实际数据,模拟了真实世界中流行病的传播情况,并且得到了一些很有意义的结论。例如,对于全球性的疾病传播,真正起决定作用的是长距离的航空运动,短途的通勤运动只起到修正作用,但它能够加强邻近亚种群之间的同步性。得到的结论对于流行病的防范及预测提供了重要的线索,同时,从中也反映了采用基于反应－扩散模型来模拟全球性的流行病传播具有巨大的优势。

参考文献

[1] 杨红林, 北京大陆桥文化传媒. 历史上的大瘟疫 [M]. 北京: 中国发展出版社, 2007.

[2] Brockmann D, Helbing D. The hidden geometry of complex, network-driven contagion phenomena [J]. Science, 2013, 342: 1337.

[3] Pastor-Satorras R, Castellano C, Mieghem P V, et al. Epidemic processes in complex networks [J]. Rev. Mod. Phys., 2015, 87: 925.

[4] Colizza V, Vespignani A. Invasion threshold in heterogeneous metapopulation networks [J]. Phys. Rev. Lett., 2007, 99: 148701.

[5] Colizza V, Pastor-Satorras R, Vespignani A. Reaction-diffusion processes and metapopulationmodels in heterogeneous networks [J]. Nat. Phys., 2007, 3: 276.

[6] Saldaña J. Continuous-time formulation of reaction-diffusion processes on heterogeneous metapopulations [J]. Phys. Rev. E, 2008, 78: 012902.

[7] Keeling M J, Rohani P. Estimating spatial coupling in epidemiological systems: a mechanistic approach [J]. Ecology Letters, 2002, 5: 20.

[8] Grenfell B T, Bolker B M. Cities and villages: Infection hierarchies in a measles metapopulation [J]. Ecology Letters, 1998, 1: 63.

[9] Lloyd A L, May R M. Spatial heterogeneity in epidemic models [J]. J. Theor. Biol., 1996, 179: 1.

[10] Wang L, Li X. Spatial epidemiology of networked metapopulation: An overview [J]. Chin. Sci. Bull., 2014, 59: 3511.

[11] Masuda N. Effects of diffusion rates on epidemic spreads in metapopulation networks [J]. New J. Phys., 2010, 12: 093009.

[12] Mata A S, Ferreira S C, Pastor-Satorras R. Effects of local population structure in a

reaction-diffusion model of a contact process on metapopulation networks [J]. Phys. Rev. E, 2013, 88: 042820.

[13] Meloni S, Perra N, Arenas A. Modeling human mobility responses to the large-scale spreading of infectious diseases [J]. Sci. Rep., 2011, 1: 62.

[14] Hethcote H W. An immunization model for a heterogeneous population [J]. Theor. Popul. Biol., 1978, 14: 338.

[15] May R M, Anderson R M. Spatial heterogeneity and the design of immunization programs [J]. Math. Biosci., 1984, 72: 83.

[16] Anderson R M, May R M. Infectious Diseases of Humans [M]. Oxford: Oxford University Press, 1992.

[17] Tang M, Liu Z, Li B. Epidemic spreading by objective traveling [J]. Europhys. Lett., 2009, 87: 18005.

[18] Song C, Qu Z, Blumm N, et al. Limits of predictability in human mobility [J]. Science, 2010, 327: 1018.

[19] Song C, Koren T, Wang P, et al. Modelling the scaling properties of human mobility [J]. Nat. Phys., 2010, 6: 818.

[20] Wang P, González M C. Understanding spatial connectivity of individuals with non-uniform population density [J]. Phil. Trans. R. Soc. A, 2009, 367: 3321.

[21] Balcan D, Vespignani A. Phase transitions in contagion processes mediated by recurrent mobility patterns [J]. Nat. Phys., 2011, 7: 581-586.

[22] Poletto C, Tizzoni M, Colizza V. Heterogeneous length of stay of hosts' movements and spatial epidemic spread [J]. Sci. Rep., 2012, 2: 476.

[23] Balcan D, Vespignani A. Invasion threshold in structured populations with recurrent mobility patterns [J]. J. Theor. Biol., 2012, 293: 87.

[24] Belik V, Geisel T, Brockmann D. Natural human mobility patterns and spatial spread of infectious diseases [J]. Phys. Rev. X, 2011, 1: 011001.

[25] Wang L, Wang Z, Zhang Y, et al. How human location-specific contact patterns impact spatial transmission between populations? [J]. Sci. Rep., 2013, 3: 1468.

[26] Belik V, Geisel T, Brockmann D. Recurrent host mobility in spatial epidemics: Beyond reaction-diffusion [J]. Eur. Phys. J. B, 2011, 84: 579.

[27] Poletto C, Tizzoni M, Colizza V. Human mobility and time spent at destination:

Impact on spatial epidemic spreading [J]. J. Theor. Biol., 2013, 338: 41.

[28] Majumdar S N, Evans M R, Zia R K P. Nature of the condensate in mass transport models [J]. Phys. Rev. Lett., 2005, 94: 180601.

[29] Waclaw B, Bogacz L, Burda Z, et al. Condensation in zero-range processes on inhomogeneous networks [J]. Phys. Rev. E, 2007, 76: 046114.

[30] Noh J D, Shim G M, Lee H. Complete condensation in a zero range process on scale-free networks [J]. Phys. Rev. Lett., 2005, 94: 198701.

[31] Noh J D. Stationary and dynamical properties of a zero-range process on scale-free networks [J]. Phys. Rev. E, 2005, 72: 056123.

[32] Tang M, Liu Z, Zhou J. Condensation in a zero range process on weighted scale-free networks [J]. Phys. Rev. E, 2006, 74: 036101.

[33] Tang M, Liu Z. Detrended fluctuation analysis of particle condensation on complex networks [J]. Physica A, 2008, 387: 1361.

[34] Tang M, Liu L, Liu Z. Influence of dynamical condensation on epidemic spreading in scale-free networks [J]. Phys. Rev. E, 2009, 79: 016108.

[35] Mukherjee, Lim P L, Chow A. Epidemiology of travel-associated pandemic (H1N1) 2009 infection in 116 patients, Singapore [J]. Emerg. Infect. Dis., 2010, 16: 21.

[36] Ruan Z, Tang M, Liu Z. How the contagion at links influences epidemic spreading [J]. Eur. Phys. J. B, 2013, 86: 149.

[37] Colizza V, Barrat A, Barthélemy M, et al. The role of the airline transportation network in the prediction and predictability of global epidemics [J]. Proc. Natl. Acad. Sci. USA, 2005, 103: 2015.

[38] Hufnagel L, Brockmann D, Geisel T. Forecast and control of epidemics in a globalized world [J]. Proc. Natl. Acad. Sci. USA, 2003, 101: 15124.

[39] Balcan D, Colizza V, Gonçalves B. Multiscale mobility networks and the spatial spreading of infectious diseases [J]. Proc. Natl. Acad. Sci. USA, 2009, 106: 21484.

[40] Grais R F, Ellis J H, Glass G E. Assessing the impact of airline travel on the geographic spread of pandemic influenza [J]. Eur. J. Epidemiol., 2003, 18: 1065.

[41] Colizza V, Barrat A, Barthelemy M, et al. Modeling the worldwide spread of pandemic influenza: Baseline case and containment interventions [J]. PLOS Med., 2007, 4: e13.

第4章 时变网络上的流行病传播

　　到目前为止，我们了解的绝大部分流行病传播模型都是基于静态网络的假设，即节点之间的连接不随时间改变。然而真实世界中的网络都处于不断的动态变化之中 [1–5]，例如人与人之间的通信网络（包括手机通信、电子邮件传输、在线即时通信等）、面对面接触网络，或者生物系统中的蛋白质相互作用网络及基因调控网络等。在这些网络中，节点之间的连边会随着时间的变化而出现（激活）或消失（失去活性）。当网络连边的变化速度远小于其上动力学过程的演化速度时，则可近似认为该基底网络是静止的。例如，在因特网上，数据包的传输远远快于网络拓扑结构的变化 [1]，因此在研究包裹传输问题时可认为底层网络是不变的。而当网络结构的变化速度相对较快时，其对动力学过程带来的效应就变得不可忽视，另一种极端情况是网络的演化速度远快于其上的动力学过程，此时起作用的是网络的时间平均性质 [6]，这里主要关注网络演化时间尺度与动力学过程时间尺度相当的情况。举个简单的例子, 假设在静态网络模型下有 3 个依次连接的节点 A, B 和 C, A 节点可以传递信息或疾病给 B 节点和 C 节点。若连边是时变的, 比如 B、C 之间的连边先于 A、B 之间的连边出现, 然后马上消失, 则 C 节点不可能受到 A 节点的影响。事实上, 时变网络上会出现很多与静态网络上不同的动力学行为。本章将介绍几种常见的时变网络模型对流行病传播的影响。

4.1　活动驱动网络上的流行病传播

受一些实际网络的启发, Perra 等提出了一个连边随时间迅速变化的活动驱动网络模型 [6]。该模型的一个核心假设是每个个体 i 具有一定的活跃潜能 (activity potential) x_i, 其定义为在给定时间窗口 Δt 内, 节点 i 与其他节点建立的连边数量除以这段时间内所有节点建立的连边数量。活跃潜能的概念很容易在实证网络中得到验证。例如在演员合作网络中, 通过统计一段时间内 (比如 5 年) 每个演员与其他演员之间的合作次数 (若两个演员合作过一部电影或电视则他们之间存在一条连边) 可得到该演员的活跃潜能。由此, 可得到概率分布 $F(x)$ (或累积概率分布 $F_c(x)$), 它表示任选一个节点, 其活跃潜能为 x 的概率。通过分析一些实际网络 (例如 Twitter 短信交互网络、演员合作网络和论文合作网络), Perra 等发现累积概率分布函数 $F_c(x)$ 具有长尾特征且与所选的时间窗口 Δt 无关, 如图 4.1(a)–图 4.1(c) 所示。

根据以上概念, 可以自然地引入活动驱动网络模型 [6-9]。考虑 N 个节点, 定义每个节点 i 的活跃率 (或激发率) $a_i = \eta x_i$, 表示单位时间内该节点与其他节点建立新连边的概率, 其中 η 为缩放因子, 故单位时间内系统中的平均活跃节点数量为 $\eta \langle x \rangle N$。x_i 的取值根据概率分布函数 $F(x)$ 给定, 且满足 $\epsilon < x_i < 1$ (这里 ϵ 是一个小量, 之所以引入是为了避免可能的函数发散)。由此, 可根据以下规则生成一个简单的时变网络模型 (如图 4.1(d) 所示):

(1) 在每个离散的时间步 t, 网络 G_t 的构建都是从 N 个孤立的节点开始。

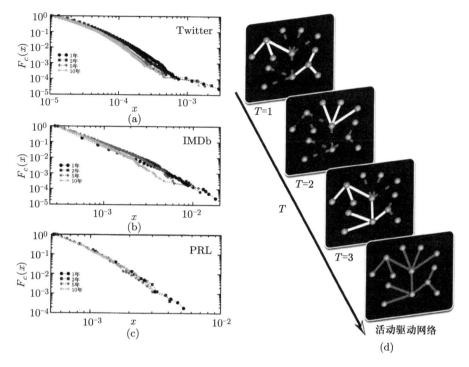

图 4.1　(a)–(c) 三种实际网络中（分别为 Twitter 短信交互网络、演员合作网络和论文合作网络），不同时间窗口下的节点活跃潜能的累积分布函数；(d) 活动驱动网络模型示意图 (改编自文献 [6])

　　(2) 每个节点 i 以概率 $a_i\Delta t$ 转变为活跃态，并产生 m 条连边连向随机选择的 m 个其他节点。注意，非活跃态的节点也能够接受来自活跃态节点的连边。

　　(3) 在下一个时间步 $t+\Delta t$，网络 G_t 中的所有连边都被删除。因此，节点之间的持续作用时间为一常数 $\tau_i = \Delta t$。

　　值得注意的是，上述模型是随机的且具有马尔可夫性（即无记忆性）[10, 11]。令参数 $N = 5000$，$m = 2$，$\eta = 10$，$\epsilon = 10^{-3}$，且 $F(x) \propto x^{-\gamma}, \gamma = 2.8$，通过模拟可发现，在每个时间步，瞬时网络 G_t 是一个具有较小平均度的随机图（事实上它是由一系列的星形网络组成，其中活跃节点的度大于等于 m，其他节点的度很小）；而当考虑一个较长的时间片段 T，网络中连边的累积会产生一个具有长尾特征的度分布 $P_T(k)$。这一点与实证数据中发现的结论在定性上一致（类似于图 4.1(d)），从而证明了该模型是有效的。

活动驱动网络模型虽然简单，但是抓住了一些真实网络的本质特点。此外，它还具备良好的数学分析性能。首先分析该网络的结构特性。由前面的分析可知，单位时间内处于活跃态的平均节点数为 $\eta\langle x\rangle N$，而每个活跃态的节点会创造 m 条连边，故单位时间内的总连边数为 $E_t = mN\eta\langle x\rangle$。因此，$t$ 时刻的瞬时网络 G_t 的平均度为

$$\langle k\rangle_t = \frac{2E_t}{N} = 2m\eta\langle x\rangle \tag{4.1}$$

当考虑长时间片段 T，定义聚合网络 (integrated network) $G_T = \bigcup_{t=0}^{t=T} G_t$，表示 T 之前所有时间步对应的瞬时网络的并集 (不考虑多重连边和自相连)。设聚合网络中节点 i 的度值为 $k_i(T)$，它来自两方面的贡献: ① 节点 i 变成活跃态后发出去的有效连边数量 $k_T^{\mathrm{out}}(i)$; ② 来自其他活跃节点的有效连边数量 $k_T^{\mathrm{in}}(i)$。首先计算 $k_T^{\mathrm{out}}(i)$。在时间段 T 内，节点 i 会平均发出 Tma_i 条连边。但并非所有连边都对 $k_T^{\mathrm{out}}(i)$ 有贡献，只有到达不同节点的连边才有效 (不考虑多重连边)。注意，节点 i 连向 d 个不同节点的概率为

$$P(d) = \binom{N}{d} p^d (1-p)^{N-d} \tag{4.2}$$

其中，

$$p = 1 - (1 - \frac{1}{N})^{Tma_i} \tag{4.3}$$

表示某个节点至少被节点 i 连接一次的概率。二项式分布变量 d 的平均值为 pN，因此，$k_T^{\mathrm{out}}(i) = \langle d\rangle = N(1 - \mathrm{e}^{-Tma_i/N})$，这里假定 N 很大，且 T/N 是一个小量。

$k_T^{\mathrm{in}}(i)$ 为来自其他活跃节点连向节点 i 的有效连边数量，但是这些节点未从节点 i 接收任何连边。考虑到在 T 时间内，节点 i 变为活跃态的平均次数为 Ta_i，则到时刻 T 系统中处于活跃态的平均节点数为 $\sum_{i=1}^{N} Ta_i = TN\langle a\rangle$。注意，一个节点未收到来自节点 i 的任何连边的概率为 $(1 - 1/N)^{Tma_i} \approx \exp[-Tma_i/N]$，因此，未接收到节点 i 连边的平均活跃态节点数为 $TN\langle a\rangle \exp[-Tma_i/N]$，每个活跃态节点有 m 条连边，且每条连边连向节点 i 的概率为 $1/N$，因此节点 i 接收

到的有效连边数量 $k_T^{in}(i) = mT\eta\langle x\rangle \exp[-Tma_i/N]$。于是有

$$k_i(T) = k_T^{\text{out}}(i) + k_T^{\text{in}}(i) = N\left[1 - (1 - m\eta\langle x\rangle\frac{T}{N})\mathrm{e}^{-Tma_i/N}\right]$$
$$\sim N(1 - \mathrm{e}^{-Tm\eta x_i/N}) \tag{4.4}$$

由此可知,节点的活跃潜能 x 可表达为关于节点度的函数

$$x(k) = -\frac{N}{\eta mT}\ln\left(1 - \frac{k}{N}\right) \tag{4.5}$$

在概率水平上利用关系式 $P_T(k)\mathrm{d}k \sim F(x)\mathrm{d}x$,可得到

$$P_T(k) \sim F(x)\frac{\mathrm{d}x}{\mathrm{d}k} = \frac{1}{\eta mT}\frac{1}{1 - \frac{k}{N}}F\left[-\frac{N}{\eta mT}\ln\left(1 - \frac{k}{N}\right)\right] \tag{4.6}$$

当 k/N 较小时,展开对数表达式,有

$$P_T(k) \sim F\left[\frac{k}{Tm\eta}\right] \tag{4.7}$$

式 (4.7) 表明,聚合网络的度分布与节点的活跃潜能分布具有相同的函数形式。实证数据验证了上述关系式,如图 4.2(a) 所示。另外值得一提的是,当 $F(x) \propto x^{-\gamma}$,参考的时间切片 T 越长,$P_T(k)$ 分布的尾巴也越长。

接下来考虑活动驱动网络上的 SIS 传播动力学。设一个易感态节点被一个感染态节点感染的概率为 λ,且一个感染态节点的恢复概率为 μ。利用平均场理论,定义 I_a^t 表示 t 时刻网络中活跃率为 a 的感染态节点数,则其动力学方程如下:

$$I_a^{t+\Delta t} = I_a^t - \mu\Delta t I_a^t + \lambda m(N_a - I_a^t)a\Delta t\int\mathrm{d}a'\frac{I_{a'}^t}{N}$$
$$+\lambda m(N_a - I_a^t)\int\mathrm{d}a'\frac{I_{a'}^t a'\Delta t}{N} \tag{4.8}$$

其中,N_a 表示活跃率为 a 的总节点数。式 (4.8) 右边第三项考虑了一个活跃率为 a 的易感节点处于活跃态并连向感染节点,从而导致被感染的概率;第四项考虑了一个活跃率为 a 的易感节点被其他处于活跃态的感染节点连接导致被感染的概率。将上述方程对不同的 a 求和,同时舍弃关于 a 和 I_a^t 的高阶项,可得到

$$\int\mathrm{d}a I_a^{t+\Delta t} = I^{t+\Delta t} = I^t - \mu\Delta t I^t + \lambda m\langle a\rangle\Delta t I^t + \lambda m\theta^t\Delta t \tag{4.9}$$

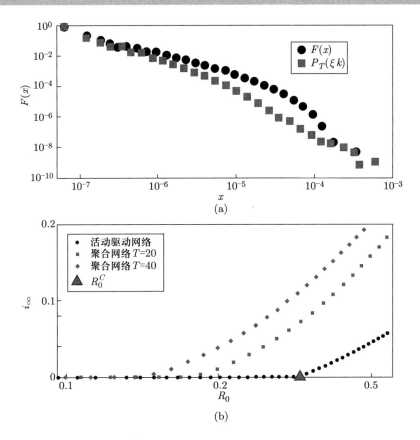

图 4.2　(a) Twitter 短信交互网络中节点活跃潜能的概率分布函数及相应聚合网络的度分布，这里 $\xi = 1/(T\eta m)$；(b) SIS 模型中最终感染节点比例随基本再生数 R_0 的变化关系 (改编自文献 [6])

其中，$\theta^t = \int \mathrm{d}a' I_{a'}^t a'$。为了得到关于 θ 的闭合表达式，将方程 (4.8) 两边同乘以 a，并对其积分，有

$$\theta^{t+\Delta t} = \theta^t - \mu\Delta t\theta^t + \lambda m\langle a^2\rangle I^t\Delta t + \lambda m\langle a\rangle\theta^t\Delta t \tag{4.10}$$

在连续时间的假设下，方程 (4.9) 和方程 (4.10) 可写为微分形式

$$\begin{cases} \partial_t I = -\mu I + \lambda m\langle a\rangle I + \lambda m\theta \\[2mm] \partial_t\theta = -\mu\theta + \lambda m\langle a^2\rangle I + \lambda m\langle a\rangle\theta \end{cases} \tag{4.11}$$

上述方程组的雅可比矩阵为

$$J = \begin{bmatrix} -\mu + \lambda m\langle a \rangle & \lambda \\ \lambda m\langle a^2 \rangle & -\mu + \lambda m\langle a \rangle \end{bmatrix} \tag{4.12}$$

其本征值为

$$\Lambda_{(1,2)} = \langle a \rangle \lambda m - \mu \pm \lambda m \sqrt{\langle a^2 \rangle} \tag{4.13}$$

由于流行病暴发的条件为雅可比矩阵的最大本征值大于 0，由此可得到阈值条件

$$\frac{\lambda}{\mu} \geqslant \frac{1}{m} \frac{1}{\langle a \rangle + \sqrt{\langle a^2 \rangle}} \tag{4.14}$$

令 $\beta = \lambda\langle k \rangle$，定义基本再生数 $R_0 = \beta/\mu$，则式 (4.14) 可重新写为

$$R_0 = \frac{\beta}{\mu} \geqslant \frac{2\langle a \rangle}{\langle a \rangle + \sqrt{\langle a^2 \rangle}} \tag{4.15}$$

这里利用了等式 $\langle k \rangle = 2m\langle a \rangle$。注意，上述公式不依赖于 (时间) 聚合网络的性质，只与单位时间内节点的平均活跃程度及其涨落有关。模拟结果很好地验证了理论分析，如图 4.2(b) 所示。另外值得说明的是，聚合网络上流行病暴发更容易。图 4.2(b) 展示了聚合时间窗口 $T = 20$ 及 $T = 40$的情况，可以看出，T 越大，流行病的暴发阈值越小。这是因为在聚合网络中，所有连边始终在起作用 (传播疾病)；而在活动驱动网络模型中，连边只在特定的时间起作用。因此，会造成两者的差异。

4.2 自适应网络上的流行病传播

在 4.1 节介绍的活动驱动网络模型中，网络结构的变化独立于其上的动力学过程，而在很多情况下，两者是相互影响的 [12–16]。举个简单的例子，在流

行病暴发期间，人们会自觉（自适应）地避免与感染者接触，从而改变底层的接触网络结构。Gross 等最早研究了这种自适应变化的网络结构对流行病传播的影响 [12]。

Gross 等考虑的模型如下：一个具有 N 个节点和 K 条无向边的网络，网络上的疾病动力学采用 SIS 模型，故每个节点只能处于易感态或感染态。设每个时间步，每对连接易感态和感染态节点的连边上即 SI 连边，易感态节点会以概率 p 被感染；同时感染态的节点会以概率 r 恢复为易感态。此外，允许易感态的个体通过断边重连进行自我保护：对于每条 SI 连边，易感态节点会以概率 w 断开与感染态节点的连接，并重新连向一个随机选择的易感态节点。注意避免双重连接和自连。

首先分析这种自适应断边重连机制对网络结构的影响。作为对比，考虑另外两种特殊的情形：① 断边重连过程独立于节点的状态；② 不考虑疾病的传播动力学，即令 $p=0, r=0$。

对于第一种情形，网络的度分布将变成泊松分布，且一个节点的邻居节点的平均度 $\langle k_{nn}\rangle$ 与该节点的度 k 无关（见图 4.3(a)），正如在静态随机网络中所预期的。

对于第二种情形，假设网络中感染节点和易感节点的比例分别为 i 和 $s = 1-i$，它们保持为常数。由于断边重连的作用，网络中 SI 连边的数量会随着时间增加不断减少，直到整个网络分裂成两个互不相连的集团，其中一个集团由易感态节点组成（S 集团），另一个集团由感染态节点组成（I 集团）。考虑一随机网络（感染节点随机分布在网络上），其中 SS 连边、II 连边和 SI 连边的人均密度（连边数量除以节点数）分别为 $l_{SS} = s^2\langle k\rangle/2$, $l_{II} = i^2\langle k\rangle/2$, $l_{SI} = \langle k\rangle/2 - l_{SS} - l_{II} = si\langle k\rangle$，注意 $\langle k\rangle/2 = K/N$ 表示（所有类型）连边的人均密度。通过自适应断边重连，稳态时有 $l_{SI} = 0$, $l_{SS} = (1-i^2)\langle k\rangle/2$。相应地，$S$ 集团的平均度为 $\langle k_S\rangle = l_{SS}/s = (1+i)\langle k\rangle/2$，$I$ 集团的平均度为 $\langle k_I\rangle = l_{II}/i = i\langle k\rangle$，显然，$\langle k_S\rangle > \langle k_I\rangle$。由于断边重连是随机的，故每个集团的度分布仍是泊松分布。因此，在每个集团内部，$\langle k_{nn}\rangle$ 与节点的度 k 无关。然而从整体上来说，整个系统是度相关的（如图 4.3(b) 所示）。

对于一般的自适应断边重连，它可以将系统划分为两个松散连接的集团（S

集团和 I 集团）。此时，一方面，两个集团之间的 SI 连边会不断地消失；另一方面，由于感染集团中节点的恢复以及易感集团中节点的感染，新的 SI 连边会不断产生。节点在两种状态之间不断转换会导致其度在时间上的涨落变得很大。易感态节点的度随时间近似线性增加（$\dot{k} \sim wl_{SI}$），而感染态节点的度会以指数衰减（$\dot{k} \sim -wk$）。通过以上这种方式，可以达到一个动态平衡，两个集团之间的连边、内部的连边以及感染态和易感态节点的密度都会保持在常数。最终的结果是，两个集团的度分布变宽了，且度相关性也变得更明显（如图 4.3(c) 所示）。

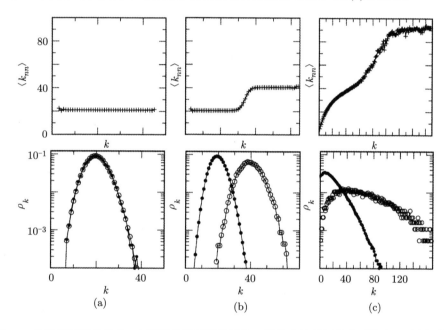

图 4.3　自适应网络的结构。上半部分展示的是度为 k 的节点的邻居节点平均度，下半部分展示的是网络的度分布。从左到右依次对应的是三种不同的情形：(a) 任意断边重连；(b) 不考虑疾病的传播动力学过程；(c) 自适应断边重连且考虑疾病的传播动力学过程 (改编自文献 [12])

接下来考虑自适应网络上的流行病传播过程。对于 SIS 模型，系统的状态可由 i, l_{SS}, l_{II} 这 3 个量进行刻画（注意到 $i + s = 1$ 及 $l_{SS} + l_{II} + l_{SI} = 1$）。根据平均场理论，可得到 [13]

$$\frac{\mathrm{d}i}{\mathrm{d}t} = pl_{SI} - ri \tag{4.16}$$

$$\frac{\mathrm{d}l_{II}}{\mathrm{d}t} = pl_{SI}\left(\frac{l_{ISI}}{l_{SI}} + 1\right) - 2rl_{II} \tag{4.17}$$

$$\frac{\mathrm{d}l_{SS}}{\mathrm{d}t} = (r+w)l_{SI} - pl_{SSI} \tag{4.18}$$

其中 l_{ISI} 和 l_{SSI} 分别表示三元组连边 I-S-I 和 S-S-I 的人均密度。方程 (4.16) 右边第一项表示 S 态节点沿 SI 连边被感染的速率；第二项代表 I 态节点的恢复速率。方程 (4.17) 右边第一项可解释如下：当某条 SI 连边转变为 II 连边时，可能贡献的 II 连边数并不为 1，这是因为该 S 态节点可能还连接着其他 I 态节点。事实上，它可能贡献的 II 连边数为 $l_{ISI}/l_{SI}+1$，其中 1 来自该 SI 连边自身，l_{ISI}/l_{SI} 表示每条 SI 连边拥有的 I-S-I 三元组数目；第二项代表 II 连边向 SI 连边的转变。方程 (4.18) 右边第一项表示 SI 连边向 SS 连边的转变，它来自两方面的贡献：I 态节点的恢复或者断边重连的作用；第二项考虑了 SS 连边连接着一个 I 态节点导致其转变为 SI 的可能性。

利用点对近似 $l_{ISI} \approx l_{SI}l_{SI}/s$（即 l_{ISI} 的值等于 SI 连边数 l_{SI} 乘以每个 S 态节点平均拥有的 SI 连边数 l_{SI}/s）及 $l_{SSI} \approx 2l_{SS}l_{SI}/s$（2 倍于来自 SS 连边的两个 S 态节点），方程 (4.16)—方程 (4.18) 可重写为

$$\begin{aligned}
\frac{\mathrm{d}i}{\mathrm{d}t} &= pl_{SI} - ri \\
\frac{\mathrm{d}l_{II}}{\mathrm{d}t} &= pl_{SI}\left(\frac{l_{SI}}{s}+1\right) - 2rl_{II} \\
\frac{\mathrm{d}l_{SS}}{\mathrm{d}t} &= (r+w)l_{SI} - \frac{2pl_{SI}l_{SS}}{s}
\end{aligned} \tag{4.19}$$

方程组 (4.19) 的解呈现出丰富的动力学行为，其中一个显著的结果是：当 $w=0$ 即不存在断边重连时，随着感染概率 p 的增加，网络上会出现单一的、连续的动力学相变，其相变点为阈值 $p^* = r/\langle k\rangle$。当 $w>0$ 时，该阈值会增加，意味着断边重连使得流行病的暴发更难发生；同时还会出现另一个较小的阈值，对应于鞍节点分岔。这两个阈值对应于非连续的一级相变，它们之间存在一个双稳态区域，其中流行病暴发态和吸收态同时存在，形成一个磁滞回线。相关的结果分析在第 6 章有更详细的介绍，读者可参阅第 6.2 节。

在上述模型中，节点的重连边总是连向其他的 S 态节点，这意味着要重连的节点需要知道网络中其他每个节点的状态，而在现实中这几乎是不可能的。基于此，Zanette 等考虑了以下这种情形：易感态节点在重连边时从所有节点（包括 S 态和 I 态）中随机挑选 [17]。研究发现，当重连概率较小时，系统从吸收态

到暴发态的转变是连续的；而当重连概率大于某一阈值时，此转变变得不连续且会出现双稳态现象。并且还发现，不需要完全隔离 I 态节点，相反，即使感染节点与网络中的其他节点保留了大量连边，流行病也会消失。此外，Risau-Gusmán 和 Zanette 进一步研究了易感态节点和感染态节点均进行断边重连的情形（现实中某些感染节点可能具有利他主义，希望可以抑制流行病的扩散）[18]。结果发现当感染态节点的断边重连概率 p 适中（不是很小或很大）时，可以完全阻止疾病的暴发；而允许更多的感染态节点进行断边重连，虽然不能完全阻止疾病的暴发，但稳态时感染水平会降低。

4.3   时序网络上的流行病传播

在静态网络中，节点之间的相互作用在时间上是持续不断、均匀发生的。然而这一模式并不符合现实情况，它忽略了个体间的交互时间、次序及间隔等重要因素 [1]。最近越来越多的实证研究发现，个体之间的相互作用在时间上是高度异质的，完全偏离了通常认为的均匀分布或泊松分布的假设。例如某个个体在一段时间内频繁地与他人发生相互作用，但之后可能在很长一段时间内都不与任何个体发生相互作用，即存在典型的阵发性 [19–25]。这一模式在收发电子邮件的时间、移动电话通话时长和短信收发等实际数据中均有发现，收发电子邮件的时间分布如图 4.4 所示。

Vazquez 等研究了个体活动的阵发性模式对疾病传播的影响 [26]。他们的研究动机来自一个显著的矛盾：若个体之间的接触过程服从泊松统计（正如传统的流行病传播模型中所假设的），则意味着 dt 时间间隔内一个个体与另一个个体发生交互（接触）的概率为 $dt/\langle\tau\rangle$，其中 $\langle\tau\rangle$ 表示相继两次交互事件的平均时间。此时连续两次接触之间的时间间隔 τ 满足指数分布 $P(\tau) = \exp(-t/\langle\tau\rangle)/\langle\tau\rangle$ [27]。因此，现实中关于新感染的报告应该呈指数衰减，且衰减时间为一天或最多几天时间（大部分用户每天会检查他们的电子邮件，因此 $\langle\tau\rangle$ 的近似值为几天时间）。

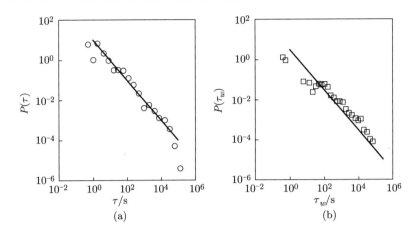

图 4.4　(a) 单个用户在 3 个月内发送电子邮件的时间间隔分布；(b) 用户回复邮件所花费的时间分布 (改编自文献 [19])

然而实际情况是，新感染的报告在杀毒软件发布后的数年时间后仍然会出现。上述矛盾意味着泊松分布的假设可能是失效的。事实上，通过分析电子邮件活动导致的计算机感染病毒数据（包含两个数据集，一个来自大学，一个来自商业机构），Vazquez 等发现，在修正观测时间窗口后，τ 的分布满足

$$P(\tau) = A\tau^{-\alpha} \exp\left(\frac{\tau}{\tau_E}\right) \tag{4.20}$$

即幂律分布伴随着一个指数截断。其中，A 为归一化因子，参数 $\alpha \approx 1$，τ_E 表示特征衰减时间，取决于不同的数据集，其值一般远远大于泊松分布假设中的 $\langle\tau\rangle$。

　　电子邮件蠕虫病毒的传播方式如下：假设一个用户收到一封带蠕虫的电子邮件，当他/她访问自己的电子邮件账户时（打开该邮件），蠕虫被激活，并将自身传播给该账户地址簿中的所有电子邮件用户，当其他用户访问邮件时，蠕虫再次被激活并传播。若忽略一些用户可能删除受感染的电子邮件或安装了杀毒软件而不再参与传播过程，电子邮件的感染过程可用 SI 模型进行描述。定义生成时间为某个用户发送感染邮件到另一个用户打开受感染的邮件从而被感染的时间间隔。从一个用户的角度来看，他/她接收到感染邮件的时间是随机的，因此生成时间为感染邮件到达时间到该用户打开该邮件时间的间隔时间。当邮件被打开阅读时病毒会自动激活，这一时间近似与用户接下来写邮件的时间相等，因此，生成时间可近似为感染邮件的到达与用户发送下一封邮件给任意一个接收者的时

间间隔,如图 4.5 所示。将邮件的活动模式看成是一个更新过程,其相邻事件之间的时间间隔分布为 $P(\tau)$,生成时间等价于剩余等待时间,其分布与 $P(\tau)$ 的关系如下 [27]:

$$g(\tau) = \frac{1}{\langle \tau \rangle} \int_{\tau}^{\infty} \mathrm{d}x P(x) \tag{4.21}$$

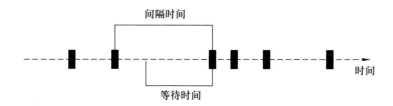

图 4.5 某一用户发送邮件事件的时间线示意图,其中长方块表示发生在不同时刻的事件

接下来计算 t 时刻新感染的平均节点数 $n(t)$。设 $t = 0$ 时刻只有一个节点被感染,$n(0) = 1$。假设底层网络是稀疏的,即可近似为树状结构,以初始感染节点为根节点,在这种情况下 $n(t)$ 可计算如下 [28]:

$$n(t) = \sum_{d=1}^{D} z_d g^{*d}(t) \tag{4.22}$$

其中,d 表示一个节点到根节点的拓扑距离 (或称为代,例如根节点的邻居为第 1 代节点),z_d 表示 d 代节点的平均数,$g^{*d}(t)$ 为 $g(\tau)$ 的 d 阶卷积 ($g^{*d}(t) = g^{(0)} * g^{(1)} * \cdots * g^{(d)}(t)$,$*$ 代表卷积符号),表示病毒从根节点传播到 d 代节点所需时间的分布,它等于 d 个生成时间之和的概率密度函数,其值可通过迭代方法求得:$g^{*d}(t) = \int_0^t \mathrm{d}\tau g(\tau) g^{*d-1}(t - \tau)$,$g^{*1}(t) = g(t)$。

将泊松近似下的 $P(\tau)$ 和根据实际电子邮件数据获得的 $P(\tau)$ 分别代入 (4.21) 式,然后将结果代入 (4.22) 式,可得到

$$n(t) = F(t) \exp \left(-\frac{t}{\tau_0} \right) \tag{4.23}$$

其中对于泊松近似, 有 $\tau_0 = \langle \tau \rangle$; 对于实际数据, 有 $\tau_0 = \tau_E$。并且

$$F(t) = \begin{cases} \dfrac{1}{\langle \tau \rangle} \sum_{d=1}^{D} \dfrac{z_d}{(d-1)!} \left(\dfrac{t}{\langle \tau \rangle} \right)^{d-1}, & \text{泊松近似} \\[4mm] \sum_{d=1}^{D} z_d f^{*d}(t), & \text{电子邮件数据} \end{cases} \tag{4.24}$$

这里 $f(t) = A\langle \tau \rangle^{-1} \int_{\tau}^{\infty} \mathrm{d}x\, x^{-\alpha} \mathrm{e}^{(\tau-x)/\tau_E}$。在长时间极限下, (4.23) 式由指数项决定, $F(t)$ 只起到修正的作用。以上结果表明, 流行病的衰减时间取决于个体间交互事件 (发送邮件) 时间间隔分布的特征衰减时间。由于 $\tau_E \gg \langle \tau \rangle$, 因此实际网络中疾病的传播速度比通常认为的更慢。

为了验证上述结论, Vazquez 等利用电子邮件历史数据进行了数值模拟。图 4.6 展示了新感染用户的平均数量 $n(t)$ 随时间的变化关系。可以看出, $n(t)$ 在每天 (见图 4.6 的嵌入图) 和每周都出现震荡现象, 反映了人类活动模式的周期性。此外, 在大约 10 天之后, $n(t)$ 的变化出现了指数衰减, 衰减时间大约为 21 天。而泊松近似预测的衰减时间为 1 天, 显然与模拟结果不符。相反, 用真实的间隔分布得到的衰减时间为 25 ± 2, 与模拟结果对应得很好。

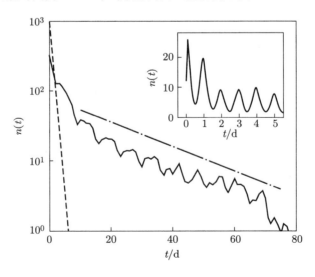

图 4.6 数值模拟中新感染用户平均数 $n(t)$ 随时间的变化关系 (实线), 最小时间间隔为 1 天。子图是对初始阶段曲线的放大, 最小时间间隔为 1 小时。虚线代表泊松近似预测的指数衰减, 点虚线代表根据实际时间间隔分布预测的指数衰减 (改编自文献 [26])

必须指出，这种时序阵发性引发的"缓慢"传播现象已经引起了研究者们的广泛兴趣。例如，Iribarren 和 Moro 利用电子邮件进行了病毒式的营销实验 [29, 30]，其结论是响应时间（接收和转发邮件之间的间隔时间）的巨大异质性会导致信息在集体水平上的缓慢传播。Karsai 等利用真实的通信（移动电话和电子邮件）网络上的事件序列模拟了病毒的传播过程 [31]：在 t 时刻一个感染者会感染一个易感者，如果在他们之间存在一个"事件"。通过定义并对比几种不同类型的零模型（null model），每个零模型会去除一些相关性，如社区结构、权重 – 拓扑关联、单条连边上的阵发性事件活动及不同连边上的事件 – 事件关联，他们区分了不同因素对传播速度的影响。特别地，研究发现减缓传播速度的主要贡献来自两个方面：社区结构及其与连边权重的相关性；连边上非均匀及阵发性的活动模式。有意思的是，也有相反的研究指出，时间顺序和相关性反而会加快疾病的传播速度 [32]。

4.4   基于时变集合种群模型的流行病传播

在第 3 章中介绍的集合种群模型均是基于静态网络，即假定底层网络结构不随时间而变。Liu 等扩展了这一模型，将其推广到了时变网络框架之中 [33]。时变网络研究动机在于，对于某些实际现象，例如养殖动物种群在屠宰场、集散地和市场之间的移动，更适合用时变网络进行刻画，因为其对应的网络节点和连边都是随时间演化的 [34]。

时变网络模型框架如下：考虑一集合种群网络，其节点数为 V，每个节点 i 上的粒子数为 N_i，总粒子数为 $N = \sum_{i=1}^{V} N_i$。将该底层网络看成是一个活动驱动网络，每个节点 i 对应一个活跃潜能 x_i ($\epsilon \leqslant x_i \leqslant 1$，$\epsilon$ 为一小量)，它从分布 $F(x)$ 中提取。节点的活跃率设为 $a_i = \eta x_i$。设在每个离散时间步 t，该集合种群网络 G_t 都是从孤立的 V 个节点开始构建，每个节点 i 以概率 $a_i \Delta t$ 变为活跃态，并

伸出 m 条连边随机连到 m 个节点（包括活跃节点和不活跃节点），然后在下个时间步 $t+\Delta t$ 删除所有连边（故节点之间的作用时间为 Δt）。在网络 G_t 中，节点上的粒子会以比率 p（为一常数）跳出其所在的节点位置，然后沿着相应的连边随机扩散到相邻节点上。每个节点内部的疾病反应过程采用 SIR 模型，一个易感态节点被一个感染态节点感染的概率为 β，同时一个感染态节点转变为免疫态的概率为 μ。

首先，我们来关注粒子的运动过程。利用平均场思想，设 t 时刻活跃率为 a 的节点上的平均粒子数为 N_a，则有

$$N_a(t) = \frac{1}{V_a} \sum_{i|a_i=a} N_i(t) \tag{4.25}$$

其中，V_a 表示活跃率为 a 的节点数。考虑一小段时间 Δt，N_a 在这段时间内的变化由以下方程给出

$$\begin{aligned} d_t N_a(t) = &-ap\Delta t N_a(t) + apm\Delta t \langle N \rangle - pm\langle a \rangle \Delta t N_a(t) \\ &+p\Delta t \int \mathrm{d}a' a' N_{a'}(t) F(a') \end{aligned} \tag{4.26}$$

这里，$\langle N \rangle = N/V$，表示每个节点上的平均粒子数；$\langle a \rangle = 1/V \sum_i a_i$ 表示每个节点的平均活跃率。式 (4.26) 右边第一项表示活跃率为 a 的节点处于活跃态时会跑出 $p\Delta t$ 比例的粒子数；第二项表示活跃率为 a 的活跃态节点由于连接了 m 个其他节点，从它们中获得 $p\Delta t$ 比例的粒子数；第三项考虑了活跃态节点连接到活跃率为 a 的节点并从中获取 $p\Delta t$ 比例粒子数的情形；第四项考虑了活跃态节点连接到活跃率为 a 的节点并向其输送 $p\Delta t$ 比例粒子数的可能性。

达到稳态时，有 $\lim_{t\to\infty} d_t N_a(t) = 0$，可得

$$N_a = \frac{am\langle N \rangle + \phi_1}{a + m\langle a \rangle} \tag{4.27}$$

其中，常数项 $\phi_1 = \int \mathrm{d}a\, a F(a) N_a$ 表示单位时间内可能从活跃态节点跑出去的潜在平均粒子数。为了进一步理解 ϕ_1 的物理意义，将方程 (4.26) 重新写为

$$d_t N_a(t) = -F_{out,a}(t) + F_{in,a}(t) \tag{4.28}$$

其中，$F_{out,a}(t)$ 表示从活跃率为 a 的节点中流出去的粒子数（方程 (4.26) 中的所有负数项），$F_{in,a}(t)$ 表示流入到活跃率为 a 的节点的粒子数（方程 (4.26) 中的所有正数项）。由于粒子数守恒，将式 (4.28) 对 a 求和，可得

$$
\begin{aligned}
d_t &\int \mathrm{d}a N_a(t) V F(a) \\
&= -\int \mathrm{d}a F_{out,a}(t) V F(a) + \int \mathrm{d}a F_{in,a}(t) V F(a) = 0
\end{aligned}
\tag{4.29}
$$

方程中的负数项，表示从系统中所有节点上流出去的总粒子数（等于所有节点上流进来的总粒子数，见正数项），记为

$$
\begin{aligned}
F_{out}(t) &= \int \mathrm{d}a F_{out,a}(t) V F(a) \\
&= V p \Delta t \int \mathrm{d}a N_a(t) a F(a) \\
&\quad + V m p \Delta t \int \mathrm{d}a N_a(t) F(a) \langle a \rangle
\end{aligned}
\tag{4.30}
$$

式 (4.30) 利用了等式 $F_{out,a}(t) = p\Delta t(a + m\langle a \rangle) N_a(t)$。注意到 ϕ_1 的表达式，并定义 $\langle W \rangle = \int \mathrm{d}a N_a(t) F(a)$，式 (4.30) 可重写为

$$
F_{out}(t) = V p \Delta t \phi_1 + m V p \Delta t \langle a \rangle \langle W \rangle
\tag{4.31}
$$

式 (4.31) 右边第一项定义了从活跃态节点上流出去的实际粒子数，ϕ_1 被定义为单位时间内从活跃态节点跑出去的潜在平均粒子数（显然当 $p = 1$，潜在的流出粒子数变为实际跑出去的粒子数）。第二项定义了非活跃态的节点被活跃态节点连接时流出去的粒子数。

接下来考虑 SIR 疾病的传播动力学（参考第 3.2 节）。设集合种群网中每个节点上的基本再生数 $R_0 = \beta/\mu > 1$，且初始时刻只有一个节点处于感染态。注意当 $R_0 < 1$ 时，病毒无法在单个节点内部暴发；当 $R_0 \geqslant 1$ 时，病毒一般能在节点内部的粒子间传播开来。但是由于亚种群的有限尺寸以及感染过程的内在随机性，即时 $R_0 \geqslant 1$ 也可能出现病毒无法在节点内部暴发。事实上，当一个易感态种群拥有 n 个初始感染粒子数时，其暴发的概率为 $P_{outbreak} = 1 - 1/R_0^n$，对于任意 $R_0 \geqslant 1$ [35]。在这种情况下，流行病能否在整个集合种群网上暴发主要取决于粒子的迁移运动。

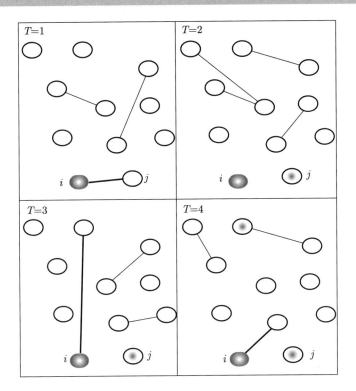

图 4.7　活动驱动集合种群模型示意图。这里，处于活跃态的节点每次伸出 $m = 1$ 条连边随机连向其他节点。带灰色的节点表示被感染的节点（疾病在内部暴发），空节点表示未被感染的节点 (改编自文献 [33])

为了方便起见，首先考虑一种最简单的情形，即每个活跃态的节点每次只伸出 $m = 1$ 条连边，如图 4.7 所示。在初始阶段，感染的节点（亚种群）数较少，可以采用树状图近似模拟疾病的传播过程。定义 D_a^n 为第 n 代活跃率为 a 的节点的感染数量，它可以由上一代 D_a^{n-1} 确定。在每个时间步，一个节点被其他受感染的亚种群感染的可能性有两种：① 该节点处于活跃态并连接到一个受感染的节点，然后被感染；② 该节点处于非活跃态，但是被一个处于活跃态的感染节点所连接，导致被感染。考虑到这两个因素，可以得到

$$D_a^n = a\Delta t V_a \sum_{a'} D_{a'}^{n-1}(1 - R_0^{-\lambda_{a'a}})\left(1 - \frac{D_a^{n-1}}{V_a}\right)\frac{1}{V}$$

$$+ V_a \sum_{a'} a'\Delta t D_{a'}^{n-1}(1 - R_0^{-\lambda_{a'a}})\left(1 - \frac{D_a^{n-1}}{V_a}\right)\frac{1}{V} \tag{4.32}$$

其中，$\lambda_{a'a}$ 表示从活跃率为 a' 的节点迁移到活跃率为 a 的节点的平均感染粒子数，此时目的地节点暴发流行病的概率为 $1 - R_0^{-\lambda_{a'a}}$。$1 - D_a^{n-1}/V_a$ 表示在 $n-1$ 代活跃率为 a 的节点未被感染的概率。

在静态网络中，考虑一度为 k、粒子数为 N_k 的感染节点，从该节点跑到度为 k' 的邻居节点的平均感染粒子数为 $\lambda_{kk'} = D_{kk'}\alpha N_k/\mu$，其中 $D_{kk'}$ 代表粒子从 k 节点到 k' 节点的转移概率（对于随机扩散的情形，有 $D_{kk'} = p/k$，p 为粒子的逃逸概率），αN_k 代表流行病暴发期间 k 节点上产生的总感染粒子数（α 为某一参数，与特定疾病模型及相关参数有关）。类似地，在活动驱动网络模型中，有

$$\lambda_{a'a} = D_{a'a}\frac{\alpha}{\mu}N_{a'} \sim p\Delta t\frac{\alpha}{\mu}N_{a'} \tag{4.33}$$

考虑到 $m = 1$，这里近似认为节点的度为 1。事实上，单位时间内能够感染其他节点或被其他节点感染的节点的度为 $1 + \langle a \rangle$（这些节点至少有一条连边，再加上来自其他节点活跃时的平均贡献）。当 $\langle a \rangle \ll 1$，可舍去该项。

为了求解 (4.32) 式，进一步做一些近似。不失一般性，令 $\Delta t = 1$，并假设 R_0 的值在 1 附近，故 $(1 - R_0^{-\lambda_{a'a}}) \sim \lambda_{a'a}(R_0 - 1)$，且初始演化阶段只有少数节点被感染，故 $\left(1 - \dfrac{D_a^{n-1}}{V_a}\right) \sim 1$。于是方程 (4.32) 可重新写为

$$D_a^n = aF(a)\Omega \sum_{a'} D_{a'}^{n-1}N_{a'} + F(a)\Omega \sum_{a'} a'D_{a'}^{n-1}N_{a'} \tag{4.34}$$

其中，$\Omega = \alpha p(R_0 - 1)/\mu$。为了得到一个闭合表达式，定义

$$\theta^n = \sum D_a^n N_a, \quad \xi^n = \sum_a aD_a^n N_a$$
$$\phi_h = \sum_a a^h F(a) N_a, \quad h = 1,2 \tag{4.35}$$

将式 (4.34) 两边同乘以 N_a 并对 a 求和，可得

$$\theta^n = \phi_1 \Omega \theta^{n-1} + \Omega\langle N\rangle \xi^{n-1} \tag{4.36}$$

将式 (4.34) 两边同乘以 aN_a 并对 a 求和，可得

$$\xi^n = \phi_2 \Omega \theta^{n-1} + \Omega\phi_1 \xi^{n-1} \tag{4.37}$$

在连续时间的假设下，式 (4.36) 和 式 (4.37) 可重新写为

$$\partial_n\theta = (\phi_1\Omega - 1)\theta^{n-1} + \Omega\langle N\rangle\xi^{n-1} \tag{4.38}$$

$$\partial_n\xi = \phi_2\Omega\theta^{n-1} + (\phi_1\Omega - 1)\xi^{n-1} \tag{4.39}$$

上述线性微分方程组的雅可比矩阵为

$$\boldsymbol{J} = \begin{bmatrix} \phi_1\Omega - 1 & \Omega\langle N\rangle \\ \phi_2\Omega & \phi_1\Omega - 1 \end{bmatrix} \tag{4.40}$$

其本征值为

$$\Lambda_{(1,2)} = \phi_1\Omega - 1 \pm \Omega\sqrt{\phi_2\langle N\rangle} \tag{4.41}$$

流行病暴发的条件为最大本征值大于 0，于是有

$$\Omega(\phi_1 + \sqrt{\phi_2\langle N\rangle}) > 1 \tag{4.42}$$

由此可得粒子的临界运动比率

$$p* = \frac{\mu}{\alpha(R_0 - 1)}\frac{1}{\phi_1 + \sqrt{\phi_2\langle N\rangle}} \tag{4.43}$$

当 $p > p*$，流行病能在整个集合种群网络上暴发；否则，流行病只能在局域几个节点上暴发。值得一提的是，粒子运动比率的临界值取决于 ϕ_1 和 ϕ_2，表明流行病暴发的阈值不仅与潜在的运动粒子平均数有关，还与其涨落（异质性）相关。

为了验证上述理论结果，将其与模拟结果进行比较。图 4.8(a) 展示了稳态时感染亚种群数 D_∞ 随运动比率 p 的变化关系（曲线），由公式 (4.43) 预测的粒子临界运动比率值由三角形标记。可以看出，两者符合得很好。值得注意的是，从模拟结果还可以看到一个有趣的现象：当 p 很大时，感染亚种群数到达最高点后出现了轻微下降，这一行为是由于 $m = 1$ 这一特殊选择引起的。当 p 很大时，连接的节点会立即失去其上的所有粒子。因此，在每个时间步，非常活跃的节点可能会将其上的所有感染粒子分配给一个相对不活跃的节点，这些感染粒子在新节点上将驻留更长的时间，极大地限制了疾病的扩散。图 4.8(b) 展示了 D_∞ 随 p 和 R_0 的变化关系，显然，对于不同的基本再生数 R_0，理论分析结果均是有效的。

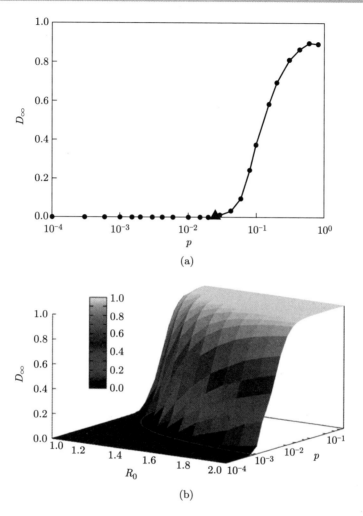

图 4.8 (a) 稳态时感染亚种群数 D_∞ 随运动比率 p 的变化关系，其中三角形代表理论结果；(b) D_∞ 随 p 和 R_0 的变化关系，其中白色虚线代表理论结果。参数 $V = 10^5$, $m = 1$, $F(a) = Aa^{-2.2}$, $\epsilon = 10^{-3}$, $\mu = 10^{-2}$, $R_0 = 1.1$ (改编自文献 [33])

对于更一般的情况 $m > 1$，可利用类似的方法求解粒子的临界运动比率。唯一不同之处在于，此时对于活跃态节点，$\lambda_{a'a}$ 的表达式变为

$$\lambda_{a'a} \sim \frac{p}{m} \frac{\alpha}{\mu} N_{a'} \tag{4.44}$$

其中忽略了来自其他活跃态节点对节点度的贡献。对于非活跃态节点，$\lambda_{a'a}$ 的取

值与 $m=1$ 的情况相同。此时, 方程 (4.34) 可重新写为

$$D_a^n = aF(a)m\Omega \sum_{a'} D_{a'}^{n-1} N_{a'} + F(a)\Omega \sum_{a'} a' D_{a'}^{n-1} N_{a'} \tag{4.45}$$

采用与前面相同的计算方法, 最终可得粒子运动阈值

$$p* = \frac{\mu}{\alpha(R_0 - 1)} \frac{2}{(m+1)\phi_1 + \sqrt{4m\langle N\rangle\phi_2 + (m-1)^2\phi_1^2}} \tag{4.46}$$

显然, 当 $m=1$ 时, 上述结果退回到 (4.43) 式。同样, 通过模拟可以很好地验证该理论结果的有效性。

最后, 将时变耦合网络与聚合网络进行比较。通过将活动驱动网络在 T 个时间步内进行整合, 可得到一个静态聚合网络 $G_{int} = \bigcup_{t=0}^{t=T} G_t$。图 4.9 展示了活动驱动网络和相应的聚合网络上 D_∞ 随粒子运动比率的变化关系。可以看出, 聚合网络上的粒子运动比率阈值要远远低于活动驱动网络上的对应阈值 (少几个数量级)。这一结论说明了由于实际网络的动态性 (疾病传播的时间尺度与网络演化的时间尺度相当), 将系统简单看成聚合网络可能会带来巨大的偏差。这与基于接触网络模型的活动驱动网络中观察到的结果一致。

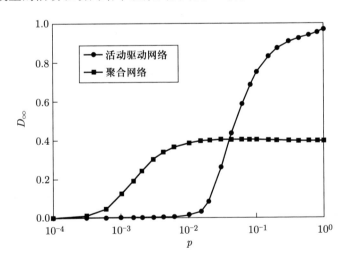

图 4.9　活动驱动网络和相应的聚合网络上 D_∞ 随粒子运动比率 p 的变化关系 (改编自文献 [33])

参考文献

[1] Holme P, Saramäki J. Temporal networks [J]. Phys. Rep., 2012, 519: 97.

[2] Salathé M, Kazandjieva M, Lee J W, et al. A high-resolution human contact network for infectious disease transmission [J]. Proc. Natl. Acad. Sci. USA, 2010, 107: 22020.

[3] Gross T, Blasius B. Adaptive coevolutionary networks: A review [J]. J. R. Soc., Interface, 2007, 5: 259-271.

[4] Kuhn F, Oshman R. Dynamic networks: Models and algorithms [J]. ACM SIGACT News, 2011, 42: 82-96.

[5] Gautreau A, Barrat A, Barthélemy M. Microdynamics in stationary complex networks [J]. Proc. Natl. Acad. Sci. USA, 2009, 106: 8847.

[6] Perra N, Goncalves B, Pastor-Satorras R, et al. Activity driven modeling of time varying networks [J]. Sci. Rep., 2012, 2: 469.

[7] Rizzo A, Frasca M, Porfiri M. Effect of individual behavior on epidemic spreading in activity-driven networks [J]. Phys. Rev. E, 2014, 90: 042801.

[8] Pozzana I, Sun K, Perra N. Epidemic spreading on activity-driven networks with attractiveness [J]. Phys. Rev. E, 2017, 96: 042310.

[9] Zino L, Rizzo A, Porfiri M. Continuous-time discrete-distribution theory for activity-driven networks [J]. Phys. Rev. Lett., 2016, 117: 228302.

[10] Medus A D, Dorso C O. Memory effects induce structure in social networks with activity-driven agents [J]. J. Stat. Mech. Theory Exp., 2014, 9: P09009.

[11] Kim H, Ha M, Jeong H. Scaling properties in time-varying networks with memory [J]. Eur. Phys. J. B, 2015, 88: 315.

[12] Gross T, D'Lima C J D, Blasius B. Epidemic dynamics on an adaptive network [J]. Phys. Rev. Lett., 2006, 96: 208701.

[13] Gross T, Kevrekidis I G. Robust oscillations in SIS epidemics on adaptive networks: Coarse-graining by automated moment closure [J]. Europhy. Lett., 2008, 82: 38004.

[14] Marceau V, Noel P A, Hebert-Dufresne L, et al. Adaptive networks: Coevolution of disease and topology [J]. Phys. Rev. E, 2010, 82: 036116.

[15] Shaw L B, Schwartz I B. Fluctuating epidemics on adaptive networks [J]. Phys. Rev E, 2008, 77: 066101.

[16] Yang H, Tang M, Zhang H F. Efficient community-based control strategies in adap-

tive networks [J]. New J. Phys., 2012, 14: 123017.

[17] Zanette D H, Risau-Gusmán S. Infection spreading in a population with evolving contacts [J]. J. Biol. Phys., 2008, 34: 135-148.

[18] Risau-Gusmán S, Zanette D H. Contact switching as a control strategy for epidemic outbreaks [J]. J. Theor. Biol., 2009, 257: 52-60.

[19] Barabási A L. The origin of bursts and heavy tails in humans dynamics [J]. Nature, 2005, 435: 207.

[20] Oliveira J G, Barabási A L. Human dynamics: Darwin and Einstein correspondence patterns [J]. Nature, 2005, 437: 1251.

[21] Johansen A. Probing human response times [J]. Physica A, 2004, 330: 286-291.

[22] Candia J, González M C, Wang P, et al. Uncovering individual and collective human dynamics from mobile phone records [J]. J. Phys. A, 2008, 41: 224015.

[23] Malmgren R D, Stouffer D B, Motter A E, et al. A Poissonian explanation for heavy tails in e-mail communication [J]. Proc. Natl. Acad. Sci. USA, 2008, 105: 18153-18158.

[24] Malmgren R D, Stouffer D B, Campanharo A S L O, et al. On Universality in Human Correspondence Activity [J]. Science, 2009, 325: 1696.

[25] Karsai M, Kaski K, Barabási A L, et al. Universal features of correlated bursty behaviour [J]. Sci. Rep., 2012, 2: 397.

[26] Vazquez A, Rácz B, Lukács A, et al. Impact of non-Poissonian activity patterns on spreading processes [J]. Phys. Rev. Lett., 2007, 98: 158702.

[27] Feller W. An Introduction to Probability Theory and its Applications [M]. New York: Wiley, 1966.

[28] Vazquez A. Polynomial growth in branching processes with diverging reproductive number [J]. Phys. Rev. Lett., 2006, 96: 038702.

[29] Iribarren J L, Moro E. Impact of human activity patterns on the dynamics of information diffusion [J]. Phys. Rev. Lett., 2009, 103: 038702.

[30] Iribarren J L, Moro E. Branching dynamics of viral information spreading [J]. Phys. Rev. E, 2011, 84: 046116.

[31] Karsai M, Kivelä M, Pan R K, et al. Small but slow world: How network topology and burstiness slow down spreading [J]. Phys. Rev. E, 2011, 83: 025102(R).

[32] Rocha L E C, Liljeros F, Holme P. Simulated epidemics in an empirical spatiotem-poral network of 50, 185 sexual contacts [J]. PloS Comp. Biol., 2011, 7: e1001109.

[33] Liu S, Baronchelli A, Perra N. Contagion dynamics in time-varying metapopulation networks [J]. Phys. Rev. E, 2013, 87: 032805.

[34] Bajardi P, Barrat A, Natale F, et al. Dynamical patterns of cattle trade movements [J]. PLoS ONE, 2011, 6: e19869.

[35] Bailey N. Mathematical Theory of Infectious Diseases [M]. London: Hodder Arnold, 1975.

复杂网络上的流行病传播

第5章 多层网络上的
流行病传播

　　前面介绍的流行病传播模型都局限在单层网络结构上,然而真实的复杂系统往往是由多个网络相互耦合而成 [1, 2],例如蛋白质－蛋白质相互作用网络、基因调控网络、由不同类型的相互作用(家庭成员关系、朋友关系、同事关系等)组成的人类关系网络,以及由航空网、铁路网和公路网构成的交通网络,等等。近几年来,科学家们提出了"网络的网络"(Network of networks)"相互依存网络"(Interdependent networks)"多重网络"(Multiplex networks)等模型(统称为多层网络)来刻画这些真实系统,并取得了巨大进展 [2]。相比于单层网络,多层网络在结构上表现出了更为复杂和微妙的性质。例如,Buldyrev 等人构建了一种相互依赖的双层网络(记为 A 和 B,如电力网和因特网)[3],每层网络大小相等且一层网络中的一个节点唯一地依赖另一层网络的一个节点形成一一对应,且如果节点 A_i 依赖于节点 B_i,则节点 B_i 也依赖于 A_i。在这种模型结构下,他们发现移除一定数目的节点会引发级联失效的一级相变。Parshani 等人进一步考虑了两层网络间部分依赖的情况 [4]，即网络 $A(B)$ 中只有 $q_A(q_B)$ 比例的节点依赖于 $B(A)$ 中的节点（每层网络中的每个节点唯一依赖另一层网络中的一个节点）。研究发现，随着网络间耦合强度的增加（即 q_A、q_B 的值变大），系统会经历从二级到一级的渗流相变。

近年来关于多层网络结构方面的探索已形成研究热潮 [5–11]；同时，多层耦合网络上动力学（特别是流行病传播）的研究也受到了越来越多的关注 [12–18]。基于多层耦合网络的流行病传播模型能够更准确地刻画真实世界中的疾病传播过程，主要体现在以下几个方面：

(1) 单种病毒在多层网络上的传播。一个典型的例子是性传播疾病在人群中的传播，它既可以在异性接触网络上传播，也可以在同性接触网络上传播，但由于双性恋者的存在，导致这两个网络相互耦合在一起 [19, 20]。

(2) 多种病毒在多层网络上的耦合传播。一些经验研究表明，存在于社会网络（多层网络）中的病原体可能不是孤立传播的 [21–23]。一个显著的例子是 20 世纪初的西班牙流感大流行，病理学证据表明，有相当比例的该病毒感染者同时也感染了肺炎。

(3) 病毒 – 信息两种不同属性的载体在多层网络上的耦合传播。当某种流行病暴发时，人们关于该疾病的认识、讨论等信息也会在互联网上传播。流行病的传播会加剧信息的扩散，而信息的传播会提醒人们做好防御措施，例如减少与他人的接触或进行自愿接种疫苗，从而可以抑制疾病的进一步蔓延 [24–27]。

(4) 基于多层交通网络的流行病传播。由第 3 章内容可知，个体运动在流行病传播过程中扮演了极为重要的角色。现实当中不同的个体往往具有不同的运动模式 [28]，例如搭乘不同的交通工具 [29]，从而导致病毒的多渠道传播。

本章将主要介绍以上几方面的内容。

5.1 单种病毒在多层网络上的传播

5.1.1 相互连接网络上的 SIS 流行病传播模型

在实际社会系统中,经常会观察到同种病毒在相互耦合的不同网络层上传播的现象。例如某种性传播疾病在同性性接触网络和异性性接触网络上的传播,这两层网络通过双性恋者耦合在一起。受到这种现象的启发,Saumell-Mendiola 等较早研究了相互连接网络上的 SIS 流行病传播模型。他们发现当流行病无法在单层网络上独立暴发时,弱耦合(存在少量耦合边)的存在也能使流行病在整个耦合网络上暴发 [20]。

Saumell-Mendiola 的模型如下:考虑两个相互连接的随机网络 A 和 B,大小分别记为 N_A 和 N_B(如图 5.1 所示)。A 网络(B 网络类似)中每个节点的度用矢量 $\boldsymbol{k}_a \equiv (k_{aa}, k_{ab})$ 表示,其中 k_{aa} 表示该节点与 A 网络内部其他节点的连接数量(内部度),k_{ab} 表示该节点与 B 网络节点的连接数量(外部度)。A 网络中节点的度分布记为 $P_A(\boldsymbol{k}_a) = P_A(k_{aa}, k_{ab})$,一般情况下 k_{aa} 和 k_{ab} 是相互关联的。节点之间的连接相关性用以下这些条件概率表示:$P_{AA}(\boldsymbol{k}_a'|\boldsymbol{k}_a)$,$P_{AB}(\boldsymbol{k}_b'|\boldsymbol{k}_a)$,$P_{BA}(\boldsymbol{k}_a'|\boldsymbol{k}_b)$ 以及 $P_{BB}(\boldsymbol{k}_b'|\boldsymbol{k}_b)$。以 $P_{AB}(\boldsymbol{k}_b'|\boldsymbol{k}_a)$ 为例,它表示 A 网络中度为 $\boldsymbol{k}_a$ 的节点随机连接一个 B 网络中的节点其度为 $\boldsymbol{k}_b'$ 的概率,其他条件概率的解释以此类推。流行病的传播采用经典的 SIS 模型,令 λ^{aa}(λ^{bb})表示网络 A(B)中节点之间的传染率,λ^{ab}(λ^{ba})表示从 A(B)网络节点到 B(A)网络节点的传染率。不失一般性,感染节点的恢复概率设为 $\delta = 1$。

令 $\rho_{\boldsymbol{k}_a}^A$($\rho_{\boldsymbol{k}_b}^B$)表示 A(B)网络上度为 $\boldsymbol{k}_a$($\boldsymbol{k}_b$)的所有节点处于感染态的比例,则每层网络上的感染节点比例分别为 $\rho^A(t) = \sum_{\boldsymbol{k}_a} P_A(\boldsymbol{k}_a) \rho_{\boldsymbol{k}_a}^A$,$\rho^B(t) = \sum_{\boldsymbol{k}_b} P_B(\boldsymbol{k}_b) \rho_{\boldsymbol{k}_b}^B$。根据以上假设,采用异质平均场理论可得到系统的动力学演化

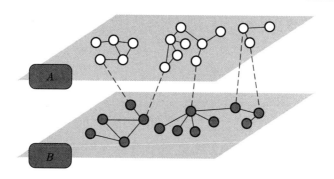

图 5.1 相互连接网络的示意图，其中每层网络中的节点与它所在层的其他节点存在内部连接，同时与其他层的节点存在外部连接 (改编自文献 [20])

方程

$$\frac{\mathrm{d}\rho^A_{\boldsymbol{k}_a}}{\mathrm{d}t} = -\rho^A_{\boldsymbol{k}_a} + \lambda^{aa}(1-\rho^A_{\boldsymbol{k}_a})k_{aa}\sum_{\boldsymbol{k}'_a}\rho^A_{\boldsymbol{k}'_a}P_{AA}(\boldsymbol{k}'_a|\boldsymbol{k}_a)$$

$$+\lambda^{ba}(1-\rho^A_{\boldsymbol{k}_a})k_{ab}\sum_{\boldsymbol{k}'_b}\rho^B_{\boldsymbol{k}'_b}P_{AB}(\boldsymbol{k}'_b|\boldsymbol{k}_a) \tag{5.1}$$

$$\frac{\mathrm{d}\rho^B_{\boldsymbol{k}_b}}{\mathrm{d}t} = -\rho^B_{\boldsymbol{k}_b} + \lambda^{bb}(1-\rho^B_{\boldsymbol{k}_b})k_{bb}\sum_{\boldsymbol{k}'_b}\rho^B_{\boldsymbol{k}'_b}P_{BB}(\boldsymbol{k}'_b|\boldsymbol{k}_b)$$

$$+\lambda^{ab}(1-\rho^B_{\boldsymbol{k}_b})k_{ba}\sum_{\boldsymbol{k}'_a}\rho^A_{\boldsymbol{k}'_a}P_{BA}(\boldsymbol{k}'_a|\boldsymbol{k}_b) \tag{5.2}$$

方程 (5.1) 第一、二项描述了单层网络 A 上标准的 SIS 病毒传播过程，第三项来自 A 网络和 B 网络的耦合 (方程 (5.2) 可类似理解)。

由上述方程组可知，每层网络上要么同时暴发流行病，即有 $\rho^A_{\boldsymbol{k}_a} \neq 0$ 且 $\rho^B_{\boldsymbol{k}_b} \neq 0$ (此时系统处于活跃态)；要么都不暴发流行病，即 $\rho^A_{\boldsymbol{k}_a} = \rho^B_{\boldsymbol{k}_b} = 0$ (此时系统处于吸收态)。而其中一层网络暴发流行病而另一层不暴发的情形是不存在的，这是由于 $\rho^A_{\boldsymbol{k}_a} = 0$ 且 $\rho^B_{\boldsymbol{k}_b} \neq 0$ 并不是方程 (5.1) 和方程 (5.2) 的稳定点。将方程 (5.1) 和方程 (5.2) 在临界点 $\rho^A_{\boldsymbol{k}_a} = \rho^B_{\boldsymbol{k}_b} = 0$ 附近线性展开，可得到

$$\frac{\mathrm{d}\boldsymbol{\rho}}{\mathrm{d}t} = -\boldsymbol{\rho} + \boldsymbol{C}\boldsymbol{\rho} \tag{5.3}$$

其中 $\boldsymbol{\rho} \equiv (\rho^A_{\boldsymbol{k}_a}, \rho^B_{\boldsymbol{k}_b})$，且

$$\boldsymbol{C} = \begin{bmatrix} \lambda^{aa}k_{aa}P_{AA}(\boldsymbol{k}'_a|\boldsymbol{k}_a) & \lambda^{ba}k_{ab}P_{AB}(\boldsymbol{k}'_b|\boldsymbol{k}_a) \\ \lambda^{ab}k_{ba}P_{BA}(\boldsymbol{k}'_a|\boldsymbol{k}_b) & \lambda^{bb}k_{bb}P_{BB}(\boldsymbol{k}'_b|\boldsymbol{k}_b) \end{bmatrix} \tag{5.4}$$

当矩阵 C 的最大特征值 $\Lambda_m < 1$，则吸收态是一个稳定态，此时流行病无法在网络上暴发；否则，吸收态是一个非稳定态，流行病将在系统中大规模暴发。由此可知，流行病暴发的临界值为 $\Lambda_m = 1$。

假设网络中任意两节点之间是度无关联的，通过计算发现，Λ_m 的值与 Λ_A、Λ_B、Λ_{AB} 以及网络间的耦合（包括两层网络间的连边数量和节点内部度及外部度之间的关联性）有关，其中 Λ_A 和 Λ_B 分别表示 A 网络和 B 网络孤立时的最大特征值，Λ_{AB} 表示不存在 A 网络内部连边和 B 网络内部连边时，即 AB 网络为单纯的双层网时矩阵的最大特征值。因此，$\Lambda_A > 1$ 意味着当 A 网络孤立于 B 网络时，流行病能够在其上暴发；类似地，$\Lambda_{AB} > 1$ 意味着在不考虑每层网络内部连边的双层网络上能够暴发流行病。Saumell-Mendiola 等发现，Λ_m 的值总是大于 $\max(\Lambda_A, \Lambda_B, \Lambda_{AB})$。因此，可以找到一些解使得 $\Lambda_m > 1$，而 $\Lambda_A < 1$，$\Lambda_B < 1$，且 $\Lambda_{AB} < 1$，即当孤立的 A 网络和 B 网络都不能维持流行病的传播，且相应的双层网络上也不能暴发流行病时，耦合的系统却能够使病毒大规模地扩散。

图 5.2 展示了两个全同网络对称耦合时的流行病暴发相图，这里 $\Lambda_A = \Lambda_B = \Lambda$，$\langle k_{ab} \rangle / \langle k_{aa} \rangle$ 为节点外部平均度和内部平均度的比值。图 5.2 中实线分隔了两个区域：吸收态（或健康态），此时流行病无法在系统中暴发；活跃态，此时流行病会在耦合网络上大规模传播。虚线区域对应以下情形：在该参数空间下，每层网络内部连边和外部连边需共同作用才能导致流行病暴发；而白色区域表示忽略每层网络内部连边后的双层网络能够暴发流行病的参数区域。

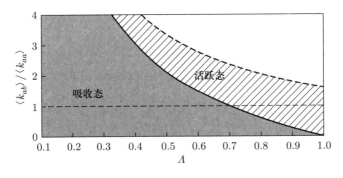

图 5.2　双层网络上 SIS 疾病传播的相图。这里 A 网络和 B 网络全同且具有对称耦合（两层节点之间的连接是随机的）（改编自文献 [20]）

5.1.2 相互连接网络上的 SIR 流行病传播模型

几乎与上述研究同时，Dickison 等考虑了相互连接网络上 SIR 流行病传播的情形 [30]。他们构建了一个随机的、无度关联的、且具有给定内部度分布和外部度分布的互连网络系统，具体方法如下：

(1) 根据标准的 Molloy-Reed 配置模型，生成两个内部 $(A \leftrightarrow A, B \leftrightarrow B)$ 度分布分别为 $P_A(k)$ 和 $P_B(k)$ 的网络 A 和 B。不失一般性，令 B 网络的平均度大于 A 网络的平均度，即 $\langle k_B \rangle > \langle k_A \rangle$。

(2) 对于每个网络中的每个节点，根据相互连接网络 $(A \leftrightarrow B)$ 的度分布 $P_{AB}(k)$ 随机分配一个（外部）度值。

(3) 如果分配给 A 网络中节点的总度不等于分配给 B 网络中节点的总度，则随机重新分配 B 网络中的一个节点，直到两者相等。

(4) 将 A 网络中的节点随机连接到 B 网络中的节点，形成一个相互连接的双层网络。

为了方便起见，这里考虑 $P_x(k)$ $(x = A, B, AB)$ 为随机泊松分布，且两个网络的大小相等。

流行病的传播模型采用 SIR 模型，每个节点可能处于以下 3 种状态之一：易感态 (S)、感染态 (I) 和恢复态 (R)。初始时刻随机选择一个节点处于 I 态，剩余节点均处于 S 态。每个时间步，处于 I 态的节点会以概率 β 感染处于 S 态的邻居节点，使之转变为 I 态，而 I 态的节点在经历时间 t_r 步后会自动进入 R 态。

值得注意的是，复杂网络上的 SIR 传播过程可看成是边渗流过程。在边渗流过程中，节点之间的连边以一定的概率 p 被激活，若 p 值大于一定的阈值 p_c，则会出现一个巨大的连通集团。SIR 传播过程与此类似，感染节点会以一定的概率 β "激活" 它与易感邻居之间的连边（易感邻居被感染），当概率 β 大于某一临界值 β_c 时，整个网络会有大规模的节点被感染。

在复杂网络中，发生渗流相变的临界值为 $\kappa = \langle k^2 \rangle / \langle k \rangle = 2$[31]，这里 $\langle k \rangle$ 为平均度，$\langle k^2 \rangle$ 为度的二阶矩，κ 表示对任取的一条边其指向节点的平均邻居数。当 $\kappa \geqslant 2$ 时，系统中存在一个巨大的连通集团；当 $\kappa < 2$ 时，系统中只存在一些

孤立的小集团。上述条件意味着，如果存在一个巨大的连通集团，该集团中的一个节点 i 连接了其中的另一个节点 j，则节点 i 必然还连接着集团中至少一个其他节点。由文献 [31] 可知，连边的临界激活概率为 $p_c = 1/(\kappa - 1)$。

在 SIR 模型中，流行病暴发的条件为每个感染节点的平均二次感染数大于 1。当一个节点刚被感染时，它的平均易感邻居节点数为 $\kappa - 1$（去除掉感染该节点的父节点）。一个感染节点在恢复之前感染其邻居节点的概率为 $T_\beta = 1 - (1 - \beta)^{t_r}$。因此，一个感染节点的平均二次感染数为 $N_I = (\kappa - 1)T_\beta$。相应地，流行病暴发的临界条件为 $(\kappa - 1)T_\beta = 1$。由此可得到感染概率的临界值 β_c

$$\beta_c(\kappa) = 1 - [1 - (\kappa - 1)^{-1}]^{1/t_r} \tag{5.5}$$

式 (5.5) 意味着单层网络上流行病暴发的条件取决于 κ 的值。当考虑流行病在双层网络上传播时，情况会变得更为复杂。设在孤立的 A 网络和 B 网络上暴发流行病的临界点由参数 κ_A 和 κ_B 所决定，而双层耦合网络上流行病暴发的临界点由 κ_T 所决定（κ_T 是在整个耦合网络上计算的，即同时考虑了内部连边和外部连边）。对于随机泊松网络，有 $\kappa = \langle k^2 \rangle / \langle k \rangle = \langle k \rangle + 1$。由此，可得到

$$\kappa_T = [\langle k_A \rangle^2 + \langle k_A \rangle + \langle k_B \rangle^2 + \langle k_B \rangle + 2\langle k_{AB} \rangle^2 + 2\langle k_{AB} \rangle$$
$$+ 2\langle k_A \rangle\langle k_{AB} \rangle + 2\langle k_B \rangle\langle k_{AB} \rangle]/[\langle k_A \rangle + \langle k_B \rangle + 2\langle k_{AB} \rangle] \tag{5.6}$$

即 κ_T 是关于 $\langle k_A \rangle$、$\langle k_B \rangle$ 和 $\langle k_{AB} \rangle$ 的函数。当 $\langle k_A \rangle$ 和 $\langle k_B \rangle$ 固定时，根据 κ_T 或 $\langle k_{AB} \rangle$ 的取值，Dickison 等将网络间的耦合分成两类：强耦合（$\kappa_T > \kappa_B$）和弱耦合（$\kappa_T < \kappa_B$）。由此可得到临界耦合强度

$$\langle k_{AB} \rangle_c = \frac{\sqrt{2\langle k_A \rangle\langle k_B \rangle - \langle k_A \rangle^2} - \langle k_A \rangle}{2} \tag{5.7}$$

当两层网络强耦合时（$\kappa_T > \kappa_B$），即 $\langle k_{AB} \rangle > \langle k_{AB} \rangle_c$，由公式 (5.5) 可知，$\beta_c(\kappa_T)$ 小于 $\beta_c(\kappa_A)$ 和 $\beta_c(\kappa_B)$（注意 $\langle k_B \rangle > \langle k_A \rangle$），这里 $\beta_c(\kappa_T)$ 表示横跨两层网络形成一个巨大感染集团的临界感染概率。上述结论意味着任何一个病毒如果它能够在单层网络 A 或 B 上暴发，则必然会在两层网络上同时暴发，此时不存在混合相（即一层网络上暴发流行病而另一层上不暴发）。值得一提的是，当两个网络是全同的，即 $\langle k_A \rangle = \langle k_B \rangle$，则有 $\langle k_{AB} \rangle_c = 0$，此时这两个网络始终是强

耦合的。为了证实上述结论,考虑 $\langle S_B \rangle / \langle S_T \rangle$ 随 β 的变化关系,其中 $\langle S_B \rangle$ 表示 B 网络中最大连通感染集团的大小,$\langle S_T \rangle$ 表示整个系统中最大连通感染集团的大小。如图 5.3 所示,对于强耦合的情形,$\langle S_B \rangle / \langle S_T \rangle$ 的值随着 β 的增加先降低,直到 $\beta = \beta_c(\kappa_B) = 0.048$,才开始回升。$\langle S_B \rangle / \langle S_T \rangle$ 值的下降意味着病毒的传播横跨了两层网络 (分母增加得比分子快),而非局限在一层网络中。

当两层网络处于弱耦合时 ($\kappa_T < \kappa_B$),即 $\langle k_{AB} \rangle < \langle k_{AB} \rangle_c$,根据公式 (5.6) 可知 $\kappa_T > \kappa_A$。进一步,根据式 (5.5) 有 $\beta_c(\kappa_B) < \beta_c(\kappa_T) < \beta_c(\kappa_A)$。当 $\beta \geqslant \beta_c(\kappa_B)$ 时,网络 B 将进入流行病活跃态,不论 κ_T 和 κ_A 取何值。当 $\beta < \beta_c(\kappa_T)$ 时,病毒无法在网络 A 中大规模传播 (否则将在网络 A 中暴发),这将导致混合相的出现:B 网络暴发流行病,而 A 网络处于吸收态。如图 5.3 所示,在弱耦合情况下,随着 β 的增加,$\langle S_B \rangle$ 比 $\langle S_T \rangle$ 增加得更快,直到 $\beta = \beta_c(\kappa_T)$,这意味着流行病没有在 A 网络中暴发。

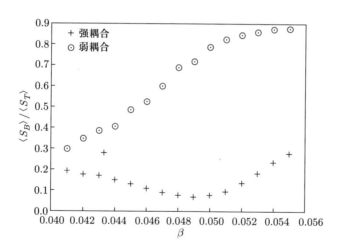

图 5.3 强耦合和弱耦合下 $\langle S_B \rangle / \langle S_T \rangle$ 随 β 的变化关系,这里 $\langle S_B \rangle$ 和 $\langle S_T \rangle$ 分别表示 B 网络和整个系统中的最大连通感染集团的大小。对于强耦合网络,$\langle k_A \rangle = 1.5$,$\langle k_B \rangle = 2.5$,$\langle k_{AB} \rangle = 2.5$;对于弱耦合网络,$\langle k_A \rangle = 1.5$,$\langle k_B \rangle = 4.55$,$\langle k_{AB} \rangle = 0.3$。网络大小 $N_A = N_B = 10^4$,$t_r = 5$ (改编自文献 [30])

5.2　多种病毒在多层网络上的传播

在现实情况下，人群中可能同时传播着两种或两种以上不同的病原体或同一疾病的多种不同菌株 [32-34]，它们通常是相互耦合（相互促进或相互抑制）在一起的，并且通过不同层的网络进行传播。耦合传播的典型例子如 HIV 病毒与某些特定的病原体如肺结核相互作用，其中前者主要通过性接触网络传播，后者主要通过呼吸接触网络传播。对于这类真实的传播现象，之前的理论模型已不适用。

5.2.1　两种疾病在双层网络上的传播

Sanz 等提出了一个两种疾病在两层网络上传播的模型框架 [35]，如图 5.4(a) 所示。在该模型中，两种疾病分别在两层接触网络上传播，两层网络中的节点是一一对应的，一对节点代表同一个个体。具体地，假设疾病 1 在网络 1 上传播，该网络的平均度为 $\langle k \rangle = \sum\limits_{k,l} P(k,l)k$；疾病 2 在网络 2 上传播，该网络的平均度为 $\langle l \rangle = \sum\limits_{k,l} P(k,l)l$，这里 $P(k,l)$ 为合成度分布，表示节点有 k 条连边在网络 1、有 l 条连边在网络 2 的概率。

每种疾病的传播类型采用 SIS 模型。按照平均场思想，设合成度为 (k,l) 的节点是等价的，每个节点可能处于以下 4 种状态之一：① 两种疾病均处于易感态，节点比例（占度为 (k,l) 的总节点数）记为 $s(k,l)$；② 两种疾病均处于感染态，节点比例记为 $\rho(k,l)$；③ 疾病 1 处于感染态而疾病 2 处于易感态，节点比例记为 $\rho_1(k,l)$；④ 疾病 2 处于感染态而疾病 1 处于易感态，节点比例记为 $\rho_2(k,l)$。显然对于任意 (k,l)，有 $s(k,l) + \rho(k,l) + \rho_1(k,l) + \rho_2(k,l) = 1$。考虑到当两个不同状态的节点接触时，存在 8 种可能的传染反应（每种疾病 4 种），而处于感染态的节点有 4 种可能的恢复反应（每种疾病 2 种），因此共存在 12 种基本的反

复杂网络上的流行病传播

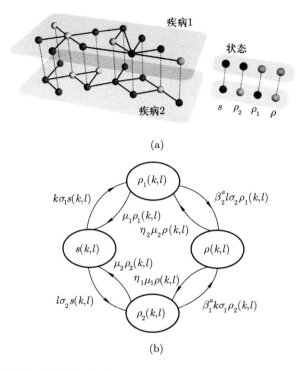

图 5.4 (a) 两种疾病在两层网络上传播的模型示意图；(b) 节点 4 种状态之间的相互转变 (改编自文献 [35])

应过程：

$$\rho_1 + s \xrightarrow{\lambda_1} \rho_1 + \rho_1$$

$$\rho_1 + \rho_2 \xrightarrow{\beta_1^a \lambda_1} \rho_1 + \rho$$

$$\rho + s \xrightarrow{\beta_1^b \lambda_1} \rho + \rho_1$$

$$\rho + \rho_2 \xrightarrow{\beta_1^a \beta_1^b \lambda_1} \rho + \rho$$

$$\rho_2 + s \xrightarrow{\lambda_2} \rho_2 + \rho_2$$

$$\rho_2 + \rho_1 \xrightarrow{\beta_2^a \lambda_2} \rho_2 + \rho$$

$$\rho + s \xrightarrow{\beta_2^b \lambda_2} \rho + \rho_2$$

$$\rho + \rho_1 \xrightarrow{\beta_2^a \beta_2^b \lambda_2} \rho + \rho$$

$$\rho_1 \xrightarrow{\mu_1} s$$

复杂网络上的流行病传播

$$\rho_2 \xrightarrow{\mu_2} s$$

$$\rho \xrightarrow{\eta_1\mu_1} \rho_2$$

$$\rho \xrightarrow{\eta_2\mu_2} \rho_1$$

这里，λ_1 和 λ_2 分别表示疾病 1 和疾病 2 各自独立传播时的感染概率，在模型中它们是基本的感染概率，其他感染概率在此基础上乘以相应的缩放因子；类似地，μ_1 和 μ_2 分别表示疾病 1 和疾病 2 的恢复概率，在模型中是基本的恢复概率。上述反应过程暗含了 3 种效应：① 当一个健康个体感染了某种疾病时，他感染另一种疾病的可能性会发生变化，这里用 β_1^a（或 β_2^a）表示个体因为感染了疾病 2（或 1）而导致感染疾病 1（或 2）的风险发生的变化。② 当个体同时感染了两种疾病时，他对于每种疾病的传播能力会发生相应的变化，这里用 β_1^b（或 β_2^b）表示由于传播者本身感染了疾病 2（或 1）而导致其对疾病 1（或 2）的传播能力发生的变化。③ 同时感染两种疾病的个体对每种疾病的恢复周期会发生变化，这里用 η_1（或 η_2）表示感染疾病 1（或 2）的个体由于感染了疾病 2（或 1）而导致的恢复率的变化。

根据以上过程，可得到 $s(k,l), \rho_1(k,l), \rho_2(k,l), \rho(k,l)$ 这 4 个量随时间演化的微分方程组

$$
\begin{aligned}
\dot{s}(k,l) = & -k\lambda_1\theta_1^{\rho_1}s(k,l) - l\lambda_2\theta_2^{\rho_2}s(k,l) - k\beta_1^b\lambda_1\theta_1^{\rho}s(k,l) \\
& -l\beta_2^b\lambda_2\theta_2^{\rho}s(k,l) + \mu_1\rho_1(k,l) + \mu_2\rho_2(k,l) \\
\dot{\rho_1}(k,l) = & \, k\lambda_1\theta_1^{\rho_1}s(k,l) + k\beta_1^b\lambda_1\theta_1^{\rho}s(k,l) - l\beta_2^a\lambda_2\theta_2^{\rho_2}\rho_1(k,l) \\
& -l\beta_2^a\beta_2^b\lambda_2\theta_2^{\rho}\rho_1(k,l) - \mu_1\rho_1(k,l) + \eta_2\mu_2\rho(k,l) \\
\dot{\rho_2}(k,l) = & \, l\lambda_2\theta_2^{\rho_2}s(k,l) + l\beta_2^b\lambda_2\theta_2^{\rho}s(k,l) - k\beta_1^a\lambda_1\theta_1^{\rho_1}\rho_2(k,l) \\
& -k\beta_1^a\beta_1^b\lambda_1\theta_1^{\rho}\rho_2(k,l) - \mu_2\rho_2(k,l) + \eta_1\mu_1\rho(k,l) \\
\dot{\rho}(k,l) = & \, k\beta_1^a\lambda_1\theta_1^{\rho_1}\rho_2(k,l) + l\beta_2^a\lambda_2\theta_2^{\rho_2}\rho_1(k,l) + k\beta_1^a\beta_1^b\lambda_1\theta_1^{\rho}\rho_2(k,l) \\
& +l\beta_2^a\beta_2^b\lambda_2\theta_2^{\rho}\rho_1(k,l) - (\eta_1\mu_1 + \eta_2\mu_2)\rho(k,l)
\end{aligned}
\tag{5.8}
$$

其中，$\theta_1^{\rho_1}$、θ_1^{ρ}、$\theta_2^{\rho_2}$ 和 θ_2^{ρ} 的含义如表 5.1 所示。以 $s(k,l)$ 的变化为例（公式 (5.8) 中的第一个等式），它的减少来自 4 方面的贡献：易感节点指向网络 1 中的 ρ_1 节

点或 ρ 节点被感染 (等式右边第一项和第三项), 易感节点指向网络 2 中的 ρ_2 节点或 ρ 节点被感染 (等式右边第二项和第四项); 它的增加来自两方面的贡献: ρ_1 节点恢复为 s 节点 (等式右边第五项), ρ_2 节点恢复为 s 节点 (等式右边第六项)。其他 3 个量的变化可类似理解。

表 5.1 θ 参   数

参量	含义
$\theta_1^{\rho_1} = \dfrac{\sum\limits_{k,l} P(k,l)k\rho_1(k,l)}{\sum\limits_{k,l} P(k,l)k}$	网络 1 中任取一条连边它指向 ρ_1 节点的概率
$\theta_1^{\rho} = \dfrac{\sum\limits_{k,l} P(k,l)k\rho(k,l)}{\sum\limits_{k,l} P(k,l)k}$	网络 1 中任取一条连边它指向 ρ 节点的概率
$\theta_2^{\rho_2} = \dfrac{\sum\limits_{k,l} P(k,l)l\rho_2(k,l)}{\sum\limits_{k,l} P(k,l)l}$	网络 2 中任取一条连边它指向 ρ_2 节点的概率
$\theta_2^{\rho} = \dfrac{\sum\limits_{k,l} P(k,l)l\rho(k,l)}{\sum\limits_{k,l} P(k,l)l}$	网络 2 中任取一条连边它指向 ρ 节点的概率

引入两个新的参量: $\sigma_1 = \lambda_1(\theta_1^{\rho_1} + \beta_1^b\theta_1^{\rho})$ 和 $\sigma_2 = \lambda_2(\theta_2^{\rho_2} + \beta_2^b\theta_2^{\rho})$, 分别表示 s 节点经每条与之相连的连边感染疾病 1 和疾病 2 的平均概率, 如图 5.4(b) 所示, 则方程组 (5.8) 可重新写为

$$
\begin{aligned}
\dot{s}(k,l) &= -(k\sigma_1 + l\sigma_2)s(k,l) + \mu_1\rho_1(k,l) + \mu_2\rho_2(k,l) \\
\dot{\rho}_1(k,l) &= k\sigma_1 s(k,l) - l\beta_2^a\sigma_2\rho_1(k,l) - \mu_1\rho_1(k,l) + \eta_2\mu_2\rho(k,l) \\
\dot{\rho}_2(k,l) &= l\sigma_2 s(k,l) - k\beta_1^a\sigma_1\rho_2(k,l) - \mu_2\rho_2(k,l) + \eta_1\mu_1\rho(k,l) \\
\dot{\rho}(k,l) &= k\beta_1^a\sigma_1\rho_2(k,l) + l\beta_2^a\sigma_2\rho_1(k,l) - (\eta_1\mu_1 + \eta_2\mu_2)\rho(k,l)
\end{aligned}
\tag{5.9}
$$

由于总粒子数守恒, 方程组 (5.9) 中只有 3 个是独立的, 这里考虑 $\rho_1(k,l)$, $\rho_2(k,l)$, $\rho(k,l)$ 的变化。当系统达到稳态时, 对于任意 (k,l), 有 $(\dot{\rho}_1^*(k,l), \dot{\rho}_2^*(k,l), \dot{\rho}^*(k,l)) = (0,0,0)$。此时, 系统存在一个平凡解, 对应于吸收态: $(\rho_1^*(k,l), \rho_2^*(k,l),$

复杂网络上的流行病传播

$\rho^*(k,l)) = (0,0,0)$。我们感兴趣的是其他的非平凡解（或稳定点），即 $(\rho_1^*(k,l),$ $\rho_2^*(k,l), \rho^*(k,l)) \neq (0,0,0)$。

根据 σ 的定义，并同时将 ρ_1、ρ_2 和 ρ 看成 σ_1 和 σ_2 的函数，可得到

$$\sigma_1 = f_1(\sigma_1, \sigma_2) = \frac{\lambda_1}{\langle k \rangle} \sum_{k,l} P(k,l)k(\rho_1(k,l,\sigma_1,\sigma_2) + \beta_1^b \rho(k,l,\sigma_1,\sigma_2))$$

$$\sigma_2 = f_2(\sigma_1, \sigma_2) = \frac{\lambda_2}{\langle l \rangle} \sum_{k,l} P(k,l)l(\rho_2(k,l,\sigma_1,\sigma_2) + \beta_2^b \rho(k,l,\sigma_1,\sigma_2))$$

(5.10)

若 $\sigma_1 > 0$（或 $\sigma_2 > 0$），则意味着疾病 1（或 2）处于活跃态。考虑到 σ_2 和 σ_1 的形式是对称的，这里仅关注 σ_1 的分析。要使 $\sigma_1 > 0$ 的解存在，需要满足 $\left. \dfrac{\partial f(\sigma_1, \sigma_2)}{\partial \sigma_1} \right|_{\sigma_1=0} > 1$，由此可得疾病 1 暴发的临界值

$$\lambda_1^c(\sigma_2) = \frac{\mu_1 \langle k \rangle}{\displaystyle\sum_{k,l} P(k,l)k^2 \frac{l^2\sigma_2^2\beta_2^a\beta_1^a\beta_1^b + l\sigma_2(\eta_2\mu_2\beta_1^a + \beta_1^b(\beta_1^a\mu_1 + \beta_2^a\mu_2)) + \mu_2(\eta_1\mu_1 + \eta_2\mu_2)}{l^2\sigma_2^2\beta_2^a\eta_1 + l\sigma_2(\eta_1\mu_1 + \eta_2\mu_2 + \beta_2^a\eta_1\mu_2) + \mu_2(\eta_1\mu_1 + \eta_2\mu_2)}}$$

(5.11)

值得注意的是，当 $\sigma_2 = 0$ 即疾病 2 不存在时，有 $\lambda_1^c(0) = \mu_1 \langle k \rangle / \langle k^2 \rangle$，此时回到经典 SIS 传播模型的结果。

考虑一种简单的情形：$\beta_1^a = \beta_2^a = \beta_1^b = \beta_2^b = \beta$，$\eta_1 = \eta_2 = \eta$，即两种疾病的相互作用是对称的。在这种情况下，根据 β 和 η 的取值，可将两种疾病之间的作用分为两种情形：相互加强，即 $\beta > 1, \eta < 1$；交叉免疫（或相互抑制），即 $\beta < 1, \eta > 1$。

这里简单地讨论一下第一种情形的结果，第二种情形可类似分析（见 [35]）。图 5.5 展示了两种疾病在双层 ER 网络上传播的相图，横坐标和纵坐标分别表示疾病 1 和疾病 2 的基本感染概率，颜色表示相应的感染人数比例。从左到右分别展示的是不同阶段的疾病传播情况。阶段 1（图 5.5(a) 和 (d)）：引入疾病 1 的初始种子后达到稳态时两种疾病的流行情况，此时疾病 1 的暴发阈值为 $\lambda_1^c(0)$。阶段 2（图 5.5(b) 和 (e)）：在第一阶段结束之后，引入疾病 2 的种子达到稳态后两种疾病的流行情况。值得注意的是，当 $\lambda_1 < \lambda_1^c(0)$ 时，λ_2^c 的值不变，说明若疾病 1 没有暴发，则对疾病 2 的传播没有影响；当 $\lambda_1 \geqslant \lambda_1^c(0)$ 时，λ_2^c 随着 λ_1 的增加

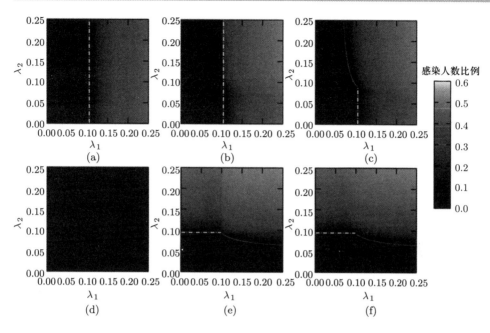

图 5.5 双层 ER 网络上两种疾病传播的相图，其中 λ_1（λ_2）为疾病 1（2）的基本感染概率，灰度表示感染人数比例。(a)—(c) 对应于疾病 1，(d)—(f) 对应于疾病 2。这里网络 1（2）平均度为 $\langle k \rangle = 7$（$\langle l \rangle = 8$），其他参数为：$\mu_1 = \mu_2 = 0.75$，$\beta_1^a = \beta_1^b = \beta_2^a = \beta_2^b = 1.3$，$\eta_1 = \eta_2 = 0.8$。虚线和实线代表理论结果。(改编自文献 [35])

而降低，表明此时疾病 1 促进了疾病 2 的传播。阶段 3（图 5.5(c) 和 (f)）：在第二阶段结束后重新引入疾病 1 的种子。此时，当 $\lambda_2 < \lambda_2^c(0)$ 时，λ_1^c 的值不变；而当 $\lambda_2 \geqslant \lambda_2^c(0)$ 时，λ_1^c 随着 λ_2 的增加而降低，表明疾病 2 的暴发也促进了疾病 1 的流行。

5.2.2 两种疾病在多层网络上传播的一般框架

实际上，不同疾病之间的相互作用模式非常复杂，可能是双向的，也可能是单向的，可以通过设置不同的流行病传播参数进行刻画。文献 [36] 基于类似的模型框架，以一种更简洁的方式将各种相互作用模式整合到了一个框架下。他们考虑的是 SIS 模型和 SIR 模型的耦合，并且引入了基于个体状态的感染率方程。具体地，设病毒 1（SIS 模型）在网络 1 上传播，病毒 2（SIR 模型）在网络 2 上传播。当病毒 1 独立传播时，一个 S 态个体被感染的概率为 $1 - (1 - \beta_1)^{k_{inf1}}$，其中

β_1 表示一个易感者碰到一个感染者被感染的概率，k_{inf1} 表示其邻居中的感染人数。当考虑病毒 2 的影响时，该概率变为 $1 - (1 - \alpha_1(t)\beta_1)^{k_{inf1}}$，其中 $\alpha_1(t)$ 为时变参量，可根据宿主针对病毒 2 的状态而变：当宿主的状态为 S、I 或 R 时，$\alpha_1(t)$ 的值分别为 α_{11}, α_{12} 或 α_{13}，显然 $\alpha_{11} = 1$。$\alpha_{12} > 1$（或 $\alpha_{13} > 1$）表示两种病毒之间是相互促进的作用关系；反之，两种病毒之间是相互抑制的。类似地，病毒 2 在网络上传播时，由于受到病毒 1 的影响，易感个体被感染的概率修正为 $1 - (1 - \alpha_2(t)\beta_2)^{k_{inf2}}$。当宿主针对病毒 1 的状态为 S、I 时，$\alpha_2(t) = \alpha_{21}, \alpha_{22}$，其中 $\alpha_{21} = 1$。在这一模型框架下，数值模拟结果发现，在某些情况下（$\alpha_{12} > 1, \alpha_{13} < 1$ 以及 $\alpha_{22} > 1$），两种病毒在初始阶段表现为相互促进，随着时间的推移最终却是相互抑制的。其原因在于，初始阶段两种病毒的相互促进会导致更多的宿主感染病毒 2；当达到稳态时，这些宿主针对病毒 2 获得了免疫力（均变为 R 态），这将进一步抑制病毒 1 的传播。

5.3　信息 − 病毒在多层网络上的传播

当流行病暴发时，关于该疾病的相关信息也会在人群中迅速传播，信息的传播反过来又会促使人们加强防范措施（例如减少出行等），从而可能抑制流行病的进一步传播，前面介绍的模型显然忽略了这一因素的影响。近年来，已有部分前期研究考虑了疾病与信息的耦合传播，但往往集中在单层网络上 [26, 27]。事实上，疾病的传播是在物理接触网络上进行的，而信息的传播绝大多数情况下是在虚拟网络（在线社交网络，如 Facebook、微博等）上进行的。因此，更确切的模型应该基于多层网络的考虑。

5.3.1　双层网络上信息 − 病毒的耦合传播

Granell 等尝试研究了双层网络上关于疾病的信息扩散和疾病传播的耦合动力学行为 [25]，其网络模型框架与 5.2 节中介绍的类似，如图 5.6 所示，两层网络中的节点一一对应，相对应的一对节点代表同一个个体。设上层网络为虚拟接触网络，信息在该层网络上传播；下层网络为物理接触网络，流行病的传播在该层网络上发生。

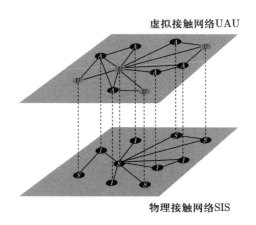

图 5.6　多层网络结构示意图。两层网络中各层节点之间的连接是不同的 (改编自文献 [25])

信息的扩散采用 UAU 模型，其中 U 代表无意识的 (unaware) 状态，A 代表有意识的 (aware) 状态。处于 U 态的个体没有关于如何预防感染的信息，而处于 A 态的个体会意识到疾病的风险，从而采取一定的措施降低其被感染的概率。U 态的节点在一定条件下会转变为 A 态。U → A 的转变来自两方面的原因：① 与处于 A 态的邻居的交流（以概率 λ 被传染）；② 该节点被病毒感染。而处于 A 态的节点会以一定的概率 δ 变为无意识的，对应于季节性的流行病发生之后，个体可能会遗忘或不再去关心它。

流行病的传播采用 SIS 模型，其中一个健康态个体碰到一个感染态个体被感染的概率为 β，同时一个感染态个体恢复的概率为 μ。当一个个体被感染后，他会自动转变为有意识的（A 态）。为了区分有意识的节点和无意识的节点，令处于无意识状态的易感者被某个感染态节点感染的概率为 β^{U}，而处于有意识状态的易感者被感染的概率为 $\beta^{A} = \gamma\beta^{U}$，其中 $0 \leqslant \gamma < 1$。特别地，当 $\gamma = 0$，表示有意识的节点对疾病完全免疫。

根据上面的描述，一个节点可能处于以下三种状态之一：无意识且易感的（US）、有意识且易感的（AS）及有意识且感染的（AI）。注意无意识且感染（UI）状

149

态是不存在的, 因为个体一旦被感染, 便会立即转变为有意识的状态。为了清晰地描述节点状态的动力学变化过程, 图 5.7 展示了节点状态的转移概率树 (transition probability trees)。以图 5.7(a) 为例, 一个处于 AI 态的节点在一个时间步内会经历两个不同的动力学过程 (UAU 和 SIS)。首先, 它会以概率 δ 转变为无意识的状态 (UI) 或以 $1-\delta$ 的概率保持在原有状态 (AI 态)。若节点转变为 UI 态, 它会以概率 μ 恢复为易感态 (US), 或以概率 $1-\mu$ 保持在原态 (此时会自发转变为 AI 态); 若节点维持在 AI 态, 它会以概率 μ 恢复为易感态 (AS), 或以概率 $1-\mu$ 保持在原态。

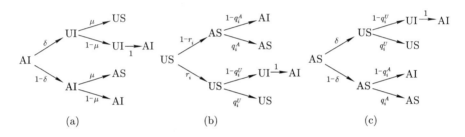

图 5.7　UAU – SIS 模型中每个时间步内节点状态的转移概率树 (改编自文献 [25])

设 a_{ij} 和 b_{ij} 分别表示上层虚拟网络和下层物理接触网络邻接矩阵的元素。在时间步 t, 节点 i 处于三种状态的概率分别记为 $p_i^{AI}(t)$, $p_i^{AS}(t)$ 和 $p_i^{US}(t)$。令 $r_i(t)$ 表示节点 i 没被任何邻居节点通知有关疾病信息的概率, $q_i^A(t)$ 表示节点 i 处于有意识状态时没有被邻居节点感染疾病的概率, $q_i^U(t)$ 表示节点 i 处于无意识状态时没有被邻居节点感染疾病的概率。忽略动力学相关性 (即假设每个邻居节点对 i 的作用是独立的), 有

$$
r_i(t) = \prod_j [1 - a_{ji} p_j^A(t) \lambda]
$$

$$
q_i^A(t) = \prod_j [1 - b_{ji} p_j^{AI}(t) \beta^A]
$$

$$
q_i^U(t) = \prod_j [1 - b_{ji} p_j^{AI}(t) \beta^U] \tag{5.12}
$$

其中，$p_j^{\mathrm{A}}(t) = p_j^{\mathrm{AI}}(t) + p_j^{\mathrm{AS}}(t)$。根据图 5.7 所示的转移概率树，容易导出以上耦合动力学的微观马尔可夫链（microscopic Markov chain）方程，对于每个节点 i 有

$$p_i^{\mathrm{US}}(t+1) = p_i^{\mathrm{AI}}(t)\delta\mu + p_i^{\mathrm{US}}(t)r_i(t)q_i^{\mathrm{U}}(t) + p_i^{\mathrm{AS}}(t)\delta q_i^{\mathrm{U}}(t)$$

$$p_i^{\mathrm{AS}}(t+1) = p_i^{\mathrm{AI}}(t)(1-\delta)\mu + p_i^{\mathrm{US}}(t)[1-r_i(t)]q_i^{\mathrm{A}}(t)$$
$$+ p_i^{\mathrm{AS}}(t)(1-\delta)q_i^{\mathrm{A}}(t)$$

$$p_i^{\mathrm{AI}}(t+1) = p_i^{\mathrm{AI}}(t)(1-\mu) + p_i^{\mathrm{US}}(t)\{[1-r_i(t)][1-q_i^{\mathrm{A}}(t)]$$
$$+ r_i(t)[1-q_i^{\mathrm{U}}(t)]\} + p_i^{\mathrm{AS}}(t)\{\delta[1-q_i^{\mathrm{U}}(t)]$$
$$+ (1-\delta)[1-q_i^{\mathrm{A}}(t)]\}$$

(5.13)

方程组 (5.13) 中第一个等式右边第一项表示节点从 AI 态转变为 US 态的概率，第二项表示节点保持在 US 态的概率，第三项表示节点从 AS 态转变为 US 态的概率。其他方程的各项可类似理解。

当达到稳态时，有 $p_i^{\mathrm{AI}}(t+1) = p_i^{\mathrm{AI}}(t) = p_i^{\mathrm{AI}}$（同样对于 AS 和 US 也成立）。为了计算流行病的暴发阈值 β_c，将方程 (5.13) 在临界点附近展开。当 β 靠近临界点时，物理层节点被疾病感染的概率极小，即 $p_i^{\mathrm{AI}} = \epsilon_i \ll 1$。由此可得到 $q_i^{\mathrm{A}} \approx 1 - \beta^{\mathrm{A}}\sum_j b_{ji}\epsilon_j$ 以及 $q_i^{\mathrm{U}} \approx 1 - \beta^{\mathrm{U}}\sum_j b_{ji}\epsilon_j$，代入方程组 (5.13)，有

$$p_i^{\mathrm{US}} = p_i^{\mathrm{US}}r_i + p_i^{\mathrm{AS}}\delta$$
$$p_i^{\mathrm{AS}} = p_i^{\mathrm{US}}(1-r_i) + p_i^{\mathrm{AS}}(1-\delta)$$
$$\mu\epsilon_i = (p_i^{\mathrm{AS}}\beta^{\mathrm{A}} + p_i^{\mathrm{US}}\beta^{\mathrm{U}})\sum_j b_{ji}\epsilon_j$$

(5.14)

由此，得到

$$\sum_j \left[[1-(1-\gamma)p_i^{\mathrm{A}}]b_{ji} - \frac{\mu}{\beta^U}\delta_{ji}\right]\epsilon_j = 0$$

(5.15)

其中，δ_{ij} 为单位矩阵的元素。式 (5.15) 利用了 $p_i^{\mathrm{AI}} \approx 0$ 以及 $p_i^{\mathrm{A}} = p_i^{\mathrm{AI}} + p_i^{\mathrm{AS}} \approx p_i^{\mathrm{AS}}$。定义矩阵 $\boldsymbol{H}$，其元素为 $h_{ji} = [1-(1-\gamma)p_i^{\mathrm{A}}]b_{ji}$，则方程 (5.15) 的解归结为求矩阵的本征值问题。满足方程 (5.15) 的最小 β^{U} 值即为流行病暴发的临界值。设矩阵 $\boldsymbol{H}$ 的最大本征值为 $\Lambda_{\max}(\boldsymbol{H})$，则有

$$\beta_c^{\mathrm{U}} = \frac{\mu}{\Lambda_{\max}(\boldsymbol{H})}$$

(5.16)

注意这里 β_c 的值取决于虚拟网络层的动力学, 即与 p_i^{A} 有关。由方程组 (5.14) 的前两个方程可知

$$p_i^{\mathrm{A}} = (1 - p_i^{\mathrm{A}})(1 - r_i) + p_i^{\mathrm{A}}(1 - \delta) \tag{5.17}$$

其中, $r_i = \prod_j [1 - a_{ji} p_j^{\mathrm{A}} \lambda]$, 方程 (5.17) 可通过迭代法进行求解。值得注意的是, p_i^{A} 的值只需要通过求解虚拟网络层上动力学方程的不动点便可得到, 与物理层上的动力学及结构无关。

最后值得一提的是, 当不考虑虚拟网络层与物理层之间的交互, 即单独考虑意识在虚拟网络层上传播时 (UAU 模型), 其传播阈值为 $\lambda_c = \delta / \Lambda_{\max}$。由此可知, 当 $\lambda < \lambda_c$ 时, 信息无法暴发, 于是有 $p_i^{\mathrm{A}} = 0$, 公式 (5.16) 变为 $\beta_c = \mu / \Lambda_{\max}$, 此时流行病的暴发与信息传播无关。当 $\lambda \geqslant \lambda_c$ 时, 流行病的暴发受制于虚拟网络层的结构及动力学行为。由此可在 $\lambda - \beta_c$ 相图上找到一个临界点 (λ_c, β_c), 它将相图分为两个区域: 在其中一个区域, 流行病的传播过程独立于信息的传播过程; 而在另一个区域, 流行病的传播过程受到信息传播的影响 (如图 5.8 所示)。这一临界点称为元临界点 (metacritical point)。

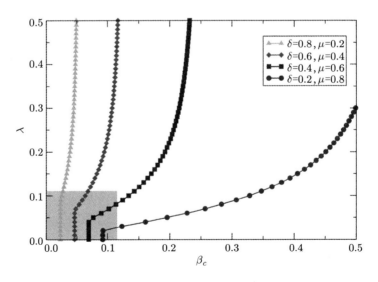

图 5.8　根据公式 (5.17) 计算得到的流行病暴发阈值 β_c 与 λ 的关系。不同形状的曲线代表不同的 δ 和 μ 值, 阴影部分代表所有 "元临界点" 可能出现的区域 (改编自文献 [25])

为了验证理论结果，将其与模拟结果进行比较。图 5.9(a) 和图 5.9(b) 分别对应的是蒙特卡罗模拟及理论计算获得的相图，其中横坐标为流行病的传播概率 β，纵坐标为信息的传播概率 λ，灰度表示感染疾病的人数比例 $\rho^{\mathrm{I}} = \frac{1}{N}\sum_i p_i^{\mathrm{I}}$。不难看出两者的差别极小，理论和实验符合得很好。

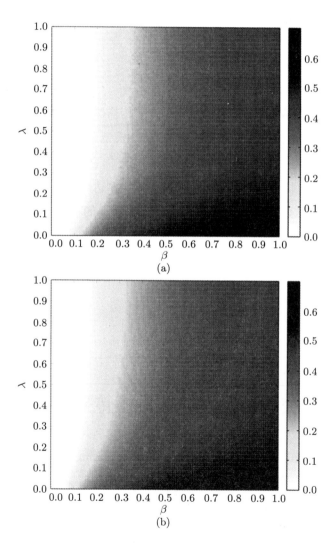

图 5.9　蒙特卡罗模拟 (a) 与理论计算 (b) 所获得的感染人数比例 ρ_I 随 β 和 λ 的变化关系图。两张相图的相对误差约为 1.6% (改编自文献 [25])

5.3.2 全局性的信息传播

在上述模型中，意识通过局部信息扩散（口口相传）进行传播。Granell 等进一步考虑了大众媒体的影响 [37]。他们将虚拟层的每个节点连接到一个定期传播疾病信息的节点，使得每个节点会以概率 m 变为有意识的。具体地，在每个时间步，先使虚拟层的所有节点经历 UAU 动力学过程，之后对于仍然保持在 U 态的节点令其以概率 m 自发地转变为 A 态。显然，当 $m = 0$ 时，该模型退回到原来的模型；而当 $m > 0$ 时，即使 m 很小，也能产生一些显著的结果，例如在 $\lambda - \beta$ 相图上元临界点会消失。

许多实证研究表明，人类的行为、意识等传播比生物（例如疾病）传播要更为复杂。因此，在虚拟网络层采用简单的 UAU 模型是否合适有待进一步的研究。基于上述模型框架，Guo 等利用阈值模型来描述信息的扩散动力学行为[38]：当一个 U 态个体的邻居节点中处于 A 态的节点比例达到一定的阈值时，该个体才会转变为 A 态。这一机制与 UAU 模型有着本质上的不同——这里来自不同邻居节点的作用不再是相互独立的，因此将其称为"复杂传播"。此外，文献 [39] 考虑了信息传播过程中的记忆效应（即非马尔可夫特性）等。对这方面研究感兴趣的读者可以参阅相关文献。

5.4 多层交通网络上的流行病传播

本节将介绍基于集合种群模型的多层网络上的流行病传播模型。在集合种群模型中，底层交通网络结构在流行病的传播过程中扮演了决定性的角色。现实中的交通网络是由航空网、铁路网和公路网等网络耦合而成，是一个典型的多层网络 [29, 40, 41]。

5.4.1 铁路－公路耦合网络上的流行病传播

考虑到全球交通网络的多层性（或多尺度性），Balcan 等尝试研究了由航空网（长程旅行）和通勤网（短程旅行）耦合而成的网络模型上的全球性流行病传播行为 [42]。他们发现虽然短程交通流量是长程流量的数十倍，但对全球性的流行病传播真正起作用的却是长程旅行，短程旅行只起到修正作用，但是它能加强邻近城市之间的同步性。

当考虑更小的区域，铁路网和公路网的作用就变得更为显著。特别在最近十几年，高速铁路网络得到了迅速发展。这一方面使得人们的出行变得更为高效便捷；而另一方面，它也潜在地加剧了流行病暴发的风险。为了研究铁路网对某个地区内流行病传播的影响，文献 [43] 提出了一个铁路－局域地区旅行网络模型，它将铁路网与公路网相互耦合在一起，如图 5.10 所示，图中上层代表铁路网（黑色圆点表示铁路站点），下层代表公路网（白色圆点表示铁路站点附近的城市或乡镇），它由一个个孤立的局域地区网络（黑色大圆圈）组成，它们之间的连接是通过上层网络中铁路站点之间的连边（黑色实线）而实现的。注意每个铁路站点对应（属于）一个城市，且它会服务周边的一片区域。

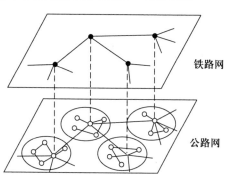

图 5.10 铁路－局域地区旅行网络模型示意图 (改编自文献 [43])

模型的具体构造如下：首先构建 m 个 ER 随机子网络，每个子网络的大小为 M_i（总节点数 $M = \sum_{i=1}^{m} M_i$），平均度为 $\langle k \rangle$。然后从每个子网络中挑选出度最大的节点作为铁路站点（共有 m 个站点），并将这些站点按 ER 网络的生成规则相互连接，保证其平均度也为 $\langle k \rangle$。设系统中的总人数为 N，初始时刻随机分布在局域的地区网络上 (铁路站点不被个体所占据)。假设人群被分为两部分: 旅行者和非旅行者, 在每个时间步, 一个非旅行者会以概率 p 变为旅行者, 一旦个体转变为旅行者, 就为其随机分配一个节点 (非铁路站点) 作为目的地。当旅行者到达目的地后, 就会自动转变为非旅行者, 然后继续等待 $1/p$ 个时间步进行下一轮旅行。设旅行者按照最短路径方式进行运动。由此可知, 当个体进行跨区域旅行时 (起始点与目的地在两个不同的子网络上), 他首先利用地面交通网络 (例如乘坐公交车或出租车等) 到达附近的铁路站点, 然后乘坐火车直达目的地所在区域的铁路站点, 接着再次利用地面交通网络到达目的地。

流行病的传播采用 SIS 模型。设每个时间步内一个易感态个体遇到一个感染态个体被感染的概率为 β, 且感染过程只发生在处于同一个节点的个体之间。由此可知, 一个处在节点 i 的易感者被感染的概率为 $1 - (1-\beta)^{n_{i,I}}$ (假设节点上的粒子是均匀混合的), 其中 $n_{i,I}$ 为节点 i 上的感染态粒子数; 同时, 一个感染态个体会以概率 μ 恢复为易感态。初始时刻令少数感染态粒子随机分布在网络中。

为了说明双层网络结构所带来的影响, 将铁路 – 局域地区旅行网络模拟结果与单层 ER 网进行比较 (保持网络大小和平均度一致), 如图 5.11 所示。图 5.11(a) 展示了系统中感染态人数密度 ρ_I 随时间的变化关系。可以看出, 双层网络上流行病的传播比单层 ER 网上更快, 且稳态时对应的感染态人数比例要更高。图 5.11(b) 展示了稳态时 ρ_I 随 β/μ 的变化关系。显然, 与 ER 网相比, 双层网络上的流行病暴发阈值更小。以上结果表明, 铁路 – 局域地区旅行网络结构能够加剧流行病的传播, 其主要原因在于铁路站点会聚集大量的个体, 导致疾病更容易暴发并迅速扩散到其他局域地区节点上。

为了从理论上分析铁路站点在流行病传播过程中的作用, 我们将模型进行简化。具体地, 忽略局域地区子网络的随机性, 将内部节点直接与铁路站点相连, 即考虑一系列的星形网络, 然后将每个星形网的中心节点连接成一个环, 如图 5.12 所示。为了方便起见, 假设所有子网络的大小是一样的。每个铁路站点有 k_{loc} 条连边连向局域地区网络中的节点, 有 2 条连边连向附近的铁路站点, 故其度为 $k_{loc}+2$; 而每个局域地区网络中节点的度为 1。在这个理论模型中, 一个处于局域地区网络节点上的旅行者若要到其他地区旅行, 同样必须经过附近的铁路站点, 但此时只需要经历一个时间步。

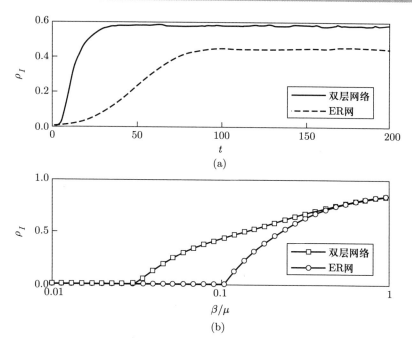

图 5.11 铁路 – 局域地区旅行网络和 ER 网上 (a) 感染密度 ρ_I 随时间 t 的演化关系，$\beta = 0.02$；(b) 稳态 ρ_I 随 β/μ 的变化关系。这里 $p = 0.05, \mu = 0.1$ (改编自文献 [43])

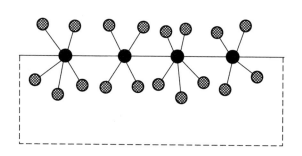

图 5.12 理论模型示意图 (改编自文献 [43])

首先考虑个体运动的动力学方程。设铁路站点数为 m，则局域地区旅行网络的总节点数为 mk_{loc}。铁路站点和局域地区节点上的总人数分别记为 N^T 和 N^{loc}（系统中的总人数为 $N = N^T + N^{loc}$），由此可得到每个铁路站点上的平均人数为 $n^T = N^T/m$，每个局域地区节点上的平均人数为 $n^{loc} = N^{loc}/mk_{loc}$。$n^T$

和 n^{loc} 的动力学方程如下：

$$\frac{\mathrm{d}n^{loc}}{\mathrm{d}t} = -pn^{loc} + \frac{\eta}{k_{loc}}n^T$$

$$\frac{\mathrm{d}n^T}{\mathrm{d}t} = -\eta n^T + pk_{loc}n^{loc} \tag{5.18}$$

其中，η 为个体离开铁路站点的概率。公式 (5.18) 中的第一个方程表示局域地区节点上的粒子数变化率取决于单位时间内从节点上跑出去的粒子数（等式右边第一项）以及从铁路站点跑进来的粒子数（等式右边第二项）。第二个方程可类似理解。η 的值可根据以下估计得到：考虑到周期性边界条件，个体最多在铁路线上经历 $m/2$ 个站点就能到达目的地所在的地区，因此每段旅程平均经过的站点数为 $m/4$。由此可知，当 $m \gg 1$ 时，个体离开铁路站点的概率为 $\eta = 4/m \sim 1/m$。稳态时，可得到

$$n^T = \frac{pN}{m(p+\eta)}$$

$$n^{loc} = \frac{\eta N}{mk_{loc}(p+\eta)} = \frac{\eta}{pk_{loc}}n^T \tag{5.19}$$

接下来引入 SIS 疾病传播过程。此时，n^T 和 n^{loc} 均由 S 态和 I 态个体组成，即有 $n^T = n_S^T + n_I^T$，$n^{loc} = n_S^{loc} + n_I^{loc}$。根据 SIS 动力学，可得到

$$\begin{aligned}
\frac{\mathrm{d}n_I^{loc}}{\mathrm{d}t} &= -n_I^{loc} + (1-p)[(1-\mu)n_I^{loc} + \beta n_S^{loc}n_I^{loc}] \\
&\quad + \frac{\eta}{k_{loc}}[(1-\mu)n_I^T + \beta n_S^T n_I^T] \\
\frac{\mathrm{d}n_I^T}{\mathrm{d}t} &= -n_I^T + pk_{loc}[(1-\mu)n_I^{loc} + \beta n_S^{loc}n_I^{loc}] \\
&\quad + (1-\eta)[(1-\mu)n_I^T + \beta n_S^T n_I^T]
\end{aligned} \tag{5.20}$$

考虑到 $N_I = mn_I^T + mk_{loc}n_I^{loc}$，可进一步得到 N_I 的演化方程

$$\frac{\mathrm{d}N_I}{\mathrm{d}t} = m\beta(k_{loc}n_S^{loc}n_I^{loc} + n_S^T n_I^T) - \mu N_I \tag{5.21}$$

由于初始阶段只有极少数的感染个体，即 $n_I^{loc} \ll n_S^{loc}$ 及 $n_I^T \ll n_S^T$，将其代入式 (5.21) 并舍去高阶项，有

$$\frac{\mathrm{d}N_I}{\mathrm{d}t} \approx \beta[n^{loc}(1-\chi) + n^T\chi]N_I - \mu N_I \tag{5.22}$$

其中，$\chi \equiv N_I^T/N_I$（满足 $0 < \chi < 1$），表示铁路站点上的感染态人数与系统中总感染态人数的比值。方程 (5.22) 的解为

$$N_I(t) = N_I(0)\mathrm{e}^{[\beta(n^{loc}(1-\chi)+n^T\chi)-\mu]t} \tag{5.23}$$

在 ER 随机网络中，感染人数随时间的演化关系为：$N_I(t) \sim \mathrm{e}^{(\beta n-\mu)t}$，其中 $n = N/M$ 表示每个节点上的平均粒子数。由于在双层网络上 $n^T \gg n$，所以在初始阶段感染人数会增加得比 ER 网上更快。同时，若流行病能暴发，e 的指数部分必须大于 0，由此可得到铁路 – 局域地区网上的暴发阈值 $(\beta/\mu)_c$ 会更小。

5.4.2　高速铁路 – 公路耦合网络上的流行病传播

上述模型尽管尝试将铁路网与公路网区分开来，但并没有考虑到它们之间的一个显著差别：对于现代的高速铁路来说，其运行速度远远高于普通的客运汽车或公共交通。为此，文献 [44] 进一步根据实际数据构建了一个旅行网络模型，将中国大陆人口大于 200 万的 116 个大城市作为节点，然后分别根据地图上的公路连接信息及各个城市的高速铁路运行信息构建了两层连边。设个体在高速铁路网上的移动速度为 v_f，在公路网上的移动速度为 v_s。根据实际情况，有 $v_f > v_s$。对于每个个体，假设他在网络上来回往返运动。个体在两个端点之间的运动采用最短时间原则，因此经历一段完整的旅行可能会在高速铁路网和公路网之间不断切换。流行病的传播采用 SIS 模型，并且假设个体在旅行时被感染的概率 β_2 与其不旅行时被感染的概率 β_1 是不一样的。研究结果发现，个体的运动速度在流行病传播过程中扮演了很重要的角色：当 β_2 较小时，更快的速度（高速铁路网）会导致更多的人被感染；而当 β_2 较大时，更快的速度反而会导致较少的人被感染，其原因在于旅途时间的缩短使得个体在旅行时被感染的风险减小了。

参考文献

[1] Boccaletti S, Bianconi G, Criado R. The structure and dynamics of multilayer networks [J]. Phys. Rep., 2014, 544: 1.

[2] 陆君安. 从单层网络到多层网络——结构, 动力学和功能 [J]. 现代物理知识, 2015, 4: 3-8.

复杂网络上的流行病传播

[3] Buldyrev S V, Parshani R, Paul P. Catastrophic cascade of failures in interdependent networks [J]. Nature, 2010, 464: 1025-1028.

[4] Parshani R, Buldyrev S V, Havlin S. Interdependent networks: Reducing the coupling strength leads to a change from a first to second order percolation transition [J]. Phys. Rev. Letts., 2010, 105: 048701.

[5] Gao J, Buldyrev S V, Stanley H E, et al. Networks formed from interdependent networks [J]. Nat. Phys., 2012, 8: 40-48.

[6] Gao J, Buldyrev S V, Havlin S, et al. Robustness of a network of networks [J]. Phys. Rev. Lett., 2011, 107: 195701.

[7] Baxter G J, Dorogovtsev S N, Goltsev A V, et al. Avalanche collapse of interdependent networks [J]. Phys. Rev. Lett., 2012, 109: 248701.

[8] Li W, Bashan A, Buldyrev S V, et al. Cascading failures in interdependent lattice networks: The critical role of the length of dependency links [J]. Phys. Rev. Letts., 2012, 108: 228702.

[9] Kivelä M, Arenas A, Barthélemy M, et al. Multilayer networks [J]. J. Complex Networks, 2014, 2: 203.

[10] Huang X, Jian X G, Buldyrev S V. Robustness of interdependent networks under targeted attack [J]. Phys. Rev. E, 2011, 83: 065101.

[11] Radicchi F, Arenas A. Abrupt transition in the structural formation of interconnected networks [J]. Nat. Phys., 2013, 9: 717.

[12] Buono C, Alvarez-Zuzek L G, Macri P A, et al. Epidemics in partially overlapped multiplex networks [J]. PloS one, 2014, 9: e92200.

[13] Wang Z, Wang L, Szolnoki A, et al. Evolutionary games on multilayer networks: A colloquium [J]. Eur. Phys. J. B, 2015, 88: 124.

[14] Wang H, Li Q, D'Agostino G. Efect of the interconnected network structure on the epidemic threshold [J]. Phys. Rev. E, 2013, 88: 022801.

[15] De Domenico M, Granell C, Porter M A, et al. The physics of spreading processes in multilayer networks [J]. Nat. Phys., 2016, 12: 901.

[16] de Arruda G F, Rodrigues F A, Moreno Y. Fundamentals of spreading processes in single and multilayer complex networks [J]. Phys. Rep., 2018, 756: 1-59.

[17] Brummit C D, Lee K M, Goh K I. Multiplexity-facilitated cascades in networks [J].

Phys Rev E, 2012, 85: 045102.

[18] Yagan O, Gligor V. Analysis of complex contagions in random multiplex networks [J]. Phys Rev E, 2012, 86: 036103.

[19] Jeffries W L. The number of recent sex partners among bisexual men in theunited-states [J]. Perspectives on sexual and reproductive health, 2011, 43: 151.

[20] Saumell-Mendiola A, Serrano M, Boguñá M. Epidemic spreading on interconnected networks [J]. Phys. Rev. E, 2012, 86: 026106.

[21] Cai W, Chen L, Ghanbarnejad F, et al. Avalanche outbreaks emerging in cooperative contagions [J]. Nat. Phys., 2015, 11: 936.

[22] Grassberger P, Chen L, Ghanbarnejad F, et al. Phase transitions in cooperative coinfections: Simulation results for networks and lattices [J]. Phys. Rev. E, 2016, 93: 042316.

[23] Chen L, Ghanbarnejad F, Brockmann D. Fundamental properties of cooperative contagion processes [J]. New J. Phys., 2017, 19: 103041.

[24] Wang W, Tang M, Yang H. Asymmetrically interacting spreading dynamics on complex layered networks [J]. Sci. Rep., 2014, 4: 5097.

[25] Granell C, Gómez S, Arenas A. Dynamical Interplay between awareness and epidemic spreading in multiplex networks [J]. Phys. Rev. Lett., 2013, 111: 128701.

[26] Funk S, Gilad E, Watkins C, et al. The spread of awareness and its impact on epidemic outbreaks [J]. Proc. Natl. Acad. Sci. USA, 2009, 106: 6872-6877.

[27] Ruan Z, Tang M, Liu Z. Epidemic spreading with information-driven vaccination [J]. Phys. Rev. E, 2012, 86: 036117.

[28] Soriano-Paños D, Lotero L, Arenas A, et al. Spreading processes in multiplex metapopulations containing different mobility networks [J]. Phys. Rev. X, 2018, 8: 031039.

[29] Gu C, Zou S, Xu X. Onset of cooperation between layered networks [J]. Phys. Rev. E, 2011, 84: 026101.

[30] Dickison M, Havlin S, Stanley H E. Epidemics on interconnected networks [J]. Phys. Rev. E, 2012, 85: 066109.

[31] Cohen R, Erez K, Ben-Avraham D, et al. Resilience of the Internet to random breakdowns [J]. Phys. Rev. Lett., 2000, 85: 4626.

[32] Karrer B, Newman M E J. Competing epidemics on complex networks [J]. Phys. Rev. E, 2011, 84: 036106.

[33] Funk S, Jansen V A A. Interacting epidemics on overlay networks [J]. Phys. Rev. E, 2010, 81: 036118.

[34] Newman M E J. Modeling the dynamical interaction between epidemics on overlay networks [J]. Phys. Rev. E, 2011, 84: 026105.

[35] Sanz J, Xia C, Meloni S, et al. Dynamics of interacting diseases [J]. Phys. Rev. X, 2014, 4: 041005.

[36] Zhao Y, Zheng M, Liu Z. A unified framework of mutual influence between two pathogens in multiplex networks [J]. Chaos, 2014, 24: 043129

[37] Granell C, Gómez S, Arenas A. Competing spreading processes on multiplex networks: Awareness and epidemics [J]. Phys. Rev. E, 2014, 90: 012808.

[38] Guo Q, Jiang X, Lei Y. Two-stage effects of awareness cascade on epidemic spreading in multiplex networks [J]. Phys. Rev. E, 2015, 91: 012822.

[39] Liu Q, Wang W, Tang M. Impacts of complex behavioral responses on asymmetric interacting spreading dynamics in multiplex networks [J]. Sci. Rep., 2016, 6: 25617.

[40] Xu X, Qu Y, Guan S. Interconnecting bilayer networks [J]. Europhy. Lett., 2011, 93: 68002.

[41] Kurant M, Thiran P. Layered complex networks [J]. Phys. Rev. Letts., 2006, 96: 138701.

[42] Balcan D, Colizza V, Gonçalves B. Multiscale mobility networks and the spatial spreading of infectious diseases [J]. Proc. Natl. Acad. Sci. USA, 2009, 106: 21484.

[43] Ruan Z, Hui P, Lin H, et al. Risks of an epidemic in a two-layered railway-local area traveling network [J]. Eur. Phys. J. B, 2013, 86: 13.

[44] Ruan Z, Wang C, Hui P, et al. Integrated travel network model for studying epidemics: Interplay between journeys and epidemic [J]. Sci. Rep., 2015, 5: 11401.

第6章 流行病的免疫策略与控制

　　科学家们研究流行病的发病机制与传播规律，目的是控制流行病的肆意传播，以减轻或者规避流行病带来的危害。一般来说，从生物学的角度来研究疾病的性质，并研制相应的疫苗或抗病毒药物极其重要。然而，流行病的控制并不仅仅只是一个生物学问题。首先，如何在大量人群中有效分配疫苗才能最大限度地抑制疾病的传播，答案往往与接触网络的结构和传播机制相关——对于不同的网络结构和传播行为可能需要采取不同的免疫策略。其次，人具有主观能动性，在面对潜在风险时，往往会自发采取各种行为来进行自我保护。例如在流行病暴发期间，人们会通过减少出行、戴口罩等行为来降低个体之间的相互作用。最后，政府部门的一些干预措施在流行病的控制中也扮演了重要的角色。例如通过关闭学校及娱乐场所等公共人群聚集区域，可以有效地防止疾病的扩散。总而言之，流行病的防范与控制是一个涉及生物学、社会科学、博弈论、统计物理等多个学科，需要各个领域的学者共同努力去解决的一个关乎人类自身安全的重要问题。

6.1　选择性免疫

流行病的传播在很大程度上依赖于人群接触网络的结构。如何根据网络信息（局域或全局）从中挑选出部分关键节点进行免疫，从而抑制流行病大规模扩散的策略称为免疫策略。被免疫的节点和连边相当于从网络中被移除，不再参与任何感染反应。当免疫的粒子数足够多时，还能保护其他易感态的粒子免受感染，从而可以增加流行病的暴发阈值，这种效应称为群体免疫（herd immunity）[1]。Pastor-Satorras 等人最早研究了均匀网络和无标度网络上的免疫策略，并得到了一些很有启发性的结论 [2]。

6.1.1　随机免疫

简单回顾一下均匀网络上流行病传播的情形。考虑 SIS 模型，设有效传播率 $\lambda = \beta/\mu$，其中 β 为感染率，μ 为恢复率。不失一般性，假定 $\mu = 1$。根据平均场理论，容易得到感染密度 $\rho(t)$ 随时间的演化方程

$$\frac{\mathrm{d}\rho(t)}{\mathrm{d}t} = -\rho(t) + \lambda\langle k\rangle\rho(t)[1 - \rho(t)] \tag{6.1}$$

由上述方程可知，对于稳态感染密度 $\rho(\infty)$，存在一个阈值 $\lambda_c = 1/\langle k\rangle$，使得

$$\begin{aligned}&\rho(\infty) = 0, \quad \lambda < \lambda_c \\ &\rho(\infty) \sim \lambda - \lambda_c, \quad \lambda \geqslant \lambda_c\end{aligned} \tag{6.2}$$

也就是说，当有效传播率 λ 小于某一阈值 λ_c 时，病毒最终会在网络上自动消亡；当 λ 大于该阈值时，病毒会在系统中暴发。对于均匀网络（$k \simeq \langle k\rangle$），节点之间近似等价，此时一种简单且有效的免疫策略是进行随机免疫，即每个节点以相同的概率被选为免疫对象。设 g 为免疫控制参量，表示网络中被免疫的节点比例。在随机免疫情况下，可认为 λ 值等价变为 $\lambda(1 - g)$。将方程（6.1）中的 λ 使用

$\lambda(1 - g)$ 进行替换，可以得到

$$\rho(\infty) = 0, \quad g > g_c$$
$$\rho(\infty) \sim \lambda - \lambda_c, \quad g \leqslant g_c \tag{6.3}$$

其中，$g_c = (\lambda - \lambda_c)/\lambda$，代表免疫节点比例的临界值。由此可知，当网络中免疫节点的比例大于 g_c 时，病毒就无法在网络中持续传播。

6.1.2 目标免疫

对于无标度网络，情况则大为不同。设 ρ_k 为度为 k 的节点的平均感染比例（$\rho_k = N_{I,k}/N_k$，其中 N_k 表示度为 k 的节点数，$N_{I,k}$ 为其中的感染节点数）。基于度的平均场理论，可以得到 $\rho_k(t)$ 随时间的演化方程

$$\frac{\mathrm{d}\rho_k(t)}{\mathrm{d}t} = -\rho_k(t) + \lambda k[1 - \rho_k(t)]\Theta(\rho(t)) \tag{6.4}$$

其中，$\Theta(\rho(t))$ 表示在网络中随机选取一条连边，它指向感染节点的概率。由于任意一条连边指向度为 k 的节点的概率正比于 $kP(k)$，有

$$\Theta(\rho(t)) = \frac{\sum\limits_{k} kP(k)\rho_k(t)}{\sum\limits_{k} kP(k)} \tag{6.5}$$

由方程 (6.4) 可得，稳态 ρ_k 值大于 0 的条件为 $\lambda > \lambda_c = \langle k \rangle / \langle k^2 \rangle$，其中 λ_c 为流行病的暴发阈值。对于度分布满足 $P(k) \sim k^{-\gamma}$ 的无标度网络，当 $2 < \gamma \leqslant 3$ 时，在热力学极限下（网络大小 $N \to \infty$）有 $\langle k^2 \rangle \to \infty$，即 $\lambda_c \to 0$。这意味着无论有效传播率多么小，总能引发流行病的全局传播。对于这种情形，随机免疫方法完全失效。这是因为当使用 $\lambda(1 - g)$ 替换 λ 时，得到

$$1 - g_c = \frac{1}{\lambda} \frac{\langle k \rangle}{\langle k^2 \rangle} \tag{6.6}$$

当 $\langle k^2 \rangle \to \infty$ 时，$g_c \to 1$，即网络中全部节点都被免疫，才能阻止流行病的暴发。

对于这种情况，一种有效的免疫方法是采取目标免疫 [2–7]，即免疫网络中度大的节点——首先对网络中的节点按度值大小从高到低进行排序，然后选取 gN 个排序靠前的节点进行免疫。当网络很大时，可引入阈值上限 $k_t(g)$，使得满

足 $k > k_t$ 的节点均处于免疫态。此时网络中被免疫的节点比例为 $g = \sum\limits_{k > k_t} P(k)$。

由此可知，度小于 k_t 的所有节点的平均度和方差分别为 $\langle k \rangle_t = \sum\limits_{m}^{k_t} kP(k)$ 和

$\langle k^2 \rangle_t = \sum\limits_{m}^{k_t} k^2 P(k)$，其中 m 表示节点的最小度值。在网络中任取一条边，它指向免疫节点的概率为

$$p(g) = \frac{\sum\limits_{k > k_t(g)} kP(k)}{\sum\limits_{k} kP(k)} \tag{6.7}$$

考虑到被免疫的节点（比例 g）及其对应的连边相当于从网络中被移除，剩余的节点满足度分布

$$P_g(k) = \sum\limits_{q \geqslant k}^{k_t} P(q) \binom{q}{k} (1-p)^k p^{q-k} \tag{6.8}$$

这一新的度分布对应的平均值和方差分别为 $\langle k \rangle_g = \langle k \rangle_t (1-p)$ 和 $\langle k^2 \rangle_g = \langle k^2 \rangle_t (1-p)^2 + \langle k \rangle_t p(1-p)$。根据公式 $\lambda_c = \langle k \rangle / \langle k^2 \rangle$，可以得到关于免疫比例临界值的方程

$$\frac{\langle k^2 \rangle_{g_c}}{\langle k \rangle_{g_c}} \equiv \frac{\langle k^2 \rangle_t}{\langle k \rangle_t} [1 - p(g_c)] + p(g_c) = \lambda^{-1} \tag{6.9}$$

考虑 BA 网络（节点最小连边数为 m），并假设度 k 是连续变化的，可以得到免疫比例 g 与度阈值上限 $k_t(g)$ 的关系

$$g = 1 - \int_m^{k_t} P(k)\mathrm{d}k = m^2 k_t^{-2} \tag{6.10}$$

由上式可知，$k_t = mg^{-1/2}$。同样，还可以得到当 $k_t = mg^{-1/2} \to \infty$ 时，$\langle k \rangle_t \approx 2m$ 和 $\langle k^2 \rangle_t \approx 2m^2 ln(g^{-1/2})$。将这些表达式代入方程（6.9），最终可得到目标免疫下免疫阈值的近似解

$$g_c \sim \exp(-2/m\lambda) \tag{6.11}$$

上式表明，目标免疫（按度值进行免疫）对于 BA 网络具有极好的效果：免疫阈值随有效传播率 λ 呈指数衰减。这里以 BA 网络为例讨论免疫阈值，但以上分析显然可以扩展到度分布满足 $P(k) \sim k^{-\gamma}$ 的任意无标度网络。

为了验证理论分析的有效性,图 6.1 比较了 BA 网上采取随机免疫和目标免疫两种方法对应的结果,其中纵坐标表示最终感染节点的相对比例 (ρ_0 指不存在免疫节点时的最终感染密度),横坐标表示免疫节点比例。这里采用的是 SIS 模型,有效传播率 $\lambda = 0.25$。可以看出,对于随机免疫,最终感染密度随着 g 的增加逐渐衰减,直到 $g \to 1$,才有 $\rho_g \to 0$,即流行病的传播得到遏制。而对于目标免疫,ρ_g 随着 g 的增加急剧下降。利用线性外插法,可以近似得到 $g_c \approx 0.16$。由此可知,无标度网络对于针对性强的目标免疫确实极度敏感。尽管无标度的结构性质有利于病毒的传播,但只要能够找到少数关键节点进行免疫,就能非常有效地控制流行病的传播。

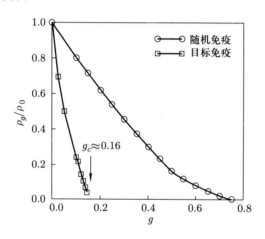

图 6.1   BA 网上采取随机免疫和目标免疫两种方法对应的结果 (改编自文献 [2])

6.1.3   熟人免疫

然而,目标免疫需要知道网络的全局信息,即每个节点的度,这使得该方法在实际应用时存在极大的局限性,因为现实中人群接触网络的全局信息是很难获取的。Cohen 等人引入了一种新的免疫策略,称为熟人免疫策略 [8]。该策略的实施步骤如下:

(1) 在非均匀网络中随机选取比例 p 的节点,将这些节点放入集合 A。

(2) 对于集合 A 中的每个节点,随机选取该节点的一个邻居节点,将这些节点放入集合 B。

(3) 免疫集合 B 中的所有节点。

这一策略只要求知道网络的局部信息，因此可以很容易应用到现实情况中。例如对于性传播疾病的控制，可以先从特定人群中随机选取一部分个体，然后对他们的性伴侣免疫即可。熟人免疫策略具有比随机免疫更好的效果。这是因为，在网络中随机选取一条连边，该连边指向一个度为 k 的节点的概率正比于 $kP(k)$，其中 $P(k)$ 为网络的度分布。由此可知，集合 B 中的节点平均度要高于集合 A 中的节点。图 6.2 展示了免疫阈值 g_c 随度分布指数 γ 的变化关系 [9]，可以看出，当 γ 较小时，对于随机免疫策略，$g_c \approx 1$，即几乎全部节点都被免疫才能阻止流行病的暴发，直到 $\gamma > 2.5$，g_c 才开始下降；对于熟人免疫策略，当 γ 在区间 $(2, 3.5)$ 中变化时，g_c 的值始终保持在 30% 以下，且变化幅度不大。这表明熟人免疫策略确实远远好于随机免疫策略，且网络异质性对这一策略有效性的影响并不显著。

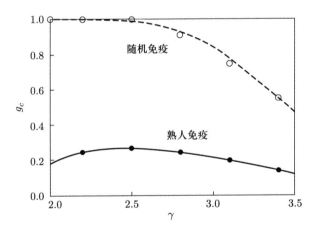

图 6.2　无标度网络上两种不同免疫策略下免疫阈值 g_c 随度分布指数 γ 的变化关系。其中空心圆（模拟结果）或虚线（理论结果）对应随机免疫的情形；实心圆（模拟结果）或实线（理论结果）对应熟人免疫的情形。这里采用的是 SIS 模型 (改编自文献 [9])

熟人免疫策略的优势在于不需要获取网络的全局信息，但其免疫效果并不是最优。Gallos 等人提出了一种改进版的熟人免疫策略 [10]：首先从网络中随机选取一定比例的个体，然后询问每个个体其邻居节点中度值比自己大或大于某一给定阈值（例如 $k_c = 7$）的节点，将其作为最终免疫对象。实验发现，无论是在人为构造的无标度网络中，还是在一些具有胖尾分布的真实社交网络中，这一方法都具有极好的免疫效果。通过局部信息来挑选重要节点进行免疫，从而有效阻止疾病的大规模传播是流行病控制研究的主要思路之一，关于这一方面的研究还有很多，有兴趣的读者可以参考文献 [11, 12]。

6.2   社区网络中的流行病控制

6.2.1   基于节点介数的免疫

免疫策略的有效性往往取决于所考虑系统的网络结构。在社区结构中，整个网络可以划分成几个模块，模块内部节点之间的连接稠密，而不同模块的节点之间连接稀疏 [13, 14]。通常，称连接两个不同模块的连边的两端节点为桥节点 [15]。从直观上来说，有效控制桥节点是阻断或减缓流行病从一个社区扩散到另一个社区的关键。然而桥节点并不一定具有很高的度值，因此基于节点度的目标免疫策略或熟人免疫策略都可能失效。

一种比较有效的方法是考虑节点的介数 [16]，因为桥节点往往具有很高的介数值。通过计算网络中每个节点的介数并免疫介数值较大的节点，可以有效地阻止流行病的传播。图 6.3(a) 比较了基于度和基于介数这两种免疫方法的效果，采用 SIR 模型，其中横坐标表示模块度，值越大代表社区结构越强；纵坐标代表免疫节点比例。$S_m(m = \text{degree}, \text{betweenness})$ 表示采用方法 m 时对应的平均最终感染人数，颜色代表两种方法平均最终感染人数的差值：蓝色表示值为负，红色表示值为正，白色代表两者差值小于等于 0.1% 的总节点数。可以看出，随着社区结构的增强，基于介数的免疫方法更加有效。

另一种比较有效的方法是基于随机行走的节点中心性，它定义为一个随机行走者在任意两节点 s 和 t 之间随机运动时经过某一节点的频次 [17]。这一方法不仅考虑了两点之间的最短路径，还包括了其他可能的路径。由图 6.3(b) 和图 6.3(c) 可知，相比于另外两种策略，基于随机行走的节点中心性策略在绝大多数情况下效果都更好。

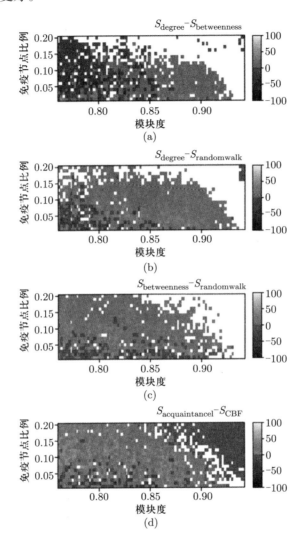

图 6.3　社区网络上几种不同免疫策略的比较, 颜色表示采用不同免疫方法时, 对应的平均最终感染人数的差值 (改编自文献 [18]) (见彩图)

6.2.2　桥节点免疫

　　尽管以上这几种免疫方法都十分有效, 但它们的缺点是需要网络的全局信息, 这在大多数情况下是很难做到的。为此, Salathé 等人提出了一种基于局域信息的免疫策略——Community-Bridge-Find (CBF) 算法 [18]。CBF 算法利用节点邻居的结构信息, 通过自避免随机游走 (即不访问之前访问过的节点) 的方法来识别社区网络中的桥节点。CBF 算法基于这样的假设: 在随机游走过程中, 一个与曾经访问的节点都不相连的节点, 很有可能属于另外一个社区。具体算法如下: 随机挑选一个节点 $v_{i=0}$ 作为源点, 然后开始做自避免随机游走; 对于之后访问的每个节点 $v_{i \geqslant 2}$, 检查从 $v_{i \geqslant 2}$ 到曾经访问过的节点间的连边数是否大于 1 (之所以要求大于 1 是因为每个节点 v_i 至少会与节点 v_{i-1} 相连), 如果只有一条连边与访问过的节点相连 (例如从 v_i 到 v_{i-1}), 则节点 v_{i-1} 被认为是潜在的目标节点。接下来做进一步的检测: 随机挑选 v_i (而不是 v_{i-1}) 的两个邻居节点, 检查它们是否与之前访问过的节点 $v_{j<i}$ 存在连接; 如果有, 则 v_{i-1} 不是潜在的目标节点, 然后从 v_{i-1} 节点处继续随机游走过程; 如果没有, 则 v_{i-1} 是目标节点, 将其免疫。然后丢弃本次游走的所有信息, 随机挑选一个节点 $v_{i=0}$ 重新开始随机游走。

图 6.4 是 CBF 算法的一个示意图。在这个例子中, 随机游走从节点 v_0 开始, 然后随机运动到 v_1 再到 v_2 (图 6.4(a))。根据算法要求, 当访问到节点 v_2 时, 需要检查 v_2 是否与访问过的节点存在一条以上的连边。可以看出, 确实存在两条连边 $v_2 - v_1$ 和 $v_2 - v_0$, 由此可知 v_1 不是目标节点, 继续随机游走到节点 v_3。v_3 与访问过的节点间只存在一条连边 ($v_3 - v_2$), 因此节点 v_2 为潜在的目标节点。接下来做进一步判断, 随机挑选 v_3 的两个邻居节点, 检查它们是否与访问过的节点间存在连边——确实找到一条 (与节点 v_0 相连, 如图 6.4(d) 中的虚线所示), 所以节点 v_2 仍旧不是目标节点, 继续随机游走到 v_4。节点 v_4 与访问过的节点只存在一条连边 (与节点 v_3), 然后从其邻居节点中随机挑选两个节点, 发现它们都不与之前访问过的节点相连 (如图 6.4(f) 所示), 因此节点 v_3 为目标节点, 需进行免疫。

与熟人免疫类似, CBF 免疫策略事实上是一种随机算法, 它只需要网络的局域信息, 因此 CBF 与基于度、介数或随机行走中心性的免疫方法具有本质上的不同, 由于后 3 种方法假定知道网络的全局信息, 它们的免疫效果比基于局域信息的策略好。这里比较两种同类型的免疫策略, 即熟人免疫和 CBF 免疫。由图 6.3(d) 可知, 在大部分情况下, CBF 免疫策略表现得更好 (红色区域面积更

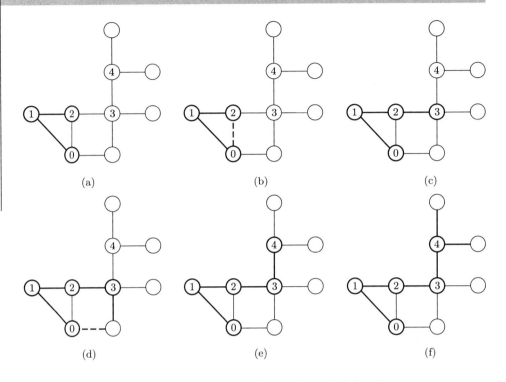

图 6.4　Community-Bridge-Find 算法示意图 (改编自文献 [18])

大)；而在社区结构很强时，熟人免疫的效果更好。这是由于当网络的社区性很
强时，并不利于流行病的传播，病毒很可能会被限制在一个局域社区而很难跨越
到其他社区中去。

6.2.3　桥中心节点免疫

　　CBF 免疫策略的一个改进版本是 Bridge-Hub-Detector（BHD）算法 [19]，该
算法考虑了现实网络中桥节点可能具有异质性。例如，某些桥节点的弱连接（连
接不同子社区间的连边）度数会很大，我们称这类桥节点为桥中心点。一般来说，
桥中心节点在社区间的流行病传播扮演了更为重要的角色。BHD 算法的目的就
是有效识别桥中心节点。其主要思路如下：首先，随机选择一个节点 v_0 开始进
行自避免随机游走，设 v_t 表示 t 时刻随机游走到的节点位置。引入集合 f_t 和
F_{t-1}，分别表示节点 v_t 的邻居集合及从 1 到 $t-1$ 时间步内所有访问过的节点
及其邻居的集合。当访问节点数大于等于 3 时，开始进行检测：观察集合 f_t 中

的所有节点是否全部包含于集合 F_{t-1} 中，或者两个集合中的节点之间是否存在连接。如果有一个条件成立，则节点 v_t 不是目标节点，继续进行随机游走，同时更新集合 $F_t \equiv F_{t-1} \cup v_t$；反之，$v_t$ 被视为目标节点（桥节点）进行免疫。同时，从 f_t 中任选一个不属于 F_{t-1}，或者与 F_{t-1} 中的节点不存在连接关系的节点 v_H，将其免疫（v_H 很可能是桥中心点）。此时，节点 v_t 和 v_H 均被免疫，自避免随机游走过程结束。重复以上过程，直到比例为 g 的节点被免疫。实验结果表明，在一些真实网络中，相比于熟人免疫和 CBF 算法，BHD 算法在多数情况下都具有更理想的免疫效果。

6.3　活动驱动网络中的流行病控制

现实网络如人群接触网络一个极为重要的特征是动态性——个体与个体之间的联系往往会随时间而变化 [20-23]。本节介绍一个比较典型的时变网络模型 [24] 即活动驱动网络模型，来研究相应的流行病控制策略 [25]。

在活动驱动网络模型中，每个节点 i 对应一个活跃率 a_i，表示单位时间内该节点与其他节点建立联系的概率。a_i 可根据给定的概率分布函数 $F(a)$ 进行分配。如图 6.5 所示，网络的构建满足以下三条规则：① 在每个时间步 t，网络 G_t 从 N 个孤立的节点开始构建；② 每个节点 i 以概率 $a_i \Delta t$ 变为活跃态，并伸出 m 条连边连向任意其他 m 个节点；③ 在下一个时间步 $t + \Delta t$，网络 G_t 中的连边全部被删除，所以每个节点之间的作用时长为 Δt。不失一般性，令 $\Delta t = 1$。由上述连接机制可知，活动驱动网络是随机且无记忆的。活跃率的概率分布函数 $F(a)$ 决定了网络的结构特性和相应的动力学行为。如果将许多个有限时间窗口下的活动驱动网络整合在一起，可以得到一个度分布满足函数形式 $F(a)$ 的静态网络。为了反映真实系统的特点，这里采用一种胖尾分布的函数形式 [24, 26]，即 $F(a) = Ba^{-\gamma}$，其中 $a \in [\epsilon, 1]$（ϵ 是一个大于 0 的小量，引入它是为了避免当 $a \to 0$ 时的发散行为）。

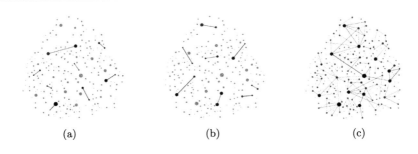

(a)　　　　　　　　(b)　　　　　　　　(c)

图 6.5　活动驱动网络模型 (改编自文献 [25])

接下来考虑流行病的传播过程。基于 SIS 模型，定义 I_a^t 和 S_a^t 分别为 t 时刻活跃率为 a 的感染态人数和易感态人数。根据平均场理论，可以得到演化方程

$$
\begin{aligned}
I_a^{t+1} = {} & I_a^t - \mu I_a^t + \lambda m (N_a - I_a^t - R_a^t) a \int \mathrm{d}a' \frac{I_{a'}^t}{N} \\
& + \lambda m (N_a - I_a^t - R_a^t) \int \mathrm{d}a' \frac{I_{a'}^t a'}{N}
\end{aligned}
\tag{6.12}
$$

其中，μ 为恢复概率，λ 为单次接触的感染概率，N_a 是活跃率为 a 的节点数目，R_a^t 为 t 时刻活跃率为 a 的免疫节点数量。式 (6.12) 右边第一项表示 t 时刻活跃率为 a 的感染态节点数；第二项表示这部分节点中恢复为易感态的节点数；第三项表示在活跃率为 a 的易感态节点中，处于活跃状态并连向感染节点从而导致被感染的节点数；最后一项表示活跃率为 a 的易感态节点被处于活跃态的感染节点连接，从而被感染的数量。若不考虑免疫策略即 $R_a^t = 0$ 的情况下，将方程 (6.12) 对不同的活跃率 a 求和并忽略关于 I/N 的二阶项，可得到

$$
I^{t+1} = I^t - \mu I^t + \lambda m \langle a \rangle I^t + \lambda m \theta^t
\tag{6.13}
$$

其中，$\theta^t = \int \mathrm{d}a' I_{a'}^t a'$。将方程 (6.12) 两边同乘以 a 并对其进行积分，有

$$
\theta^{t+1} = \theta^t - \mu \theta^t + \lambda m \langle a^2 \rangle I^t + \lambda m \langle a \rangle \theta^t
\tag{6.14}
$$

在连续时间极限的假设下，方程 (6.13) 和方程 (6.14) 可重新写成如下微分形式：

$$
\begin{aligned}
\partial_t I &= -\mu I + \lambda m \langle a \rangle I + \lambda m \theta \\
\partial_t \theta &= -\mu \theta + \lambda m \langle a^2 \rangle I + \lambda m \langle a \rangle \theta
\end{aligned}
\tag{6.15}
$$

该微分方程组对应的雅可比矩阵为

$$J = \begin{bmatrix} -\mu + \lambda m \langle a \rangle & \lambda m \\ \lambda m \langle a^2 \rangle & -\mu + \lambda m \langle a \rangle \end{bmatrix} \tag{6.16}$$

其本征值为

$$\Lambda_{(1,2)} = \langle a \rangle \lambda m - \mu \pm \lambda m \sqrt{\langle a^2 \rangle} \tag{6.17}$$

流行病暴发的条件为最大本征值大于 0，由此可得

$$\frac{\lambda}{\mu} \geqslant \frac{1}{m} \frac{1}{\langle a \rangle + \sqrt{\langle a^2 \rangle}} \tag{6.18}$$

令 $\beta = \lambda \langle k \rangle$，最终可得到 SIS 传播模型的阈值条件

$$\frac{\beta}{\mu} \geqslant \xi^{SIS} \equiv \frac{2\langle a \rangle}{\langle a \rangle + \sqrt{\langle a^2 \rangle}} \tag{6.19}$$

这里利用了等式 $\langle k \rangle = 2m \langle a \rangle$。由上述结果可知，SIS 模型活动驱动网络上的流行病暴发阈值并不依赖于按时间整合的网络结构，而只与节点的平均活跃程度及其涨落有关。

基于以上的理论框架，下面来讨论不同的免疫策略。首先，考虑随机免疫策略（random strategy，RS），即每个节点以相同的概率 p 被选为免疫节点（见图 6.6(a)）。在这种情况下，可通过令 $R_a = pN_a$ 来求解方程（6.12）。按照前面的做法，可以得到流行病暴发的阈值条件

$$\frac{\beta}{\mu} \geqslant \xi^{RS} \equiv \frac{1}{1-p} \frac{2\langle a \rangle}{\langle a \rangle + \sqrt{\langle a^2 \rangle}} = \frac{\xi^{SIS}}{1-p} \tag{6.20}$$

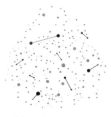 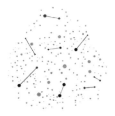 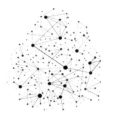

(a) 随机免疫策略　　(b) 目标免疫策略　　(c) 以自我为中心的采样免疫策略

图 6.6　三种不同的免疫策略 (改编自文献 [25])

与没有免疫的情况相比,此时疾病暴发的阈值多了一项因子 $1/(1-p)$。这是因为随机免疫的效果等价于每个节点的有效传播率变为 $\beta(1-p)$。另外,由等式 (6.20) 可以反解出免疫阈值

$$p_c = 1 - \frac{2\langle a \rangle}{\langle a \rangle + \sqrt{\langle a^2 \rangle}} \frac{\mu}{\beta} \tag{6.21}$$

图 6.7(a) 展示了稳态时感染人数 I_∞ 随 β/μ 和免疫比例 p 的变化关系。在模拟中,选择参数 $N = 10^4, m = 3, \epsilon = 10^{-3}$,节点活跃分布函数为 $F(a) \sim a^{-2.2}$。可以看出,整个参数空间被分为两部分:黑色区域为吸收相,表示流行病无法暴发 ($I_\infty \to 0$);其他区域为活跃相,此时流行病可在网络上全局传播。数值模拟结果很好地验证了理论预期(白色曲线,对应等式 (6.21))。

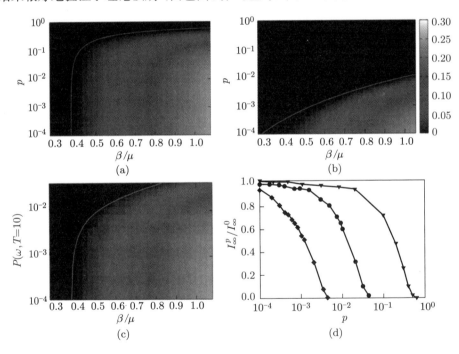

图 6.7 (a)—(c) 三种不同免疫策略下稳态感染人数 I_∞ 随 β/μ 和免疫比例 p 的变化关系;(d) $\beta/\mu = 0.81$ 时,相对稳态感染比例 I_∞^p/I_∞^0 随 p 的变化关系,三角形,圆形和四方形分别代表随机免疫策略,ESS 策略和目标免疫策略(改编自文献 [25])

接下来考虑目标免疫策略(targeted strategy,TS),这里选为免疫目标的是活跃率高的节点。首先对节点按活跃率大小从高到低进行排序,然后免疫排名靠

前的 pN 个节点（见图 6.6(b)）。这一方法等价于确定一个阈值 a_c，然后免疫所有活跃率 $a \geqslant a_c$ 的节点。因此，免疫比例与 a_c 满足以下关系：$p = \int_{a_c}^{1} F(a)\mathrm{d}a$。若 $F(a) = Aa^{-\gamma}$，则有

$$p = \frac{1}{1-\epsilon^{1-\gamma}}(1 - a_c^{1-\gamma}) \tag{6.22}$$

由于活跃率 $a \geqslant a_c$ 的节点全部免疫，病毒的传播只能在 $a < a_c$ 这类节点中发生，相应地，感染态节点数的变化满足以下方程：

$$I_a^{t+1} = I_a^t - \mu I_a^t + \lambda m(N_a - I_a^t)a \int_{\epsilon}^{a_c} \mathrm{d}a' \frac{I_{a'}^t}{N}$$
$$+ \lambda m(N_a - I_a^t) \int_{\epsilon}^{a_c} \mathrm{d}a' \frac{I_{a'}^t a'}{N} \tag{6.23}$$

最终可得到目标免疫下的阈值条件

$$\frac{\beta}{\mu} \geqslant \xi^{TS} \equiv \frac{2\langle a \rangle}{\langle a \rangle^c + \sqrt{(1-p)\langle a^2 \rangle^c}} \tag{6.24}$$

其中，$\langle a^n \rangle^c = \int_{\epsilon}^{a_c} a^n F(a)\mathrm{d}a$。通过反解上述方程，可以得到 p_c 的值。图 6.7(b) 展示了目标免疫策略下稳态感染人数 I_∞ 随 β/μ 和免疫比例 p 的变化关系。同样，理论结果（白色曲线）与模拟结果符合得较好。与图 6.7(a) 相比，可以看出免疫阈值更小，意味着目标免疫策略和随机免疫策略相比，只需要更少的免疫节点就能达到控制流行病大范围传播的效果。

最后考虑以自我为中心的采样免疫策略（egocentric sampling strategy，ESS），该方法类似于熟人免疫，只需要知道网络的局域信息。首先随机选取 ω 比例的节点作为试探节点，在时间窗口 T 内观察每个节点与其他节点的接触情况，每个节点形成一个自我网络，然后从每个自我网络中随机选取一个节点进行免疫（见图 6.6(c)）。在这种方式下，一个活跃率为 a 的节点在一个时间步后免疫的概率为

$$P_a = a\omega \int \mathrm{d}a' \frac{mN_{a'}}{N} + \omega \int \mathrm{d}a' a' \frac{mN_{a'}}{N} \frac{1}{m} \tag{6.25}$$

等式右边第一项表示活跃率为 a 的节点处于活跃态，并且接触其中一个试探节点的概率；第二项考虑了一个活跃率为 a 的节点从活跃态的试探节点接收到一条连边的概率。化简式 (6.25) 可得 $P_a = \omega(am + \langle a \rangle)$。所以在 T 个时间步后，活

跃率为 a 的节点被免疫的概率为 $P_a^T = 1 - (1 - P_a)^T$；相应地，这类节点中被免疫的节点数近似为 $R_a^T = N_a P_a^T = N_a[1 - (1 - P_a)^T]$。将其代入方程 (6.12)，可得到流行病暴发的阈值

$$\frac{\beta}{\mu} \geqslant \xi^{ESS} \equiv \frac{2\langle a \rangle}{\psi_1^T + \sqrt{\psi_0^T \psi_2^T}} \tag{6.26}$$

其中，$\psi_n^T = \int daa^n(1 - P_a)^T F(a)$，是关于时间窗口 T 的函数。通过数值方法求解方程 $\xi^{ESS} - \beta/\mu = 0$，可得到免疫阈值 p_c 的值。图 6.7(c) 展示了 p_c 随 β/μ 的变化关系（白色曲线），理论结果与模拟结果较为一致。可以看出，ESS 免疫策略远远好于随机免疫策略，但比目标免疫差。为了更清楚地显示三种策略的免疫效果，图 6.7 (d) 描绘了当 $\beta/\mu = 0.81$ 时，相对稳态感染比例 I_∞^p/I_∞^0 随 p 的变化关系。显然，目标免疫策略的效果最好，对应最小的 p_c 值；ESS 策略次之；随机免疫策略效果最差。

6.4 自愿接种免疫

在现实生活中，个体是否接种疫苗受很多复杂因素的影响，包括利己主义心理及宗教信仰等。个体的主观意愿在接种免疫的行为中扮演了极其重要的角色。本节将介绍一个基于信息驱动的自愿接种模型[27]，该模型基于一个简单的经验事实：每个个体都具有一定的危机意识。例如在流行病暴发期间，个体若发现周围存在感染者，他会自发地采取一系列措施（例如去医院接种疫苗等）来保护自己，从而降低被感染的风险。一般情况下，个体的危机意识是由所接收到的信息所决定的。所以，流行病的传播过程和信息扩散过程其实是紧密联系在一起的。为了方便起见，假定两个动力学过程是在同一个网络上进行的。

这里考虑 SIR 模型。在单位时间内，一个易感节点被一个染病节点感染的概率为 β；与此同时一个感染节点以概率 μ 恢复为 R 态，从此不再参与反应（相当于从网络中被移除）。当考虑信息驱动接种行为时，我们引入第四种状态，即接

种态 V。假设在每一时间步 $t \to t+1$，一个易感个体以概率 $\kappa(t)$ 进行接种。这里假定概率是一个含时变量，是因为考虑到个体采取接种行为的决定会受到周围环境（例如周围有多少个感染者）的影响。从某种意义上来说，V 态和 R 态是相同的，因为它们都不参与任何感染反应。但本质上它们是不同的：R 态由感染态转化而来；而 V 态是由易感态转化而来，这些节点没有被病毒感染过。综上所述，信息驱动接种模型中的病毒反应过程如下：

$$
\begin{aligned}
S + I &\xrightarrow{\beta} 2I \\
I &\xrightarrow{\mu} R \\
S &\xrightarrow{\kappa(t)} V
\end{aligned}
\tag{6.27}
$$

信息传递的过程可用包裹传输进行描述 [28]。假设有一个（或多个）包裹从节点 A 传递到节点 B，则认为节点 A 向节点 B 传递了信息，也就是说此时节点 B 获知了节点 A 所处的状态（S 态、I 态、R 态或 V 态中的一种）。持续的包裹传递便会形成信息流。假设每一时间步，网络中会随机产生 λN 个新的包裹，其中 λ 为包裹产生率。我们给每个新产生的包裹分配一个目的地（从全部节点中随机选取），包裹的运动方式遵循最短路径原则 [29-31]，当包裹到达目的地后就从网络中移除。同时假定包裹之间是相互独立的，即不会出现排队现象。

在每个时间步，一个易感态个体决定是否接种由两个因素决定。一是从邻居中收集到的信息。假设在 t 时刻，一个节点接收到一定数量邻居节点的信息，其中有 $m_I(t)$ 个邻居处在感染态。显然，$m_I(t)$ 会随着 λ 的增加而增加，直到达到饱和，也就是说，随着信息量的增加，个体能从邻居中找到更多的感染节点，直到所有的感染节点都被找到。二是个体对信息的敏感程度，用 η 来表示。为了方便起见，这里假设每个个体的信息敏感度是一样的。我们将易感态个体采取接种行为的概率表示为

$$
\kappa(t) = 1 - \mathrm{e}^{-\eta \frac{m_I(t)}{k}}
\tag{6.28}
$$

其中 k 为节点的度。由上式可知，当 $\eta = 0$ 时，信息驱动接种模型就回到了经典的 SIR 模型；当 $\eta \to \infty$ 时，个体对信息极度敏感，此时个体一旦发现邻居中有一个节点处在感染态，就会立即采取接种措施以免被感染。从公式 (6.28) 可以看到，如果固定敏感度 η 不变，$\kappa(t)$ 将随着 $m_I(t)$ 的增加逐渐达到饱和。

图 6.8 考虑了均匀随机网上稳态时处于 R 态的节点比例 $\rho_R(\infty)$ 随 λ 和 η 的变化关系。可以看出，当 λ 或 η 很小时，$\rho_R(\infty)$ 值很大；随着 λ 和 η 的增加，$\rho_R(\infty)$ 逐渐降低。由此可知，增加信息量和个体对信息的敏感度可以有效地阻止流行病的暴发。值得注意的是，当网络中的包裹很多时，每一时间步经过同一条有向边上的包裹数会大于一个，这可能会造成信息的冗余。

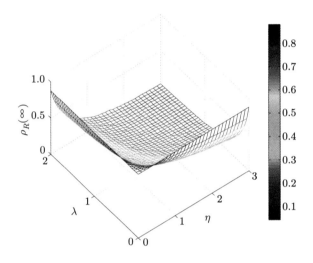

图 6.8　均匀随机网上稳态时 R 态节点数比例 $\rho_R(\infty)$ 随 λ 和 η 的变化关系。其中 $N = 2000$，$\langle k \rangle = 6$，$\beta = 0.06$，$\mu = 0.1$

接下来考虑信息量和个体对信息的敏感度对于接种人数的影响。一般认为，接种人数越多，抑制流行病传播的效果越好，即最终处于 R 态的节点比例越少。所以一个很重要的问题是，如何在基于自愿的原则下使得最终接种密度 $\rho_V(\infty)$ 最大？从直觉上来说，我们可能认为信息产生率 λ 和个体对信息的敏感度 η 越大，$\rho_V(\infty)$ 的值也会越大。图 6.9 展示了均匀随机网上稳态时接种人数比例 $\rho_V(\infty)$ 随 λ 和 η 的变化关系。可以看到，当 λ 和 η 较小时，$\rho_V(\infty)$ 的值确实与这两个参量正相关。然而，增加 λ 和 η 的值，$\rho_V(\infty)$ 的值反而会降低。显然，在 λ 和 η 的参数平面上存在一片区域对应 $\rho_V(\infty)$ 的最大值。这个看起来有些违反直觉的结果可以这样理解：接种人数不仅与 λ 和 η 相关，它还与感染密度 $\rho_I(t)$ 有关。若 $\rho_I(t)$ 很小，则网络中的大部分个体周围都是易感态人群，显然这些个体没有接种意愿。当 λ 和 η 较大时，相比于它们较小的情形，在感染态节点附近的个体会以较大的概率采取接种。而一旦这些人将自己保护起来，流行病就难以在网络中传播，$\rho_I(t)$ 值会相应地减小。这进一步影响了接种人数，使之也更少。结合图 6.8 和图 6.9 很容易发现，当 λ 和 η 很大时，$\rho_I(\infty)$ 和 $\rho_V(\infty)$ 的值都很小。这意味着，当网络中信息能够充分传播且个体的危机意识比较强烈时，信息驱动接种行为不但能够有效地抑制流行病的传播，而且使得需要接种的人数也会很少。类似的定性结果在非均匀网络上也可观察到，证明了这一结论对于网络结构的鲁棒性。

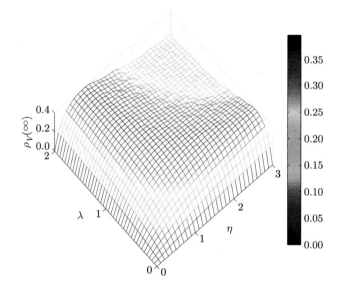

图 6.9　均匀随机网上稳态时接种人数比例 $\rho_V(\infty)$ 随 λ 和 η 的变化关系。其中 $N = 2000$，$\langle k \rangle = 6$，$\beta = 0.06$，$\mu = 0.1$

最后，我们将信息驱动接种模型与之前介绍过的强制性免疫策略进行数值模拟比较。这里考虑 ER 随机网络，并保持各种参数一致：网络大小 $N = 2000$，平均度 $\langle k \rangle = 6$，感染概率 $\beta = 0.06$，恢复概率 $\mu = 0.1$。

首先考虑随机免疫策略。在随机免疫中，随机选取一部分节点对其进行免疫，此时接种的人数比例 ρ_V 是一个常数，即 $\rho_V = \rho_V(\infty)$。在数值模拟中，初始阶段随机选取 $\rho_V(\infty)N$ 个节点进行接种。结果显示，稳态时 R 态人数比例 $\rho_R(\infty)$ 随着接种人数 $\rho_V(\infty)N$ 的增加而逐渐减小，直到 $\rho_V(\infty)N > 0.6$ 才趋于 0，见图

6.10 中的相应曲线。

接下来考虑基于度的免疫策略。首先将网络中的所有节点按度值从大到小进行排序，然后选取排名靠前的 $\rho_V(\infty)N$ 个节点对其进行免疫。图 6.10 中的相应曲线显示了相关的结果。类似地，考虑按介数进行免疫的策略。可以看出，在随机网上两者的差别极小，都是在 $\rho_V(\infty)N > 0.4$ 时就能完全抑制流行病的传播，其效果比随机免疫要好很多。

对于信息驱动接种策略，固定个体信息敏感度 $\eta = 3.0$，通过增加信息产生率 λ 的值来改变接种人数比例 $\rho_V(\infty)$。结果发现，当 λ 较小时，$\rho_V(\infty)$ 随着 λ 的增加而增加；而当 λ 继续增加时，$\rho_V(\infty)$ 反而减小了。稳态时 R 态人数比例 $\rho_R(\infty)$ 不会出现这种转变。图 6.10 中的相应曲线反映了这个结果。由此可以看到，信息驱动接种策略与强制性免疫策略有着本质的不同：当信息量和个体对信息的敏感度都很大时，少量的接种人数就能达到控制流行病传播的效果。这一结论对于疫苗供应有限或出于各种原因拒绝接种的情形有着非常重要的意义。

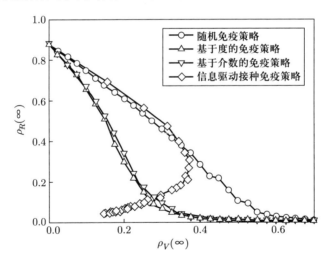

图 6.10 不同免疫策略下，最终 R 态人数比例 $\rho_R(\infty)$ 随接种人数比例 $\rho_V(\infty)$ 的变化

6.5 防范信息传播对流行病的抑制

在流行病暴发期间，个体会主动采取各种措施防止被感染，比如戴口罩、避免与感染者近距离接触等行为都可以在一定程度上抑制流行病的扩散 [32–36]。这些行为都是由防范信息传播 (spread of awareness) 所引起的。在现实世界中，疾病以及染病个体的防范信息是同时传播的。防范信息传播动力学与疾病传播动力学之间如何相互影响是一个值得深入研究的课题。本节将介绍一个新的模型 [37]，在这个模型中疾病的存在会诱导防范信息的产生，而防范信息的传播会触发个体产生一定的行为，导致个体的易感性（即被感染的概率）发生改变，从而影响流行病的传播。

6.5.1 信息防范的自我保护效果

为了刻画防范信息的性质，这里采用文献 [38] 中的思想，即假定防范信息在人与人之间传递时会不断地失真。也就是说，获得感染病例第一手资料的个体在行为上会比接收到已经传递多次的防范信息的个体更强烈。假设有一个总人数为 N 的群体，对于其中每个个体 X，用下标 i 表示该节点的信息等级，例如 X_0 表示个体 X 接触到的是第一手信息；X_i 表示当个体获取某一信息时，该信息已经途经了 i 个其他个体。信息传播的动力学包括以下两个方面：① 信息传递过程，$X_i + X_{j>i+1} \rightarrow X_i + X_{i+1}$；② 信息衰减过程，$X_i \rightarrow X_{i+1}$。一方面，信息在个体之间传递时会丢失部分品质；另一方面，信息会在每个个体内逐渐衰退。因此，如果不更新，防范信息最终会在人群中消失。

接下来，将以上防范信息传播模型与经典的 SIR 模型联系起来。对于每个个体，用 S_i，I_i 或 R_i 分别表示其处在易感态、感染态或恢复态，这里的下标 i 表示该个体所拥有的信息等级。为了刻画个体行为对疾病传播的影响，令感染概率依赖于给定易感态个体（被感染对象）所拥有的信息等级。具体地，处在 S_i 态

183

的个体，其易感性会随着 i 的增加而增加，即正比于 $(1 - \rho^i)$，其中 ρ 为衰减常数，$0 < \rho < 1$，ρ 决定了信息质量衰减的程度。设 $g(\rho, \{S_i(t)\})$ 为 t 时刻人群中易感部分所拥有的信息总量，它可以由下式进行计算：

$$g(\rho, \{S_i(t)\}) = \sum_i (S_i(t)/S(t))\rho^i \tag{6.29}$$

其中 $S(t) = \sum_i S_i(t)$，表示系统中的总易感态人数。由上式可知，$g(\rho, \{S_i(t)\})$ 为易感态人群的防范信息概率生成函数。

　　假设每当疾病出现时，防范信息会相应地产生。具体地，感染态个体会以概率 ω 产生新的（关于该疾病的）防范信息。参数 ω 反映了每个感染个体在单位时间内发现自身被感染的可能性。这种情况不同于带有明显症状的疾病感染，这里个体被感染后可能并无症状，或者并未意识到已感染该疾病。表 6.1 总结了模型中疾病传播和防范信息传播的所有可能过程。其中，γ 表示感染个体的恢复速率，λ 表示信息的衰减速率，$\hat{\alpha}$ 表示单次接触时防范信息传播的速率，α 表示群体中防范信息传播的总速率（$\hat{\beta}$ 和 β 的含义类似）。值得注意的是，这只适用于接触传染过程。而对于自发转变过程（如 $I_i \to R_i, X_i \to X_{i+1}, I_i \to I_0$），反应速率在个体层面和群体层面上相同。

表 6.1　模型中疾病传播和防范信息传播的所有可能过程 (改编自文献 [37])

过程名称	反应	速率
感染过程	$S_i + I_j \to I_i + I_j$	$(1 - \rho^i)\hat{\beta}$
恢复过程	$I_i \to R_i$	γ
信息传递过程	$X_i + X_{j>(i+1)} \to X_i + X_{i+1}$	$\hat{\alpha}$
信息衰减过程	$X_i \to X_{i+1}$	λ
信息产生过程	$I_i \to I_0$	ω

6.5.2　均匀混合的情形

　　这里考虑个体均匀混合的情形，即不考虑群体的内部连接结构。在这种情况下，可用平均场近似来解析该模型。防范信息传播的动力学过程由以下方程所决定（这里不考虑信息的产生，即 $\omega = 0$）：

$$\frac{\mathrm{d}N_i}{\mathrm{d}t} = -\alpha \frac{N_i}{N} N_{<i} + \alpha \frac{N_{i-1}}{N}(N - N_{<i}) - \lambda(N_i - N_{i-1}) \tag{6.30}$$

其中 N_i 表示拥有第 i 手信息的个体数量，$N_{<i} = \sum_{j=0}^{i-1} N_j$ 表示拥有的信息等级比第 i 手好的个体数量。

人群中的总信息量为 $Q = \sum_{i=0}^{\infty} \rho^i N_i$，由式（6.30）可知，它随时间的变化关系如下：

$$\begin{aligned}
\frac{\mathrm{d}Q}{\mathrm{d}t} &= -\frac{\alpha}{N} \sum_{i=0}^{\infty} \sum_{j=0}^{i-1} \rho^i N_i N_j + \frac{\alpha}{N} \sum_{i=0}^{\infty} \rho^i N_{i-1} N - \frac{\alpha}{N} \sum_{i=0}^{\infty} \sum_{j=0}^{i-1} \rho^i N_{i-1} N_j \\
&\quad -\lambda \sum_{i=0}^{\infty} \rho^i (N_i - N_{i-1}) \\
&= -(1-\rho)\frac{\alpha}{N} \sum_{i=1}^{\infty} \rho^i N_i N_{<i} + \alpha\rho Q - \lambda(1-\rho)Q \tag{6.31}
\end{aligned}$$

由上式可知，若初始阶段系统中只有少数个体持有防范信息，则防范信息的初始增长率为 $\alpha\rho - \lambda(1-\rho)$，当 $\alpha/\lambda > (1-\rho)/\rho$ 时，人群中的防范信息才会扩散开来。由于信息质量在传递过程中不断降低，同时还会逐渐被个体所遗忘（衰减过程），因此唯一的平衡态是信息完全消失，即信息量在初始时间段内增加后最终总会趋于 0（如图 6.11 所示）。只有第一手的防范信息被持续更新（不断产生防范信息），最终人群中的防范信息量才会达到一个非零的稳态。

将防范信息传播模型与 SIR 模型结合起来，可得到描述这两个过程之间相互作用的完整的动力学方程。防范信息传播与疾病传播之间的相互作用过程为：流行病传播得越广泛，则会导致更多的易感个体受到防范信息的影响，从而阻止流行病的进一步传播。通过在 SIR 微分方程组中引入个体的信息态，最终可以得到一组平均场方程：

$$\begin{aligned}
\frac{\mathrm{d}S}{\mathrm{d}t} &= -\beta' \frac{S}{N} I \\
\frac{\mathrm{d}I}{\mathrm{d}t} &= \beta' \frac{S}{N} I - \gamma I \\
\frac{\mathrm{d}R}{\mathrm{d}t} &= \gamma I
\end{aligned}$$

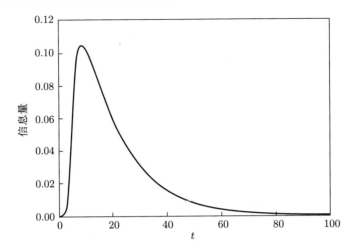

图 6.11 均匀混合人群中信息量 $g(\rho, t)$ 随时间的变化关系，其中参量 $\rho < 1$，且没有补充新的信息 (改编自文献 [37])

其中 $\beta'(\rho, \{S_i(t)\}) = \beta[1 - g(\rho, \{S_i(t)\})]$，表示存在个体行为反应时病毒的有效感染率，它反映了当前 (t 时刻) 易感态人群中的防范信息水平。显然，易感态人群中的信息量越大，β' 的值就越小，即流行病越难传播。特别地，在流行病暴发初期，如果所有易感态个体都具有第一手的防范信息 ($S = S_0$)，则 $\beta' = 0$，此时病毒无法在人群中传播。当然这种情况在模型中并不会出现，因为易感态个体接收到信息时其状态至少为 S_1，即从感染态个体获取信息时已经传递了一步。如果所有个体都不具有任何等级的信息 ($S \to S_\infty$)，则 $\beta' = \beta$，此时回到经典的 SIR 模型 (感染率为 β，恢复率为 γ)。

由经典的 SIR 模型可知，流行病的暴发阈值为 $R_0 = \beta/\gamma = 1$。当 $\beta > \gamma$ 时，初始阶段少数的感染者会导致感染人数不断增加，最终引起流行病的暴发；当 $\beta < \gamma$ 时，病毒很快会在系统中消亡。在新的模型中，初始时刻系统中若是充满了易感者，且他们都没有受到任何防范信息的影响，那么流行病暴发的阈值与传统的 SIR 模型一致，此时 $\beta' \approx \beta$。只有在暴发开始阶段 (t_0 时刻) 已经有一定量的防范信息存在时，流行病的暴发阈值才会降低至 $R_0 = \beta'(\rho, \{S_i(t_0)\})/\gamma$。尽管流行病的暴发阈值不会改变，但是暴发规模依旧会受到极大的影响。图 6.12 展示了不同 ρ 值时最终感染比例随信息传播率 α 的变化关系。可以看出，当衰减常数 ρ 较大时，随着信息传播率 α 的增加，流行病的暴发规模得到了明显的抑

制。

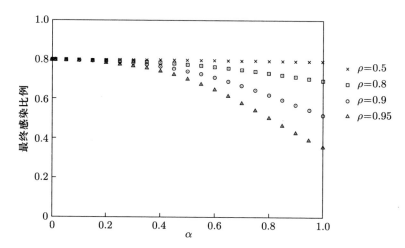

图 6.12 最终感染比例随信息传播率 α 的变化。$\omega = 0.01$，$\beta = 1, \gamma = 0.5, \lambda = 0.5$ (改编自文献 [37])

6.5.3 非均匀混合的情形

上述模型可以推广到个体非均匀混合的情形。考虑一个网络结构，其中每个个体与一定数量的其他个体相连接，网络的平均度为 $\overline{k}$，度的方差为 $Var(k)$。在经典的 SIR 模型中，设 T 为每条连边的平均感染概率，则基本再生数 $\hat{R}_0$ 可表示为

$$\hat{R}_0 = T D_k = T \left(\overline{k} - 1 + \frac{Var(k)}{\overline{k}} \right) \tag{6.32}$$

其中 D_k 表示个体的有效接触数。在传统的 SIRS 模型中，$T = \hat{\beta}/(\hat{\beta} + \gamma)$[39]。通过令 $\overline{k} \to \infty$ 且保持 $\overline{k}\hat{\beta} = \beta$ 是一个常量，则可回到平均场近似 (均匀混合) 的结果：$\hat{R}_0 \to R_0 = \beta/\gamma$。

当考虑防范信息传播的因素时，感染概率 T 就不再是一个常量。如果一个易感态个体拥有信息等级 i，且连接一个处在感染态的个体，则发生感染的概率为

$$T_i = \frac{\hat{\beta}(1 - \rho^i)}{\hat{\beta}(1 - \rho^i) + \gamma} \tag{6.33}$$

此时，基本再生数可修正为

$$\hat{R}_0' = \Big(\sum_{i=1}^{\infty} p_i T_i\Big) D_k \tag{6.34}$$

其中，p_i 表示感染事件发生时，易感态个体拥有信息等级 i 的概率。

　　这里考虑一种简单的情况，即信息像疾病一样，是从局域逐渐扩散的，且只能传递一步。在这种情况下，只有 p_0 和 p_1 的值是非零的，且它们均可表示为关于 $\alpha, \hat{\beta}, \gamma, \omega$ 的函数（具体表达式可参考文献 [37] 的补充材料）。通过计算可发现，$\hat{R}_0'$ 的值低于 $\hat{R}_0$。因此，即使 $\hat{R}_0 > 1$，$\hat{R}_0'$ 的值也有可能在阈值 $\hat{R}_0' = 1$ 之下，换句话说，防范信息的传播会使得原本可能暴发的流行病得到完全的控制。

6.6　博弈理论在流行病控制中的应用

　　前面讲到，在现实情况中接种免疫行为是一个自愿的过程。尽管从结果上来看，这是一个简单的二值问题：接种或者不接种，然而事实上，人们会权衡利弊，考虑各种可能的因素，除了被疾病感染的风险，还有接种的花费和副作用等。这是一个典型的博弈过程。

　　Bauch 等人利用博弈理论研究了天花疫苗接种过程中个体利益与群体利益的关系，得到了自愿接种无法达到群体利益最优的结论 [40, 41]。Vardavas 等人研究了自愿接种对流感覆盖范围的影响 [42, 43]，基于少数者博弈（minority game）理论，他们发现除非提供额外的奖励，否则严重的流行病是无法被阻止的。这些研究都是基于个体均匀混合的假设。考虑到真实社会系统的网络特征，Perisic 等人考察了在节点度满足泊松分布的网络上，个体自愿接种对天花传播的影响 [44, 45]；Zhang 等人则研究了无标度网络的情况 [46]。本节将对无标度网络上基于博弈理论的自愿接种行为进行简单的介绍。

6.6.1 基于博弈理论的自愿接种

考虑 SIS 模型, 设 β 为单位时间内一个易感态个体被一个感染态个体感染的概率, μ 为感染态个体的恢复概率。为了方便起见, 这里令 $\mu = 1$。如果一个易感态个体有 k_{inf} 个感染态邻居, 则该个体被感染的概率为 $\lambda = 1 - (1 - \beta)^{k_{inf}}$。当流行病暴发时, 每个个体对感染风险都有自己的评估, 这里用 λ_{perc} 表示个体感知的感染概率。一般来说, λ_{perc} 的值取决于个体对疾病风险的认识水平, 可能比 λ 大, 也可能比之小。这里假定 $\lambda_{perc} = \lambda$。

实际的接种行为主要受两个因素的影响: 感染病毒的风险和接种带来的风险及花费。引入两个效益函数 p_n 和 p_v, 分别表示个体采取不接种和接种两种行为时对应的成本:

$$p_n = c_1 \lambda / \mu$$
$$p_v = c_2 \tag{6.35}$$

其中, c_1 与感染风险有关, c_2 与接种风险或花费有关。上式表明, 一个易感节点被感染的概率越大, 其不接种的代价也越大; 而感染节点的恢复概率越小, 节点处于感染态的时间就越长, 不接种的成本也越高。当 $p_n > p_v$, 即不接种的代价高于接种的代价时, 个体就会采取接种行为。此外, 这里仅考虑永久性免疫的情况, 即个体一旦接种, 就不可能再被该病毒感染。

图 6.13 展示了参数 c_2 对感染人数和接种人数的影响, 这里采用的是 BA 网络。不失一般性, 令 $c_1 = 1$, $\beta = 0.2$。可以看出, c_2 越大, 即接种成本越高, 接种人数就越少; 相应地, 感染人数就越多。

图 6.14 比较了 BA 网和 ER 网上自愿接种行为所带来的影响。为了便于比较, 这里固定网络大小 $N = 2000$, 平均度 $\langle k \rangle = 6$。图 6.14(a) 展示了没有自愿接种时感染人数随时间 t 的变化关系。可以看出, 病毒在 BA 网上更容易传播。当考虑自愿接种行为时, BA 网上的病毒传播反而更容易得到控制, 如图 6.14(b) 所示。同时可以发现, 在流行病暴发的初始阶段, BA 网上的个体更倾向于接种疫苗, 如图 6.14(c) 所示。为了理解这一现象, 我们从个体接受疫苗的条件 $p_n > p_v$ 出发。根据 λ 的定义及方程 (6.35) 可知: $k_{inf} \geqslant \left[\log_{1-\beta} \dfrac{c_1 - c_2}{c_1} \right] + 1$, 其中 $[\cdots]$

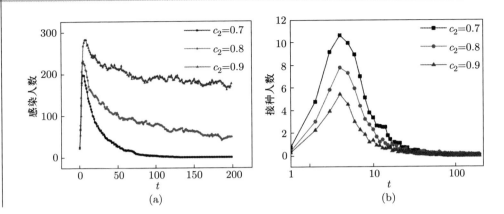

图 6.13 BA 网上参数 c_2 对感染人数和接种人数的影响 (改编自文献 [46])

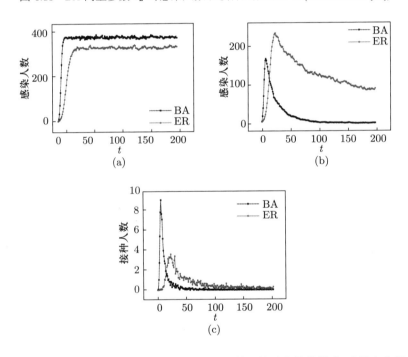

图 6.14 BA 网和 ER 网上自愿接种行为对感染人数和接种人数的影响 (改编自文献 [46])

表示取整。该表达式意味着只有当个体邻居节点中的感染人数达到一定阈值时,他才可能会接受疫苗。将数值模拟中的参数值 ($\beta = 0.2, c_1 = 1, c_2 = 0.7$) 代入其中, 可得 $k_{inf} \geqslant 6$。对于随机网络, $\langle k \rangle = 6$ 即节点拥有 6 个以上感染邻居的概率很小, 此时大部分节点不会接受疫苗。而对于 BA 网, Hub 节点很容易接受疫苗，所以最终会有效抑制流行病的传播。这与目标免疫似乎类似，其结果都是 Hub 节点被免疫了；然而它们又有着本质的不同，这是因为这里的免疫策略是自适应的，并且会随时间而变化，是根据邻居的感染情况而做出的决策行为。

6.6.2 信息不全时的模仿接种

以上模型假定个体是完全理性的：只要接种的成本低于不接种的成本，个体就会接受疫苗。然而在现实中，个体所做的决策常常是非理性的。Fu 等人从演化博弈的角度研究了模仿接种行为对疾病传播的影响 [47]。在他们的模型中，每个个体拥有的关于他人的信息是不完全的，并且个体的决策依赖于他人的行为。

模仿接种行为的动力学模型分为两个阶段，如图 6.15 所示。第一阶段是公众接种阶段，它发生在季节性流行病传播之前，此时每个个体决定是否接种疫苗。接种疫苗会伴随一定的成本（代价），记为 $-V$，其中包括金钱、时间的花费以及可能的副作用等。这里假定疫苗只在当季有效。第二阶段是疾病感染阶段，这里采用 SIR 模型规则来更新个体的状态。若个体被感染，相应的成本记为 $-I$，其中包括治疗费用、劳动力的损失以及可能引起的身体不适甚至死亡等。当这次流行病结束时，收益最高的是那些既没有接种疫苗也没有被感染的个体（称之为搭便车者，他们得益于他人的接种行为），其成本记为 0。通常情况下，$V < I$。定义相对接种免疫成本 $c = V/I$，则 $0 < c < 1$。在季节末期，个体可以根据当前季节的收益来决定是否为下个季节而接种（重复第一阶段和第二阶段）。具体地，个体 i 随机挑选一个个体 j 作为参考对象。如果 j 的收益比 i 高，则个体 j 的策略将以更大的概率被 i 所模仿。这里假设 i 采取 j 的策略的概率满足费米函数：

$$f(P_j - P_i) = \frac{1}{1 + \exp[-\beta(P_j - P_i)]} \tag{6.36}$$

其中，P_i 表示个体 i 的收益，β 为选择强度（$0 < \beta < \infty$）。当 β 很小（弱选择）时，个体对彼此之间收益差异的反应很小，此时随机因素占主导：一个高收益个体可能会模仿一个低收益个体的策略。当 β 很大（强选择）时，即使两个个体之间的收益差异很小，低收益个体也会以很大的概率模仿高收益个体的策略。

这里以二维规则网格为例，来说明模仿接种行为对疾病传播的影响。此时每个个体 i 有 4 个邻居，从中随机选择一个进行模仿。图 6.16(a) 和图 6.16(b) 分

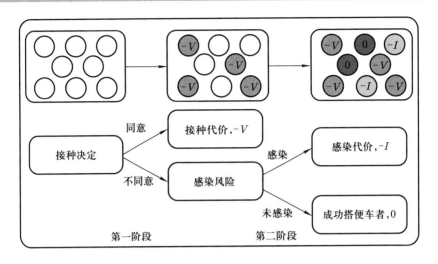

图 6.15　模仿接种行为动力学模型示意图 (改编自文献 [47])

别展示了接种人数比例和最终感染人数比例随相对接种免疫成本 c 的变化。可以看出，随着 c 的增加，接种人数在刚开始时急剧下降，然后变得平缓；直到达到一定的阈值 c_H，接种人数比例趋于 0（感染人数的变化则相反）。对比 $\beta = 1$ 和 $\beta = 10$ 的情况可以发现，强选择对应的 c_H 值更大。当接种成本较小时，强选择对应的接种人数比例变化受 c 的影响更显著，即下降得更陡峭。引入一个可操作性的定义：当最终感染人数少于最初接种人数的 2 倍时，我们认为接种疫苗有效地阻止了流行病的传播。定义 c_L 为接种临界值，当 $c < c_L$ 时，流行病的传播得到抑制。显然，强选择对应的 c_L 值更小。由此可知，增加 β 的值，会使得 (c_L, c_H) 这一区间变得更大。考虑 $c > c_L$ 的情况（但 c 远小于 c_H），此时增加选择强度会导致更多的人模仿搭便车者的策略，因为他们的效益最高。这一行为会破坏集群接种，导致流行病更容易扩散。图 6.16(c) 和图 6.16(d) 展示了 $c = 0.08$ 时系统的稳态快照图，其中图 6.16(c) 对应 $\beta = 1$，图 6.16(d) 对应 $\beta = 10$。这里蓝色代表接种个体，红色代表搭便车者，黄色代表感染个体。可以看出，强选择情况下接种人群形成的平均集团大小要更小。事实上，在图 6.16(c) 中有 54% 的接种节点的邻居也都接种了疫苗；而在图 6.16(d) 中，这一比例只有 49%。

复杂网络上的流行病传播

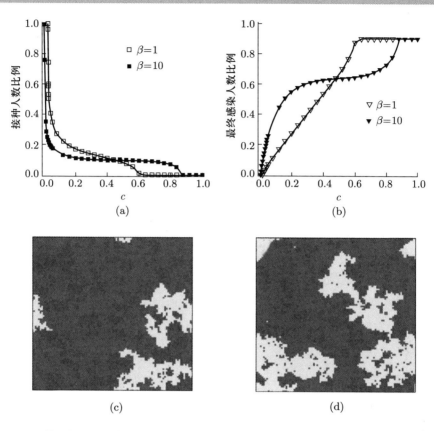

图 6.16　二维网格上的模仿接种动力学。(a) 和 (b) 为接种人数比例和最终感染人数比例随相对接种免疫成本 c 的变化关系；(c) 和 (d) 为不同选择强度下系统的稳态快照图（改编自文献 [47]）（见彩图）

6.7　学校关闭效应

尽管疫苗或者相关的抗病毒药物可以极大地降低患病率 [48, 49]，但是出于各种原因（例如过高的研发或存储费用、个体的抗拒性等），它们在很多情况下并不实际。对于公共卫生机构而言，基于非药物干预的替代策略是一个潜在的选择，关闭学校是一项经常会被考虑的措施。然而，长时间地关闭学校会造成巨大的社会经济损失，事实上由于缺乏流行病学数据以及相关统计方法的缺陷，彻底评估关闭学校在流感传播中的有效性非常困难。Cauchemez 等人根据法国流感监测数据以及学校节假日信息的联合分析，提出了一种新的统计方法来量化学校关闭在流感流行中的作用 [50]。下面对这一方法做一简单介绍。

研究中的流感监测数据主要来自"哨兵网络"（Sentinel network）[51, 52]，这是一个基于互联网的法国全科医生（general practitioners，GPs）网络。自 1984 年以来，大约有 1200 位全科医生定期收集并发送一些疾病信息，其中包括流感类病例（突然发烧至 39°C 以上，肌痛、咳嗽、流鼻涕等）。利用人口数据和全科医生参与监测网络的百分比数据，可以大致估计出区域性流感类疾病的每日发病率（对 GPs 的发送的病例信息做地域加权平均）。关于法国不同地区的节假日数据可从其教育部门获取。法国的节假日在 3 个地理区域 (1986 年和 1990 年对应两个区域) 有所不同，而且每年的节假日时间也不一样，这提供了类似于自然实验的条件。

流感监测数据包括 1985—2006 年间，法国内地两个或三个节假日时间段内儿童（18 岁以下）和成人（18 岁及以上）的每日发病率。通过选择暴发规模（每周发病率大于 160 人每 10 万居民），并丢弃其中一个只持续 13 天的流行期，最终得到 60 个流感流行期，平均持续时间为 61 天（变化范围为 22 ~ 111 天）。图 6.17(a) 展示了其中 6 个流行期，每个流行期对应两个子图，从左到右分别代表成人和儿童的每日发病率（每 10 万居民）随时间的变化关系（黑色曲线），其中横坐标的第 0 天对应 1 月 1 日，图中竖杠条代表节假日。

模型中，家庭和学校的儿童数量满足法国人口统计调查结果（见图 6.17(b) 和图6.17(c)）。为了进行模拟，作者基于家庭和学校两个地点对人群进行了分类（如图 6.17(d) 所示）：儿童既可以属于某一个家庭也可以属于某一个学校，而成人只能属于某一个家庭。流感可以在每个家庭或学校中传播，也可以在社区内（所有人之间）随机传播。在节假日期间，学校不会发生传染事件；但是对于家庭或社区，传染率会有所变化。

接下来对模型的传播参数进行估计。在家庭中，一个年龄为 a（$a = A$ 代表成人，$a = C$ 代表儿童）的感染个体对应的感染率记为 $\beta_{hous}^a f(t)/n$，其中，n

表示家庭的人口数，$f(t)$ 表示 t 时刻的相对传染性。β_{hous}^{A}，β_{hous}^{C} 和 f 的值由关于家庭流感传播的研究确定。类似地，在学校中，一个感染态儿童会以比率 $\beta_{school}^{a} f(t)/N_{school}$ 感染其他儿童，其中 N_{school} 表示学校的人口数。在社区内，不同类型个体之间的传播分别是：成人与成人（$A \to A$）之间的传播率记为 $\beta_{com}^{A \to A} f(t)/N_{com}$，其中 N_{com} 为社区的总人口数；儿童与儿童（$C \to C$）之间的传播率记为 $\beta_{com}^{C \to C} f(t)/N_{com}$；成人与儿童（$A \to C$ 或 $C \to A$）之间的传播率记为 $\beta_{com}^{AC} f(t)/N_{com}$。在假期，校园内的流感传播终止，但是其他地方儿童之

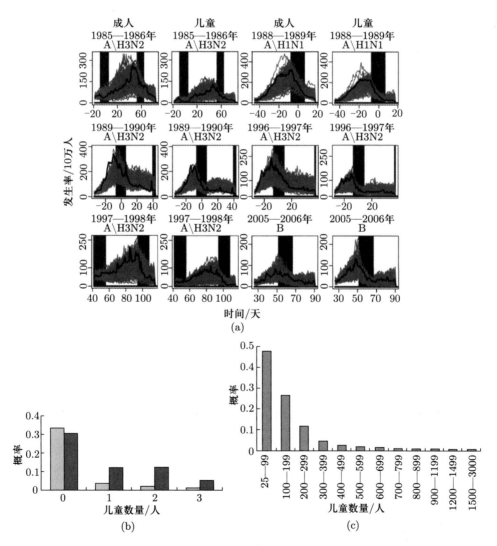

复杂网络上的流行病传播

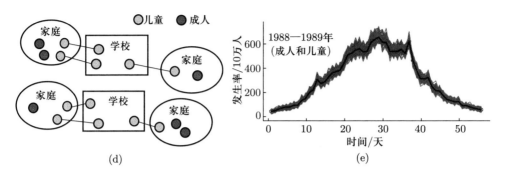

图 6.17 (a) 从监测数据中选取的 6 个流感流行期，其中黑色曲线是观测数据，灰色曲线是 200 次模拟数据；(b) 法国家庭的儿童数量（1999 年人口普查）；(c) 法国学校的儿童数量（1999 年人口普查）；(d) 流感传染模型示意图；(e) 约束模拟结果，其中黑色曲线是观测数据，灰色曲线是 200 次模拟数据 (改编自文献 [50])

间的传播率会相应地增加一个常数因子（补偿行为），对于社区传播，该因子为 $1 + \delta_{com}$；对于家庭传播，该因子为 $1 + \delta_{hous}$。

学校传播率、社区传播率及假期儿童传播率的增加因子是 3 个未知的量，且无法从现有的数据中独立估计出来。但是可以固定其中一个如增加因子来估计另外两个。为此，作者对补偿行为进行了严格的敏感性分析。通过令 $\delta_{com} = 0\%, 50\%, 100\%, 150\%, 200\%, \infty$（$\delta_{com} = \infty$ 是一种极端情况，它假设儿童在上学期间只在学校里相互接触，在节假日期间只在社区内相互接触），以及 $\delta_{hous} = 0\%, 50\%, 100\%, 150\%, 200\%$，分别考虑了 30 种不同的参数组合。

利用这些参数，可以模拟不同情境下的流行病传播（若考虑每年流感传播的不同，需另外引入两个参量，详见 [50] 的补充材料）。这些模拟可以用来评估关闭学校对季节性（seasonal）流感和流感大流行（pandemic）发病率的影响。图 6.18 表明，关闭学校对累积发病率（cumulative attack rates）和高峰发病率（peak attack rates）的影响与 δ_{com}、δ_{hous} 的取值无关。对于典型的假期时间，不同的模型（对应不同参数值）预测的平均季节性发病率在 $10.6\% \sim 11.6\%$。如果学校总是开放的，模型预测的发病率将是 $12.8\% \sim 13.4\%$。也就是说，假期预防了 $16\% \sim 18\%$ 的季节性流感病例（儿童 $14\% \sim 17\%$，成人 $18\% \sim 21\%$）。

接下来考虑流感大流行的情况。这种情况是指人群 100% 是易感的，并且假设 50% 的感染会带有症状。在典型的假期时间，31% 的人会报告生病（儿童

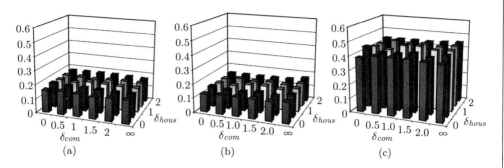

图 6.18 (a) 受假期影响, 季节性流感中累积发病率的相对减少量随增加因子 δ_{com} 和 δ_{hous} 的变化; (b) 受假期影响, 大流行流感中累积发病率的相对减少量随增加因子 δ_{com} 和 δ_{hous} 的变化; (c) 与 (b) 类似, 不同的是这里考虑的是每日高峰发病率的情况 (改编自文献 [50])

37% ~ 38%), 并且高峰期的日发病率为 1.6% ~ 1.7% (儿童 2.1% ~ 2.2%)。如果学校在疾病暴发的早期阶段就被永久关闭, 在接下来的典型假期中, 累积的病例数将会减少 13% ~ 17% (儿童 18% ~ 23%), 高峰期的病例数减少 39% ~ 45% (儿童 47% ~ 52%)。值得注意的是, 比起正常的学校放假、人们外出旅游及庆祝圣诞节等, 人群接触模式变化受长期的学校关闭的影响会更小。因此, 模型预测的发病率的减少是流感大流行期间关闭学校所造成影响的一个上限。

这项研究表明, 通过关闭学校来缓解流感传播是一项有效的措施。关于学校关闭如何影响流感传播的相关工作十分丰富, 感兴趣的读者可以参阅文献 [53], 它对该研究有综述性的介绍。

参考文献

[1] Pastor-Satorras R, Castellano C, Mieghem P V, et al. Epidemic processes in complex networks [J]. Rev. Mod. Phys., 2015, 87: 925.

[2] Pastor-Satorras R, Vespignani A. Immunization of complex networks [J]. Phys. Rev. E, 2002, 65: 036104.

[3] Dezso Z, Barabási A L. Halting viruses in scale-free networks [J]. Phys.Rev.E, 2002, 65: 055103.

[4] Chen Y, Paul G, Havlin S. Finding a better immunization strategy [J]. Phys. Rev. Lett., 2008, 101: 058701.

[5] Liu Z, Lai Y, Ye N. Propagation and immunization of infection on general networks

with both homogeneous and heterogeneous components [J]. Phys. Rev. E, 2003, 67: 031911.

[6] Duan W, Chen Z, Liu Z, et al. Efficient target strategies for contagion in scale-free networks [J]. Phys. Rev. E, 2005, 72: 026133.

[7] Schneider C M, Mihaljev T, Herrmann H J. Inverse targeting — An effective immunization strategy [J]. Europhys. Lett., 2012, 98: 46002.

[8] Cohen R, Havlin S, ben-Avraham D. Efficient immunization strategies for computer networks and populations [J]. Phys. Rev. Lett., 2003, 91: 247901.

[9] Barabási A L. Network Science [M]. Cambridge: Cambridge University Press, 2016.

[10] Gallos L K, Liljeros F, Argyrakis P. Improving immunization strategies [J]. Phys. Rev. E, 2007, 75: 045104.

[11] Holme P. Efficient local strategies for vaccination and network attack [J]. Europhys. Lett., 2004, 68: 908.

[12] Wang Z, Bauch C T, Bhattacharyya S. Statistical physics of vaccination [J]. Phys. Rep., 2016, 664: 1-113.

[13] Palla G, Derényi I, Farkas I, et al. Uncovering the overlapping community structure of complex networks in nature and society [J]. Nature, 2005, 435: 814.

[14] Girvan M, Newman M E J. Community structure in social and biological networks [J]. Proc. Natl. Acad. Sci. USA, 2002, 99: 7821.

[15] Morris M, Podhisita C, Wawer M J, et al. Bridge populations in the spread of HIV/AIDS in Thailand [J]. Aids, 1996, 10: 1265.

[16] Freeman L C. Centrality in social networks conceptual clarification [J]. Social Networks, 1978, 1: 215.

[17] Newman M E J. A measure of betweenness centrality based on random walks [J]. Social Networks, 2005, 27: 39.

[18] Salathé M, Jones J H. Dynamics and control of diseases in networks with community structure [J]. Plos Comput. Biology,2010, 6: e1000736.

[19] Gong K, Tang M, Hui P M. An efficient immunization strategy for community networks [J]. PLoS ONE, 2013, 8: e83489.

[20] Starnini M, Baronchelli A, Pastor-Satorras R. Modeling human dynamics of face-to-face interaction networks [J]. Phys. Rev. Lett., 2013, 110: 168701.

[21] Barrat A, Cattuto C, Colizza V. Empirical temporal networks of face-to-face human interactions [J]. Eur. Phys. J. Special Topics, 2013, 222: 1295.

[22] Holme P, Saramäki J. Temporal networks [J]. Phys. Rep., 2012, 519: 97.

[23] Ghoshal G, Holme P. Attractiveness and activity in Internet communities [J]. Physica A, 2005, 364: 603.

[24] Perra N, Goncalves B, Pastor-Satorras R, et al. Activity driven modeling of time varying networks [J]. Sci. Rep., 2012, 2: 469.

[25] Liu S, Perra N, Karsai M, et al. Controlling contagion processes in activity driven networks [J]. Phys. Rev. Letts., 2014, 112: 118702.

[26] Ribeiro B, Perra N, Baronchelli A. Quantifying the effect of temporal resolution on time-varying networks [J]. Sci. Rep., 2013, 3: 3006.

[27] Ruan Z, Tang M, Liu Z. Epidemic spreading with information-driven vaccination [J]. Phys. Rev. E, 2012, 86: 036117.

[28] Meloni S, Arenas A, Moreno Y. Traffic-driven epidemic spreading in finite-size scale-free networks [J]. Proc. Natl. Acad. Sci. USA, 2009, 106: 16897.

[29] Liu Z, Ma W, Zhang H, et al. An efficient approach of controlling traffic congestion in scale-free networks [J]. Physica A, 2006, 370: 843.

[30] Tang M, Liu Z, Liang X, et al. Self-adjusting routing schemes for time-varying traffic in scale-free networks [J]. Phys. Rev. E, 2009, 80: 026114.

[31] Zhang H, Liu Z, Tang M, et al. An adaptive routing strategy for packet delivery in complex networks [J]. Phys. Lett. A, 2007, 364: 177.

[32] Glass R J, Glass L M, Beyeler W E, et al. Targeted social distancing design for pandemic influenza [J]. Emerg. Infect. Dis., 2006, 12: 1671.

[33] Hatchett R J, Mecher C E, Lipsitch M. Public health interventions and epidemic intensity during the 1918 influenza pandemic [J]. Proc. Natl. Acad. Sci. USA, 2007, 104: 7582.

[34] Bootsma M C J, Ferguson N M. The effect of public health measures on the 1918 influenza pandemic in US cities [J]. Proc. Natl. Acad. Sci. USA, 2007, 104: 7588.

[35] Fenichel E P, Castillo-Chavez C, Ceddia M G. Adaptive human behavior in epidemiological models [J]. Proc. Natl Acad. Sci. USA, 2011, 108: 6306.

[36] Perra N, Balcan D, Goncalves B, et al. Towards a characterization of behavior-

disease models [J]. PLoS ONE, 2011, 6: e23084.

[37] Funk S, Gilad E, Watkins C, et al. The spread of awareness and its impact on epidemic outbreaks [J]. Proc. Natl. Acad. Sci. USA, 2009, 106: 6872-6877.

[38] Agliari E, Burioni R, Cassi D, et al. Efficiency of information spreading in a population of diffusing agents [J]. Phys. Rev. E, 2006, 73: 046138.

[39] Keeling M J, Grenfell B T. Individual-based perspectives on R_0 [J]. J. Theor. Biol., 2000, 203: 51.

[40] Bauch C T, Galvani A P, Earn D J D. Group interest versus self-interest in smallpox vaccination policy [J]. Proc. Natl Acad. Sci. USA, 2003, 100: 10564.

[41] Bauch C T. Imitation dynamics predict vaccinating behaviour [J]. Proc. R. Soc. B, 2005, 272: 1669.

[42] Vardavas R, Breban R, Blower S. Can influenza epidemics be prevented by voluntary vaccination? [J]. PloS Comput. Biol., 2007, 3: e85.

[43] Breban R, Vardavas R, Blower S. Mean-field analysis of an inductive reasoning game: Application to influenza vaccination [J]. Phys. Rev. E, 2007, 76: 031127.

[44] Perisic A, Bauch C T. A simulation analysis to characterize the dynamics of vaccinating behaviour on contact networks [J]. BMC Infect. Dis., 2009, 9: 77.

[45] Perisic A, Bauch C T. Social contact networks and disease eradicability under voluntary vaccination [J]. PLoS Comput. Biol., 2008, 5: e1000280.

[46] Zhang H, Zhang J, Zhou C. Hub nodes inhibit the outbreak of epidemic under voluntary vaccination [J]. New J. Phys., 2010, 12: 023015.

[47] Fu F, Rosenbloom D I, Wang L, et al. Imitation dynamics of vaccination behaviour on social networks [J]. Proc. R. Soc. B, 2011, 278: 42.

[48] Ferguson N M. Strategies for mitigating an influenza pandemic [J]. Nature, 2006, 442: 448.

[49] Germann T, Kadau C K, Longini I M, et al. Mitigation strategies for pandemic influenza in the United States [J]. Proc. Natl. Acad. Sci. USA, 2006, 103: 5935.

[50] Cauchemez S, Valleron A J, Boelle P Y. Estimating the impact of school closure on influenza transmission from Sentinel data [J]. Nature, 2008, 452: 750.

[51] Valleron A J, Bouvet E, Garnerin P. A computer network for the surveillance of communicable diseases: The French experiment [J]. Am. J. Public Health, 1986, 76:

1289.

[52] Flahault A, Blanchon T, Dorleans Y. Virtual surveillance of communicable diseases: A 20-year experience in France [J]. Stat. Methods Med. Res., 2006, 15: 413.

[53] Jackson C, Vynnycky E, Hawker J. School closures and influenza: Systematic review of epidemiological studies [J]. BMJ open, 2013, 3: e002149.

第7章 流行病传播的一级相变模型

7.1 爆炸性流行病传播简介

在前面章节的讨论中,我们发现无论是个体的 SIS 模型、SIR 模型或其他模型,还是群体的反应 - 扩散模型等,其流行病的暴发都是一种连续相变。当感染率 β 大于临界值 β_c 后,流行病暴发的大小与 β 偏离 β_c 的距离 $\beta - \beta_c$ 成正相关。换句话说,流行病的暴发是一种连续的二级相变,这个结论与大多数的流行病观测数据是相符合的。然而也有报道指出,流行病的暴发还可以是一种爆炸式的或非连续的一级相变。例如,Scarpino 等发现,在一种称为"相关交换"(relational exchange) 的情形下,流行病在峰值前的传播呈现出指数加速的传递方式,是一种爆炸式的相变 [1]。相关交换指承担重要社会角色的个体比如老师、现场急救员或医护人员等生病后被其他健康个体取代的行为。将相关交换思想加入到动力学网络模型中来,发现取代这些重要个体可以加速疾病的传播。这种做法在标准的质量作用模型中比较平凡,但在网络上则效果显著,会导致加速传播、非连续相变及迟滞回线等现象。Scarpino 等指出这种现象存在于美国 17 次国内流行病暴发实证数据、25 年州内流感数据以及波多黎各 19 年登革病毒数据中 [1]。因此,这种爆炸式相变的研究不仅具有理论价值,也有必要从微观动力学方面探讨其意外的、突然变化的微观机制。图 7.1(a) 是美国流感监测网络收集的 16 年全美范围内的流感数据,在这些流感大流行中,在暴发峰值前都有以指数率加速传播的证据。图 7.1(b) 中有关登革热的 19 年数据,除了 1995 年的暴发外,只有几个分散的加速传播的例子,其中 1995 年的暴发是 1990 年以来最引人注目的暴发。

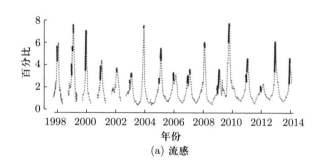

(a) 流感

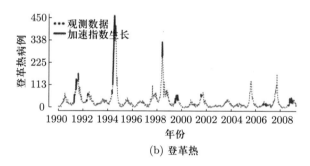

(b) 登革热

图 7.1　相关交换的实证证据。(a) 美国 16 年间 17 次暴发的流感数据;(b) 波多黎各 19 年的登革热数据,其中只有几个孤立的加速传播的例子 (改编自文献 [1])

为了揭示爆炸性流行病的传播机制,人们注意到流行病的传播并不总是按照标准的 SIS 或 SIR 模型来进行的。流行病的传播可被真实社会网络的结构或行为特征所延缓,比如聚集、社区结构及人类行为等。此外,当得到信息时个体或族群也会改变其行为,如通过广播电视与因特网等,人们获知疾病的威胁及如何防护以免进一步传播。个体层面上的社会自适应可改变社会接触网的动力学,然后依次改变疾病的进程。为此,人们引入了动态的自适应网络 [2, 3],其网络结构可随着人们对流行病的反应而改变,同时也反映当前的传播对未来流行病传播的影响。因此,引起爆炸性流行病的第一种机制就来源于人们的自适应行为,可称

复杂网络上的流行病传播

为自适应机制。

爆炸性流行病的第二种机制与免疫资源不足时免疫节点的挑选有关。流行病的免疫与网络攻击导致的节点毁坏实际效果类似，可以相互映射到彼此 [4]。人群中的流行病传播使用节点间的网络连接，其免疫对应于通过攻击毁坏网络节点来阻止病毒的传播。对网络关键节点接种疫苗是通常采用的阻止大规模流行病传播的最有效方法。也可以采用其他的方法，比如调节网络结构或在感染的传递中引入非均匀性等。无论是免疫还是攻击，其主要任务都是寻找超级传播节点，移除它们将会最有效地破坏网络连接。确认超级节点是大多数工作的主题，在资源不足时尤其有实际意义。比如，对于一个大小为 N 的网络，考虑只有 qN 部分的节点可以接种疫苗，网络最后感染的程度无疑受最大易感节点集团相对大小 $S(q)$ 的限制。因此，如果能令 $S(q)$ 尽可能小，就能保证流行病的暴发尽量地小。当网络较大时，$N \to \infty$，接种疫苗的目的就是将网络分割以便 $S(q) = 0$。免疫阈值 q_c 就定义为能令 $S(q) = 0$ 的最小 q 值。有意义的是，阈值 q_c 依赖于免疫节点 qN 的选取方法。一般来讲，q_c 越小，则其算法越有效，因为流行病可被最小的节点集阻止。文献 [4] 指出，如果能按爆炸性渗流的 Achlioptas 方法 [5, 6] 来选取免疫节点 qN，则可导致流行病暴发的非连续相变。

7.2 自适应行为导致的一级相变

网络结构对其上的动力学有严重的影响，比如无标度网络可导致流行病阈值的缺失，而动力学反过来也会影响网络结构。实际上，许多真实的网络都会根据其节点的动力学状态来自适应地调整其网络结构 [1-3, 7-9]。例如，对于社会网络上传染病的扩散，人们的自然反应是避免与感染者接触，这种局部连接的断边重连对疾病动力学有很强的影响，反过来又影响重连过程，于是导致了时变网络结构与节点动力学间的复杂相互作用。

Gross 等考虑了自适应网络上的 SIS 模型，发现一个简单直观的网络重连规则对网络结构有深刻的影响,并能产生特殊的网络特性如较宽的度分布、匹配的度关联及松散的子区域等,特别是在动力学方面能产生一级相变 [2]。模型如下:考虑一个节点数为 N、连边数为 K 的网络,每个节点上的振子由 SIS 模型描述,对于每一条连接易感态与感染态的连边 (SI 连边),易感态节点在每一时间步以固定的概率 p 被感染,同时感染态节点以概率 r 恢复。此外,允许易感者通过重连其连边来保护自己,对于每一条 SI 连边,易感态节点以概率 w 断开与感染态节点的连边并重新连向一个随机选择的易感态节点。连接两个易感态节点的连边记为 II 连边。不允许双重连接与自连。

对于没有重连的随机网络 ($w = 0$),基本再生数 $R_0 = p\langle k\rangle/r$,其中 $\langle k\rangle = 2K/N$。维持稳定的流行病传播规模的感染阈值为 $p^* = r/\langle k\rangle$。

如果考虑重连,单个感染节点将平均损失其连边中 w 部分的连边,因此感染节点的度可写为 $k(t) = \langle k\rangle \exp(-wt)$,其中 t 为感染时间。对感染节点的典型寿命 $1/r$ 进行平均,可得感染阈值为

$$p^* = \frac{w}{\langle k\rangle[1 - \exp(-w/r)]} \tag{7.1}$$

当 $w = 0$ 时,方程 (7.1) 将变回 $p^* = r/\langle k\rangle$;而 $w \gg r$ 时,方程 (7.1) 变为 $p^* = w/\langle k\rangle$。因此,较高的重连率可以极大地增加流行病传播的阈值,从而降低流行病暴发的可能性。

自适应重连倾向于孤立感染节点,从而增大流行病阈值;同时,断边重连容易导致高度连接的易感簇团的出现,在这些易感簇团内部,流行病的阈值会大幅降低。因此,重连的局部效应倾向于抑制流行病,但是其拓扑效应则加速流行病。为了研究这两个相反的效应引起的动力学,Gross 等考虑了一个基于平均场的低维模型 [2]:

$$\begin{aligned}
\frac{\mathrm{d}}{\mathrm{d}t}i &= pl_{SI} - ri, \\
\frac{\mathrm{d}}{\mathrm{d}t}l_{II} &= pl_{SI}(\frac{l_{SI}}{s} + 1) - 2rl_{II}, \\
\frac{\mathrm{d}}{\mathrm{d}t}l_{SS} &= (r + w)l_{SI} - \frac{2pl_{SI}l_{SS}}{s}.
\end{aligned} \tag{7.2}$$

方程 (7.2) 中第一个式子右边第一项描述易感态的感染过程,第二项描述恢复过程,这两个过程也影响了连边的动力学。方程 (7.2) 中第二个式子右边第一项对

应 SI 连边向 II 连边的转变,第二项代表 II 连边向 SI 连边的转变。方程 (7.2) 中第三个式子可类似分析。

图 7.2 给出了方程 (7.2) 的理论结果与网络上的数值模拟结果。从图 7.2(a) 可见,没有重连时,网络只有单一的、连续的动力学相变,其相变点为阈值 p^*。当启动重连操作时,这个阈值将增加,且与方程 (7.1) 完全一致。此时,流行病阈

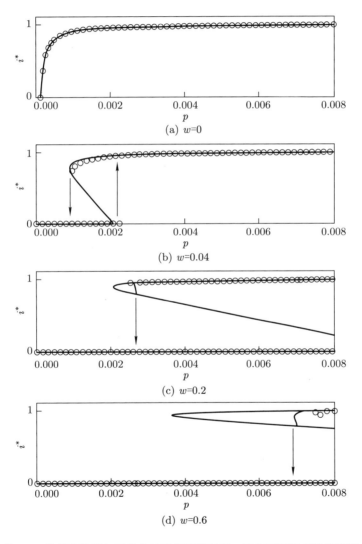

(a) $w=0$

(b) $w=0.04$

(c) $w=0.2$

(d) $w=0.6$

图 7.2　方程 (7.2) 的理论结果与网络上的数值模拟结果,其中圆圈代表数值模拟,曲线代表方程 (7.2) 的理论结果,模型参数为 $N = 10^5, K = 10^6, r = 0.002$ (改编自文献 [2])

值依然起作用，但同时另一个阈值出现了，对应于鞍结分岔，见图 7.2(b)。在此阈值的上方，如果有一个已经建立的流行病，则其可持续存在。这两个阈值对应于非连续的一级相变，在它们之间是双稳态，形成一个迟滞回线。

从图 7.2(b)—图 7.2(d) 可见，它们都有双稳态，表明这种一级相变是自适应模型的一般特征，可在图 7.2(b)—图 7.2(d) 三种情形中均可观察到。同时，我们也注意到它们的两个相变点与迟滞回线的大小均不同。为了更清楚地看清参数 p 与 w 对一级相变的形成所起的作用，图 7.3 给出了网络状态在参数 $p-w$ 平面的相图。当 p 较小而 w 较大时，只能观察到健康态，原因是此时网络分成了两个独立的易感态与感染态集团，感染种子无法进入易感态集团，因而流行病不能传播开来。当 w 较小而 p 较大时，易感态与感染态混合在一起同时 p 大于阈值 p^*，因此表现为流行病暴发区域。只有当 p 与 w 落在双稳区域时，才有可能在临界点处暴发跳变。

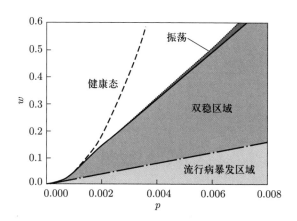

图 7.3　网络状态在参数 $p-w$ 平面的相图 (改编自文献 [2])

沿着这种断边重连的思路，Shaw 等考虑了自适应网络上的 SIRS 模型 [3]。令易感态变成感染态的概率为 $pN_{I,nbr}$，其中 $N_{I,nbr}$ 为节点的感染邻居数，从感染态到免疫态的概率为 r，从免疫态恢复为易感态的概率为 q。当流行病传播时，网络开始自适应重连。对于 SI 连边中的易感态节点，令其以概率 w 进行断边重连到另一个易感态节点。类似于 SIS 模型的方程 (7.2)，可写出 SIRS 模型的演化方程 [3]

$$\dot{P}_S = qP_R - p\frac{K}{N}P_{SI},$$

$$\dot{P}_I = p\frac{K}{N}P_{SI} - rP_I, \tag{7.3}$$

$$\dot{P}_R = rP_I - qP_R.$$

方程 (7.3) 中第一个式子右边第一项来自免疫态向易感态的转化，第二项描述感染的传播。重连并没有直接出现在节点方程中，因为重连是在连边上操作，通过 SI 连边的数目 KP_{SI} 来间接影响系统。方程 (7.2) 中的其他式子可类似分析。进一步，可得连边的平均场方程

$$\dot{P}_{SS} = qP_{SR} + w\frac{P_S}{P_S + P_R}P_{SI} - 2p\frac{K}{N}\frac{P_{SS}P_{SI}}{P_S},$$

$$\dot{P}_{SI} = 2p\frac{K}{N}\frac{P_{SS}P_{SI}}{P_S} + qP_{IR} - rP_{SI} - wP_{SI} - p\left(P_{SI} + \frac{K}{N}\frac{P_{SI}^2}{P_S}\right),$$

$$\dot{P}_{II} = p\left(P_{SI} + \frac{K}{N}\frac{P_{SI}^2}{P_S}\right) - 2rP_{II},$$

$$\dot{P}_{SR} = rP_{SI} + w\frac{P_R P_{SI} + P_S P_{IR}}{P_S + P_R} + 2qP_{RR} - qP_{SR} - p\frac{K}{N}\frac{P_{SI}P_{SR}}{P_S}, \tag{7.4}$$

$$\dot{P}_{IR} = 2rP_{II} + p\frac{K}{N}\frac{P_{SI}P_{SR}}{P_S} - qP_{IR} - rP_{IR} - wP_{IR},$$

$$\dot{P}_{RR} = rP_{IR} - 2qP_{RR} + w\frac{P_R}{P_S + P_R}P_{IR}.$$

图 7.4 给出了平均感染密度 I 随感染率 p 的变化关系。此图给出了两方面的信息：理论结果与数值模拟相符，表明平均场方程 (7.3) 与方程 (7.4) 正确地反

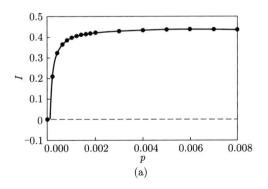

(a)

复杂网络上的流行病传播

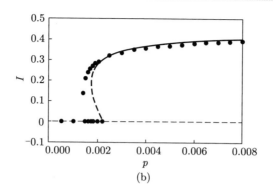

(b)

图 7.4　平均感染密度 I 随感染率 p 的变化关系。(a) 静态网 $w = 0$; (b) 重连网 $w = 0.04$。黑点代表数值模拟，实线为平均场解 (稳定分支)，虚线为平均场解 (不稳定分支)。模型参数为 $N = 10^4, K = 10^5, r = 0.002, q = 0.0016, r = 0.002$ (改编自文献 [3])

映了网络的流行病传播；重连网给出了双稳态区域，证实 SIRS 模型在断边重连下也有一级相变。

7.3　阈值模型中的一级相变

流行病的爆炸式扩散是一种典型的集体行为，类似的集体行为还有舆论的形成、谣言的传播、投票选举、博弈、罢工甚至暴乱等。它们也都服从流行病传播的 SIS 或 SIR 模型。阈值的产生来源于如下事实：个体是理性的，对于给定的目标与偏好及其对事态的看法采取行动以便获得最大效益。个体差异是主要因素，比如不同的个体在参加集体行为前有不同的安全要求，且可因集体行为可能获得的利益而变化，描述个体中这种变化的关键概念就是"阈值"。

尽管阈值现象比较普遍，但阈值导致的爆炸性传播完全不同于标准仓室模型的渐进式传播。对于阈值模型非连续的感染形式，其易感节点感染与否不是按可能性来实现的，而是按阈值来操作的，即确定论的。一旦超过阈值，就被感染；否则，就不被感染 [10-15]。阈值的定义可以有多种具体的形式，不同的定义对应于不同的阈值模型。

209

　　Dodds 与 Watts 于 2004 年引入了一个剂量阈值模型[12]。考虑 SIR 模型，在每个时间步 t，每个个体 i 随机地与族群中的一个个体 j 接触。如果 i 为易感态，j 为感染态，则 i 以概率 p 随机地从一个关于剂量大小的分布函数 $f(d)$ 收到一个剂量 $d_i(t)$，否则 $d_i(t) = 0$。每个个体记住前 T 个时间步收到的剂量，即记录其累积剂量 $D_i(t) = \sum\limits_{t'=t-T+1}^{t} d_i(t')$。当 $D_i(t) \geqslant d_i^*$ 时，易感态个体将被感染，其中 d_i^* 为 i 的剂量阈值，是 $t = 0$ 时随机选取自分布函数 $g(d^*)$，并且一旦选取后就保持不变。对于在 T 步内遇到 $K \leqslant T$ 个感染者的易感个体，其变成感染态的概率为

$$P_{inf}(K) = \sum_{k=1}^{K} C_k^K p^k (1-p)^{K-k} P_k \tag{7.5}$$

其中，

$$P_k = \int_0^{\infty} \mathrm{d}d^* g(d^*) P(\sum_{i=1}^{k} d_i \geqslant d^*) \tag{7.6}$$

为在 T 步内收到 k 个剂量后被感染的平均个体部分，$P(\sum\limits_{i=1}^{k} d_i \geqslant d^*)$ 为来自 $f(d)$ 的 k 份剂量的和大于给定 d^* 的概率。

　　图 7.5 给出了方程 (7.5) 中 $T = 10$ 时的剂量反应曲线。当所有节点的剂量都相同即 $d_i = \langle d \rangle$ 时，所有的个体都有相同的阈值 $d^* = \langle d^* \rangle$。如果 $p < 1$，则方程 (7.5) 变成标准的 SIR 模型，见图 7.5(a)。当 $p = 1$ 且 $d^* > \langle d \rangle$ 时，图 7.5(b) 与图 7.5(c) 分别表示剂量可变化与剂量为常数的情形。可以看到图 7.5(a) 与图 7.5(b) 显示的是连续相变，而图 7.5(c) 显示的是非连续的一级相变。原因在于图 7.5(a) 与图 7.5(b) 都是随机的，这种随机性导致的感染率随着 K 的增加而连续增加，因而 $P_{inf}(K)$ 随 K 连续变化。图 7.5(c) 是确定论的，在 K 较小时，节点都不能达到临界值 d_i^*；而 K 较大时，节点都能达到临界值 d_i^*，因而同时改变，从而造成跳变。

　　另一种典型的阈值设定方式来自接触过程（contact process）模型，其感染过程与 SIS 模型有本质的区别 [13]。在接触过程模型中，网络上的一个感染节点随机地选择一个易感态邻居且只感染这个邻居 [16]，在 SIS 模型中，一个感染节点可以感染所有的易感态邻居。这个感染过程的理论区别使得它们的物理特性也

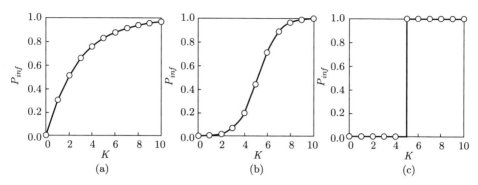

图 7.5　方程 (7.5) 中 $T = 10$ 时的剂量反应曲线。(a) 独立作用模型（SIR 模型），$p = 0.3$，分布函数 $f(d) = \delta(d - 1)$，阈值的分布满足 $g(d^*) = \delta(d^* - 1)$；(b) 随机阈值模型，$p = 1$，$f(d)$ 为对数正态分布，其平均值为 1，方差为 0.4333，阈值的分布满足 $g(d^*) = \delta(d^* - 5)$；(c) 确定论阈值模型，$p = 1$，$f(d) = \delta(d - 1)$，$g(d^*) = \delta(d^* - 5)$（改编自文献 [12]）

不相同。基于接触过程模型，一个自然的推广是一个节点可被至少 k 个来自感染邻居的同时的感染企图所感染。物理上，k 就是感染阈值。这种过程可容易地在实际情形中看到。比如，在意见形成过程中，如果一个选举人的一组邻居全体一致地共享一个意见，则组群的压力就会迫使该选举人采取组群的意见。在这个过程中，感染集团将展示一种 k-核结构，定义为每个节点至少有 k 个邻居的最大集团 [17]。这个过程的一个特点是不同的感染节点同时选取一个公共节点，是一个动力学的 k-核形成过程。据此，可提出复杂网络上的一个核心接触过程[13]：当一个易感节点的至少 k 个感染邻居来感染此节点时，此易感节点将被感染。每个节点的感染与否与接触过程模型的感染过程完全相同，因此 $k = 1$ 时就退回到接触感染模型。核心接触过程的治愈过程与正常的接触感染模型完全一样。

考虑一个大小为 N 的复杂网络，节点 i 的度为 z_i，节点 i 的状态是易感态（$\phi_i = 0$）或感染态（$\phi_i = 1$）。在时间 $t = 0$ 时，随机选择 $N\rho_0$ 个节点作为感染态。在每次更新中，对于随机选择的节点 q，其状态 $\phi_q(t + dt)$ 依赖于自身的状态 $\phi_q(t)$ 及邻居的状态 $\{\phi_{q1}(t), \phi_{q2}(t), \cdots, \phi_{qz_q}(t)\}$。治愈过程由恢复率等于 1 来实现，即取 $\phi_q(t + dt) = 0$。对感染过程，具有状态 $\phi_{qi}(t) = 1$ 的每个邻居 qi 可用概率 $1/z_{qi}$ 选择节点 q。令 n_q 为按这种方式从邻居中选取的感染节点数目，如果 $n_q \geqslant k$，则以概率 λn_q 取 $\phi_q(t + dt) = 1$。如果 $n_q < k$，则不发生感染过程。

先考虑节点的度 z 为常数的情形。其平均场方程为 [13]

$$\dot{\rho} = -\rho + \lambda(1-\rho)\sum_{l=k}^{z} l C_z^l \left(\frac{\rho}{z}\right)^l \left(1-\frac{\rho}{z}\right)^{z-l}. \tag{7.7}$$

对于 $k=2$ 的情形，方程 (7.7) 变为

$$\dot{\rho} = -\rho + \lambda(1-\rho)\rho\left[1-\left(1-\frac{\rho}{z}\right)^{z-1}\right]. \tag{7.8}$$

图 7.6(a) 给出了不同 λ 下，$\dot{\rho}$ 随 ρ 的变化。可见，当 λ 较小时有 $\dot{\rho} < 0$，因为 $\dot{\rho}(\rho=1) = -1$ 与 $\dot{\rho}(\rho=0) = 0$。当 λ 增加时，$\dot{\rho}$ 的最大值 $\dot{\rho}_{\max}$ 也增加。在 $\lambda = \lambda^*$ 处，$\dot{\rho}_{\max} = 0$，如图 7.6(a) 所示。由条件 $\dot{\rho}_{\max} = \dot{\rho}(\lambda^*, \rho^*) = 0$ 与 $\mathrm{d}\dot{\rho}(\lambda^*, \rho^*)/\mathrm{d}\rho = 0$ 可知，λ^* 与 ρ^* 应该满足

$$z^2\left(1-\frac{\rho^*}{z}\right)^{z-1} - (z-1)^2\left(1-\frac{\rho^*}{z}\right)^{z-2} - z = 0 \tag{7.9}$$

与

$$\frac{1}{\lambda^*} = (1-\rho^*)\left[1-\left(1-\frac{\rho^*}{z}\right)^{z-1}\right]. \tag{7.10}$$

比如对于 $z = 10$ 的情形，数值求解方程 (7.9) 与方程 (7.10) 可得 $\lambda^* = 5.359\ 154\ 6$ 与 $\rho^* = 0.452\ 102\ 2$（见图 7.6(a) 的插图）。当 $\lambda > \lambda^*$ 时，方程 (7.10) 有两个非平凡解 ρ_1 与 ρ_2，且当 $\rho \in (\rho_1, \rho_2)$ 时有 $\dot{\rho} > 0$。图 7.6(b) 给出了 $\dot{\rho}$ 对 λ 与 ρ 的依赖性。

从 $\dot{\rho}$ 的行为可求得 $\rho_s[\equiv \rho(t\to\infty)]$ 对 λ 与初始感染密度 ρ_0 的依赖性，见图 7.6(c)。当 $\lambda < \lambda^*$ 时，有 $\rho_s = 0$。进一步，当 $\lambda > \lambda^*$ 与 $\rho_0 < \rho_1(\lambda)$ 时，因为 $\dot{\rho} < 0$，故有 $\rho_s = 0$。相反，当 $\lambda > \lambda^*$ 与 $\rho_0 > \rho_1(\lambda)$ 时，有 $\rho_s = \rho_2(\lambda)$，因为对 $\rho > \rho_2$ 有 $\dot{\rho} < 0$，对 $\rho_1 < \rho < \rho_2$ 有 $\dot{\rho} > 0$。图 7.6(c) 给出了 $k=2$ 时的精确相图，相边界由垂直实线 $\lambda = \lambda^*$ 与 $\lambda > \lambda^*$ 时较低的实线 $\rho_0 = \rho_1(\lambda)$ 组成。从 $\dot{\rho} = 0$ 的方程 (7.8) 可知，较低的边界 $\rho_1(\lambda)$ 在极限 $t \to \infty$ 时表现为

$$\rho_1(\lambda) \approx \frac{1}{\lambda}\frac{z}{z-1} \propto \lambda^{-1}. \tag{7.11}$$

按非线性动力学的语言，方程 (7.8) 在 λ^* 处显示了一个鞍结分岔，因此图 7.6(c) 的相变自然地依赖于控制参数 λ 与 ρ_0。当 λ 随 $\rho_0 > \rho^*$ 增加时，主要的相变发生，见图 7.6(c) 中的过程 (1)。在过程 (1) 中，从 $\rho_s = 0$ 到 $\rho_s = \rho^*$ 的

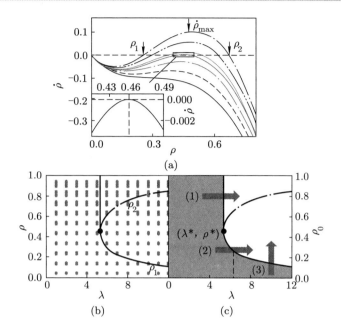

图 7.6 (a) $\dot\rho$ 随 ρ 的变化曲线, 其中从下到上的曲线分别代表 $\lambda = 4.5, 5.0, 5.5, \lambda^*, 6.0, 6.5, 7.0$ 的情形, 插图代表 $\lambda = \lambda^* = 5.35915$ 与 $\rho_s(\lambda = \lambda^*) = \rho^* = 0.45210$; (b) $\dot\rho$ 依赖于 ρ 与 λ 的示意图, 向上的箭头代表 $\dot\rho > 0$, 向下的箭头代表 $\dot\rho < 0$, 箭头长度代表 $|\dot\rho|$ 的大小; (c) $k = 2$ 时的精确相图, 活跃相 (白色区域) 与吸收相 (阴影区域) 间的相边界由垂直实线 ($\lambda = \lambda^*$) 与 $\lambda > \lambda^*$ 时的较低的实线 [$\rho = \rho_1(\lambda)$] 组成, ρ_s 在活跃相上对 λ 的依赖由点划线表示, 即 $\rho_s = \rho_2(\lambda)$ (改编自文献 [13])

离散跳变发生在 $\lambda = \lambda^*$ 处。为了理解当 $\lambda \to \lambda^{*+}$ 时 $\rho_2(\lambda)$ 对 λ 的依赖性, 令 $\rho_2(\lambda) = \rho^* + \delta$。当 $\lambda = \lambda^*$ 时, $\delta = 0$。然后, 从方程 (7.9) 与方程 (7.10) 可得

$$\lambda \approx \lambda^* + C_2(\lambda^*)^2\delta^2 \tag{7.12}$$

其中 $C_2 = \dfrac{z-1}{2z^3}\left(1 - \dfrac{\rho^*}{z}\right)^{z-3}(3z - z\rho^* - 2)$。于是, 可得

$$\rho_s(\lambda) \approx \rho^* + \frac{(\lambda - \lambda^*)^{1/2}}{C_2^{1/2}\lambda^{ast}} \tag{7.13}$$

图 7.6(c) 的过程 (1) 与过程 (2) 中发生的非连续相变如图 7.7 所示。因此在过程 (1), 非连续的混合相变发生在 $\lambda = \lambda^*$ (图 7.7(a))。在图 7.6(c) 的过程 (2) 与 (3) 中, 发生了不同于主要相变的相变。使用与方程 (7.13) 相似的分析方法,

图 7.7(b) 给出了过程 (2) 的相变，过程 (3) 的相变是一个简单的跳变。这两个相变物理上来自于核心接触过程的下述特点：在具有小的 ρ_0 的初始构型中，感染节点的主体是孤立的。因此，在核心接触过程框架下，这些孤立的节点甚至在 $\lambda > \lambda^*$ 时也不能感染其他节点。

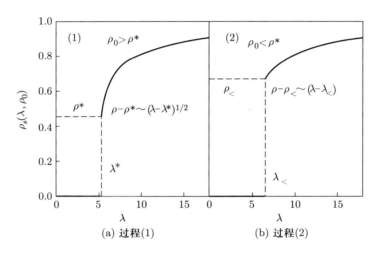

图 7.7　在图 7.6(c) 的过程 (1) 与过程 (2) 中发生的非连续相变，其中 $z = 10$ (改编自文献 [13])

当节点的度 z 为非常数时，比如复杂网络的情形，可类似地进行研究，见文献 [13]。

7.4　资源配置与竞争导致的一级相变

医疗资源不足也可能造成流行病的爆炸式传播。许多研究讨论了医疗资源受限的情况 [18-23]，比如探讨有限的疫苗与药物的分配问题，这些研究假定阻止疾病的可支配资源独立于流行病的演化，然而，疾病给社会带来的健康负担可能限制这些资源的再生产 [19]。

Bottcher 等提出了一个简单模型来考虑疾病导致的资源约束 [20]。感染态个体需要健康个体的帮助来恢复成易感态：健康个体既是提供健康服务与药物的人力资源，又是通过税收与保险费来保证医疗保健预算的贡献者。当治疗代价高昂时，资源的可获得量就是最重要的因素。

为了讨论健康人群产生的治疗资源对恢复过程的影响，考虑一个预算约束的 bSIS 模型 (budget-constrained SIS)，见图 7.8[20]。这个模型保留了部分 SIS 模型的特点：当易感态人群 $s(t)$ 接触感染个体 $i(t)$ 时，以感染率 p 被感染。同时对 SIS 模型做了两方面的修改：引入了一个全局预算 b，来自每个健康个体在每个单位时间增加一个单位的预算量；如果必要的治疗预算得不到满足，则实行约束性的恢复，换句话说，有一个独立于可得预算的自发恢复过程以 q_0 的概率发生。然而，为了全部恢复，必须投入资金，特别是通过治疗来恢复的每个感染个体需要花费成本 c。因此，这个模型相对于产生的资源来定义花销成本，很显然，资源的恢复率依赖于总的可能的预算 b。如果没有预算，就没有资源的恢复。对于给定的预算，恢复率将增加直至达到最大的资源恢复率 q_b。为了表达这种依赖性，引入预算函数 $f(b)$，满足当 $b \leqslant 0$ 时，$f(b) = 0$；当 $b > 0$ 时，$0 \leqslant f(b) \leqslant 1$。因此，对于给定的预算 b，资源的恢复率为如图 7.8 所示的 $q_b f(b)$。满足这些条件的最简单的预算函数 $f(b)$ 可取 Heaviside 阶跃函数 $\Theta(b)$，即 $b > 0$ 时取值 1，否则取值 0。

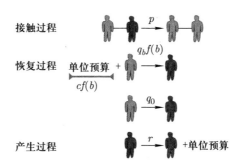

图 7.8　bSIS 模型。在描述 bSIS 模型的过程中，每个箭头上方代表的是转换率。与 SIS 模型一样，感染个体（浅灰色）以概率 p 接触并感染易感态邻居（深灰色）。如果提供必需的资源 $cf(b)$，感染个体将以资源协调恢复率 $q_b f(b)$ 及独立于可得资源的额外基准率 q_0 恢复为易感态。每个易感者以概率 r 产生一个单位的预算。不失一般性，将模型归一化以便每个个体每个时间步产生一个单位的预算，因此 $r = 1$（改编自文献 [20]）

215

非关联随机网络上的流行病传播可由平均场理论描述。在平均场框架下，bSIS 模型的感染动力学为

$$\frac{\mathrm{d}i(t)}{\mathrm{d}t} = kpi(t)s(t) - [q_0 + q_b f(b)]i(t), \tag{7.14}$$

其中 $s(t) = 1 - i(t)$。方程 (7.14) 右边第一项代表感染率 p 导致的易感态人群的感染，第二项代表依赖于自发与预算的恢复过程。与此同时，预算 $b(t)$ 随时间变化，满足演化方程

$$\frac{\mathrm{d}b(t)}{\mathrm{d}t} = s(t) - cq_b f(b)i(t). \tag{7.15}$$

方程 (7.15) 右边第一项代表健康人群产生的预算，第二项代表成功地应用治疗资源导致的预算减少。当对所有 b 都有 $f(b) = 1$ 时，方程 (7.14) 退回到纯粹的 SIS 模型，其恢复率为 $q = q_0 + q_b$。

实际系统中，相对于平均场近似的假设，疾病传播以非随机相互作用的方式发生。这种相互作用可通过多种社会机制产生的网络来模拟，通常具有高簇团系数、社区结构及小世界特性。由于疾病传播的动力学对发生作用的网络结构高度敏感，Bottcher 等研究了在校朋友网上的资源受限情形 [20]，其网络结构如图 7.9(a) 所示。这个网络是基于美国在校学生健康调查问卷构建的，数据集中最大的连接子网含有 2 539 个节点与 20 910 条边。令人惊奇的是，平均场近似抓住了这个实际相互作用结构的行为特征。

考虑 SIS 模型中出现流行病的参数区域 ($\tau > \tau^*$)。考虑最简单的情形：所有的治愈都需要预算贡献 ($q_0 = 0$)，且假定预算取 Heaviside 阶跃函数，即 $q = q_b$。在流行病的早期，确实观察到了精确的 SIS 行为，见图 7.9(b)，我们将这种情况称为预算自由的低流行病感染发生级别。然而，在临界时间 $t = t^*$ 后，流行病的扩散迅速升级，成为爆炸式流行病，我们称之为高流行病感染发生级别，稳态时整个群体都被感染 ($i(\infty) = 1$)。更复杂情形的讨论及关于临界点处的非连续性见文献 [20]。

尽管图 7.9(b) 显示的发病率相变是突变的，但它在时间上总是连续的。Bottcher 等接着讨论了时间上也可能是非连续的情形 [21]。他们考虑了一个有充足治疗资源的情形，但这些资源需要避开感染传播所涉及的路径来进行分发。特别地，假定只有在感染节点与中心节点间存在一条健康通道时，感染节点才可

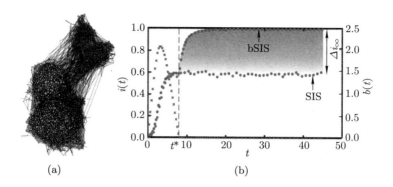

图 7.9　资源受限时的流行病自我加速。(a) 具有长程连接、簇团化与社区结构的在校朋友网 (灰度代表不同的社区)；(b) 朋友网上治疗费用超过临界值 ($c = 2 > c^* \approx 0.833$) 时，成本感染密度 $i(t)$ 与预算 $b(t)$ 的演化，恢复需要预算 $q_0 = 0, q_b = 0.8$ 及 $p = 0.285$。在 SIS 模型中，感染密度达到一个定态区域；bSIS 模型在初始时收敛到这个相同的定态直到预算在临界时间 $t = t^* \approx 7.3$ 处被耗尽；当 $t > t^*$ 时，无法恢复，感染扩散到整个人群 (即 $i(\infty) = 1$)。稳态时两个模型的差就是图中的跳跃 Δi_∞ (改编自文献 [20])

能被治愈。比如，治疗所必需的资源放在一个中心节点，并且只有健康人群才能分发资源。这就引发了一种可能性：健康节点被感染节点包围，药品送不进去，从而所有人都变成感染簇团的一员。有趣的是，这种动力学只允许两种可能的不动点：全部感染状态与全部治愈状态。此外，这个模型也能描述社会系统中的信息动力学，比如与真实信息源失联的个体可被困在错误信息的包围中。

　　依然考虑 SIS 模型：易感态节点以概率 p 与最近邻感染态节点接触而被感染，感染态节点以概率 q 自愈。定义 $\tau = \langle k \rangle p/q$ 为传播效果的量度，当其大于临界点 τ_c 时流行病暴发。在平均场 SIS 模型中，τ 就是基本再生数。图 7.10 是这个簇团 SIS 模型的示意图，由一个中心节点来控制治疗。一个感染节点能够被治愈，当且仅当它与中心节点之间有一条由健康节点组成的路径连接。当健康节点被感染节点包围时，所有内部的健康节点立即被周围的感染节点吸收，因为它们与中心节点隔离了。在某些情形下，中心节点也可能被感染节点包围，导致一个全部感染的突然跳跃。

　　一个感染事件后，特定的区域可能会失去与中心节点的连接。治愈过程要求有一条到中心节点的连接，因此只发生在被包围区的周边。成功的恢复事件在治愈节点与中心节点间重新建立起连接。这里以平方格子为例进行了分析，这个分

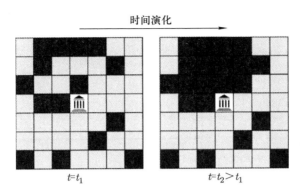

图 7.10 簇团 SIS 模型的示意图。在簇团 SIS 模型中,所有的治愈过程都由中心节点控制 (建筑物符号)。感染节点 (深灰色) 的治愈过程只有在存在一条连接中心节点与感染节点的健康路径时才发生。在每一时间步,检查感染节点是否包围了健康节点 (浅灰色)。如果是,则导致内部健康节点的簇团式感染过程,见 t_2 时刻。在图示的例子中,中心节点上方的节点感染它右边的邻居,然后 5 个健康节点被感染节点包围,因此将也被感染 (改编自文献 [21])

析过程也适用于学校友谊网络与阿波罗网络 [21]。平方格子只计数局部的、最近邻的相互作用;学校友谊网络具有另外的拓扑特征,比如长程连接与社区结构,它们会影响传播过程;阿波罗网络有无标度、小世界与自相似特征。对于这两种网络,最大度的节点被选为中心节点。

簇团 SIS 模型的一个重要特征是立即更新多个格点的可能性,其结果是我们在感染密度时间序列中观察到了不同大小的跳跃。图 7.11 给出了不同控制参数 τ 下,平方格子时间上的非连续行为。临界值 τ_c 由简单 SIS 模型确定,簇团更新过程只有在 $\tau > \tau_c$ 的区域才变得重要 (对于平方格子,$\tau_c = 1.648\,8$)。当 τ 接近阈值 τ_c 时,流行病开始缓慢增长 (图 7.11(a));靠近 τ_c 处,我们观察到一个非常大的跳跃 (对于不同的系统大小,图 7.11(a) 的插图给出了最大跳跃的分布),这个跳跃对应于一个慢扩散的流行病通过特定的时间后包围中心节点来包围所有节点中的大部分节点。当 τ 大于 τ_c 时,由于多个包围区域的存在 (图 7.11(b)),感染密度的演化包含了大量小的跳跃。正如预期,对于大的 τ,达到定态的特征时间较小。只要疾病的感染率能导致流行病 ($\tau \geqslant \tau_c$),感染率的突然跳跃就是非常可能的。

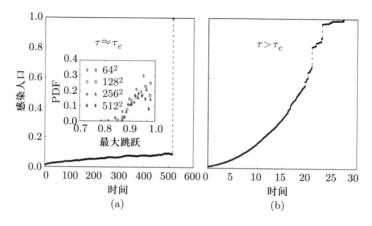

图 7.11　平方格子时间上的非连续行为。在一个 128×128 平方格子上的簇团 SIS 模型中感染节点密度的时间演化，$q = 0.4, k = 4.0$。(a) $p = 0.165$ 时，在靠近阈值 τ_c 处，可遇到大的跳跃 (包围的中心节点)，插图展示了 $L \times L$ 平方格子上最大跳跃的分布 (分组数据)，$L = 64\,128\,256$ (2×10^3 采样) 与 $L = 512$ (500 采样)；(b) 对于 $\tau > \tau_c$ ($p = 0.3$)，也可以观察到较小的跳跃，对应大量的较小的包围区域 (改编自文献 [21])

7.5　时变感染率导致的一级相变

接触率指单位时间内人群中的一个感染者与一个易感者发生相遇的平均数目。如果接触率是常数，则新感染的发病率正比于感染个体与易感个体的乘积。这种具有常数接触率的经典流行病模型具有唯一的稳定平衡。由于以下原因，接触率也可能依赖于感染个体的密度，比如饱和、多次暴露导致的感染概率增加或者因为感染个体上升导致人群行为的变化等。也有可能接触率不是直接依赖于感染的密度，而是依赖于感染个体的严重程度，这使得接触率可以不是常数，而是感染个体的函数，从而流行病模型可以具有多个稳定平衡态，甚至出现非连续的流行病相变 [24–27]。

非侵入区与侵入区的连续相变不能解释一个事实：社会现象通常在很短时间内被人们所接受，这种爆炸性传染对应于从非侵入区到侵入区的一级相变，受传播现象影响的个体数出现了非连续性的增加。通过加入复杂的协同机制，目前已提出许多爆炸性相变的模型，这些模型通常假定易感态与感染态之间有强的协同效应，而易感态个体之间的熟人效应被忽视了。Gomez-Gardenes 等考虑了与熟人有关的局部协同效应[27]，发现其在大尺度上对社会现象的传播有重要的效果。流行病传播模型假设宏观流行病入侵相变可完全按照个体对之间的微观感染来进行解释，然而社会传播动力学并不仅仅依赖于传输和接收的个人，同时还依赖于传播事件的内容。特别地，以某种方式与传播者 – 接收者这样的节点对发生联系的个体很可能对社会现象在全球的传播有重要的或难以估量的效应。

图 7.12 为 Gomez-Gardenes 等所提模型的示意图，描绘了从传递者 j 到一个健康接收者 i，传递率为

$$\lambda_{j\to i} = \alpha\sigma[n^h(i)], \tag{7.16}$$

其中，α 为传播现象在缺乏协同效应时的固有传递率，$n^h(i)$ 为与接收者 i 相连的健康个体的数目，$n^h(i)$ 可影响从 j 到 i 的传递，由函数 $\sigma[n^h(i)]$ 来反映。当 $\lambda_{j\to i} = \alpha$ 时恢复到非协同模型，此时 $\sigma[n^h(i)] = 1$。为了分析协同传递效应，考虑函数 $\sigma[n^h(i)]$ 的两种代表性情形：

① 指数型

$$\sigma[n^h(i)] = \mathrm{e}^{\beta n^h(i)}, \tag{7.17}$$

② 线性依赖于 $n^h(i)$

$$\sigma[n^h(i)] = (1 + \beta n^h(i))\Theta(1 + \beta n^h(i)), \tag{7.18}$$

其中 $\Theta(x)$ 为 Heaviside 函数，当 $x \geqslant 0$ 时，$\Theta(x) = 1$；当 $x < 0$ 时，$\Theta(x) = 0$。参数 β 描述 $n^h(i)$ 对传递的协同效应，$\beta > 0$ 代表建设性的，$\beta < 0$ 代表干扰性的。方程 (7.17) 中的指数型情形容易保证对任意 β，有 $\lambda_{j\to i} \geqslant 0$，因此下面用指数型形式来说明大多数的结果。当然，用线性协同传递函数可得到相似的结果。

考虑 SIS 模型，并采用方程 (7.17) 的指数型协同传递函数。为方便起见，考虑随机 ER 网，其大小 $N = 10^3$，度分布满足泊松分布 $P(k) = \langle k\rangle^k \mathrm{e}^{-\langle k\rangle}/k!$，$\langle k\rangle$ 为其平均度。在离散时间传播动力学中，一个传递者 j 在一个时间步 $\delta t(\delta t = 1)$ 中可以以概率 $\lambda_{j\to i}\delta t$ 将社会现象传递给一个易感者 i，也可以以概率 $\mu\delta t$ 变成易感态。初始时只有少量的传递者 Y_0 远小于 N，传递者的数目 Y 随时间演化系

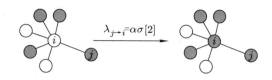

图 7.12　从传递者 j 到一个健康接收者 i 的示意图，传递率由方程 (7.16) 确定，这里 i 周围有两个健康的个体 (改编自文献 [27])

统将到达稳态：$Y = 0$ 时的无感染态，或者 $Y > 0$ 时的暴发态，与 $X = N - Y$ 时的易感态共存。Y 与 X 的共存是一种动态平衡，每一步新感染的人数与变成易感态的人数相等。当 α/μ 足够大时，将出现流行病的暴发区域。

　　图 7.13 给出了稳态时感染态密度 $\langle y \rangle = \langle Y \rangle / N$ 随 α 的变化，各曲线对应不同的协同参数 β。每条曲线按如下方式计算：对于每一个 β，初始时取 $\alpha = 1$，并随机选取 5% 的节点作为初始传播者，其他节点为易感态。对于每一个 α，多次迭代系统以便 $\langle y \rangle$ 可以精确测量。随后，令 α 减少 $\Delta \alpha$，开始新一轮蒙特卡罗模拟，并将上一个 α 的最后构型作为新 α 的初始条件。

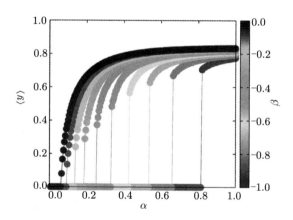

图 7.13　ER 随机网络上 SIS 模型稳态时传播者密度 $\langle y \rangle$ 随固有传播率 α 的变化。$\langle k \rangle = 4$，不同的曲线对应于不同的协同参数 β，恢复率设定为 $\mu = 0.2$ (改编自文献 [27])

　　令人惊奇的是，对于 β 具有较大负值的情形，协同 SIS 模型显示了一个从无感染态到流行病的突然相变。这种流行病区域的爆炸式出现与传统的非协同流行病模型形成了鲜明的对比。

　　Gomez-Gardenes 等将协同效应引入马尔可夫微观演化方程，给出了一级相

复杂网络上的流行病传播

变的进一步证据 [27]。这个方法的关键量是个体 i 在时刻 t 为传播者的概率 $p_i(t)$，其演化方程为

$$p_i(t+1) = p_i(t)(1-\mu) + (1-p_i(t))q_i(t), \tag{7.19}$$

其中，$q_i(t)$ 为易感态节点 i 与一个感染态邻居接触并变成传播者的概率：

$$q_i(t) = 1 - \prod_{j=1}^{N}[1 - \lambda_{j\to i}(t)\boldsymbol{A}_{ij}p_j(t)]. \tag{7.20}$$

这里 $\boldsymbol{A}_{ij}$ 为邻接矩阵的第 (i,j) 个分量，感染概率 $\lambda_{j\to i}(t)$ 依赖于时间与相关变量的内容，可近似表示为

$$\lambda_{j\to i}(t) = \alpha \exp(\beta \sum_{l=1}^{N} \boldsymbol{A}_{il}[1 - p_l(t)]), \tag{7.21}$$

使用表达式 $n^h(i) = \sum_{l=1}^{N} \boldsymbol{A}_{il}[1 - p_l(t)]$ 代表节点 i 在时刻 t 的健康邻居数。通过求解方程 (7.19)，可得稳态分布 $\{p_i^*\}$ 及感染密度的稳态值 $\langle y \rangle = \sum_{i=1}^{N} p_i^*$。

图 7.14 给出了方程 (7.19) 的数值解。在求解方程 (7.19) 时，考虑了两套初始条件，分别对应于 $p_i(0) = 0.01$ (向上箭头的虚线) 与 $p_i(0) = 0.99$ (向下箭头的

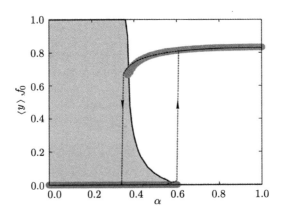

图 7.14　方程 (7.19) 的数值解，其中 $\langle k \rangle = 6$，$\beta = -0.5$。虚线代表求解马尔可夫演化方程得到的解，深灰色区域代表蒙特卡罗模拟得到的结果 (对每一个 α 进行了 10^3 实现)，迟滞效应指出了双稳区域的共存，实线给出了蒙特卡罗模拟中最终无感染态的实现比例 f_0，恢复率设定为 $\mu = 0.2$ (改编自文献 [27])

虚线)。可以发现，当固有感染率 α 较小或较大时，解独立于初始条件；而对于中间的 $0.36 \leqslant \alpha \leqslant 0.6$，可观察到依赖于初始条件，两个解分别对应于无感染态（$\langle y \rangle = 0$）与流行病状态（$\langle y \rangle > 0$）。因此，蒙特卡罗模拟与马尔可夫演化两种方法都预言了流行病与无感染态的共存，且在这些区域间具有非连续相变导致的迟滞回线。如图 7.14 所示，蒙特卡罗模拟中导致无感染态区域的初始构型的比例 f_0 见连续实线，马尔可夫演化方程的双稳区域确实被 0 到 1 间变化的 f_0 区域很好地捕获。

7.6   合作与增援导致的一级相变

实证研究表明，当流行病的参与者不是一种病毒类型而是多种病毒类型时，流行病会表现出更激烈的传播模式，其中较显著的是两种疾病的合作暴发。例如发生在 1918 年的西班牙流感，卷入了当时近三分之一的世界人口。病理证据表明，相当大比例的感染来自与肺炎的共同感染。一个最近的例子是，HIV 病毒的传播已被证实可由大量的其他感染性疾病促进，包括肺结核、疱疹、梅毒、疟疾和肝炎等 [28]。共同感染传播效果的提高来源于病毒的相互作用，即加强了它们之间的敏感性。基于宏观尺度的动力学基础研究，一个关键的问题是：在病毒的合作传播中，能出现的典型的暴发场景是什么，或者说，这种合作在多大程度上改变了单个病毒的经典传播模式？

一方面，相互作用的正反馈特性倾向于对大系统施加不稳定性，这个原理已在相互依存网 [29, 30] 及通过邻居节点强化传染的系统 [12] 中被证实。另一方面，底层网络媒介将会施加不可忽视的影响以加强或破坏合作。因此，暴发的流行病将既受病毒 – 病毒相互作用的影响也受病毒 – 网络相互作用的影响，超出了单一病毒过程的复杂度。

Cai 等提出了一个双病毒的流行病模型来讨论病毒间的合作传播 [28]，传播过程如图 7.15 所示。假定两种病毒在同一个接触网络上传播。从真实的合作感染病例可发现, 由于组织的损坏或免疫系统的退化, 因一种疾病而免疫力减弱的个体更容易被另一种疾病感染, 因此被感染的阈值在继发感染时被降低。假定一个易感态节点可被感染态邻居 (病毒 A 或 B) 以概率 p 感染, 一个已感染一种病毒的节点以概率 $q > p$ 被另一种病毒感染。

令网络上一个节点作为 "种子" 被双重感染。被感染后, 节点变成感染态 (记为 A 或 B), 且一个时间步后恢复 (记为 a 或 b), 恢复节点获得抵抗该种病毒的免疫力, 但对另一种不起作用。为简单起见, 假定两种病毒具有相同的感染与恢复概率。

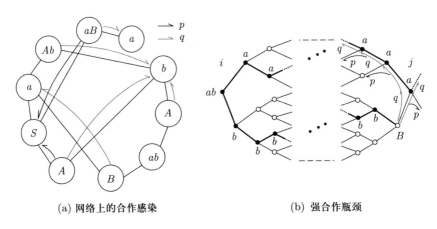

(a) 网络上的合作感染　　　　　　(b) 强合作瓶颈

图 7.15　复杂网络上的合作流行病传播过程。(a) 一个给定网络上的合作感染。一个未感染节点以概率 p 被单个疾病感染, 一个已被单一病感染过的节点以增大的概率 q 被另一种疾病感染。这里给出了初始感染与次级感染, 也就是, $P(Ab|b) = P(aB|a) = q > P(A|S) = P(BS) = p$; (b) 强合作瓶颈示意图。假定两个疾病沿不同的路径从网络节点 i 传播, 用较大的可能性走长圈, 较小的可能性走短圈。大多数情况下, 某种疾病在其临界区域停止传播, 其结果是另一个也不能继续传播。但如果两个疾病都能幸存到它们在节点 j 相遇, 疾病 B 将以概率 q 侵入另一个疾病的感染区域并引起它附近的大量新的感染。这就导致了级联相互感染, 以较高的概率导致一个巨大的双重感染集团 (改编自文献 [28])

数值模拟发现, 在 ER 随机网上有一个非连续的混合相变, 如图 7.16 所示。对于渗流, 有两个序参量可用于刻画相变, 即形成巨大的双重感染集团的概率 P 与属于这个巨集团的节点比例 ρ。对于大多数仅卷入一个疾病的感染过程, P 与 ρ 都经历连续相变, 展示全同的标度 $P \sim \rho \sim (p - p_c)^\beta$, 其中临界点 $p_c = 1/\langle k \rangle$ 与 $\beta = 1$。相反, 对于合作流行病模型, 在临界点处已经有一些巨感染集团, 这些巨集团与之前的集团相互分开。对数质量 (感染密度) 分布如图 7.16(a)，图中右侧对应于左侧的功率分布。在临界点，当且仅当一个巨大的双感染集团形成时，才能形成巨感染集团。图 7.16(b) 给出相变刻画的两个序参量之间的明显区别：代表一个种子发展成巨双感染集团的概率 P_{ab} 展示了连续相变，而双感染节点的比例 ρ_{ab} 清晰地展示了非连续相变，在 p_c 处跳跃到一个有限值来表示。

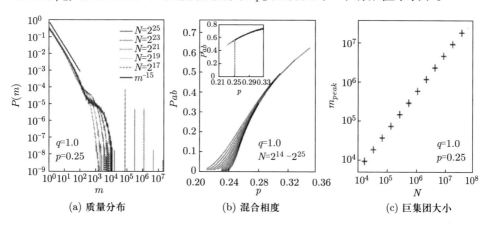

(a) 质量分布　　　　(b) 混合相度　　　　(c) 巨集团大小

图 7.16　具有平均度 $\langle k \rangle = 4$ 的 ER 网络上的混合相变。(a) 在阈值 $p_c \approx 0.25$ 处进行 10^8 次实现后感染集团的质量分布，二级感染概率 $q = 1.0$。图中右侧的尖峰对应于巨集团。(b) 形成巨集团的概率 P_{ab} 与显示连续相变的初始感染概率 p 相对的相图。系统大小为 $N = 2^{14} - 2^{25}$。插图为双感染节点的比例 ρ_{ab} 显示的非连续相变，不同 N 的数据完全重叠。(c) 巨集团大小随系统大小的变化在 p_c 处展示了一个线性标度 $m_{peak} \sim N$，对所有的 $N = 2^{14} - 2^{25}$ 成立，因此支持了严格定义的非连续相变 (改编自文献 [28])

由 ρ_{ab} 显示的非连续相变满足它的严格定义，即一直有效到热力学极限 $N \to \infty$，这由巨集团大小随系统大小的变化在 p_c 处展示的一个线性标度所证实：$m_{peak} \sim N$。尽管自我支持的巨集团在有限系统 $p < p_c$ 时仍可被启动 (图 7.16(b) 插图中曲线的虚线部分)，它们应该在 $N \to \infty$ 时消失。

ER 网是局部树状的 (它们在 $N \to \infty$ 主要为长环)，其行为完全不同，只有连续的相变。因此，这些环对于非连续相变的发生非常关键。

文献 [31] 对双病毒的合作增强效应及一级相变给出了理论解释。并且协同增强效应不仅发生在多种病毒的同时作用中，也可发生在单种病毒的情形。一般情况下，单种病毒的流行病暴发是连续的二级相变，但当网络结构非均匀时，比如社区结构，就可能造成社会加强效应 [32, 33]。所谓社会加强效应指每个个体对社会相互作用有记忆, 如果一个新的行为被大多数社会联系认可, 就很容易通过认可的邻居传递。一个典型的社区网可由具有高团簇系数的多个社区组成, 各社区间随机连接。这种社区网具有社会网的 3 个关键特征: 团簇、社区与小世界。为方便起见, 令各社区的大小相等, 社区内及社区间的连接可调节。

具体地, 考虑 N 个节点的社区网, 每个社区有 c 个节点。固定总连接数, 以便平均度为 $c-1$。连接中的 p 部分随机连接节点对, 其他全为社区内连接。不允许自连接环与多重连接。当 $p=0$ 时, 社区断开, $p=1$ 对应于 ER 随机网。因此, 通过令 p 在 0 到 1 之间改变, 就可以调节网络的模块性。图 7.17 为不同 p 值时模块网络的示意图。在保持 c 有限但 $N \to \infty$ 的条件下, p 就是社区间连接的比例。

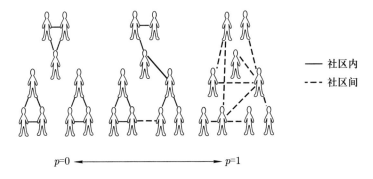

图 7.17 不同 p 值时模块网络的示意图。$p=0$ 时网络的大小为 $N=9$, 分成 3 个社区, 其大小为 $c=3$。当 p 从 0 增加到 1 时, 断开的社区通过模块化逐渐变成 ER 网 (改编自文献 [32])

对于社区网上的行为传播, 假定初始时有一个随机选取的活跃节点。在每一个时间步, 活跃节点以概率 λ_n 感染其周围的邻居, 然后活跃节点变为免疫态节点。如果最后有 R 个节点变成了免疫态, 则社会行为暴发的大小记为 R/N。在最简单的情形, 所有传递概率都相等, $\lambda_1 = \cdots = \lambda_\infty = \lambda$, 此过程就退化为传统的 SIR 模型, 没有社会加强效应。先考虑比 SIR 模型稍复杂的情形: $\lambda_1 = \lambda$, $\lambda_2 = \cdots = \lambda_\infty = T$, 其中 λ 为固有强度, T 为来自社会相互作用记忆的传递强度。当 $T > \lambda$ 时, 协同增加传播率; 当 $T < \lambda$ 时, 则为抑制效应。对于给定的一套参数 c, p 与 T, 存在一个阈值 λ_c, 只有对 $\lambda > \lambda_c$, R/N 才收敛到一个非零的值。这一过程称为 GEP, 其序参量为最大可能的极限值 R/N。

现实中，社会行为的传播可能以一个稍有不同的方式进行：一个随机选取的易感态节点观察其邻居并根据邻居的认同个数来决定是否采纳这个行为。如果从上一次观察以来，认同的邻居个数没有变化，则节点不改变其状态。因此，当没有任何节点观察到其邻居发生变化时，传播过程停止。这里最大的不同在于采纳概率的变化并不总是依次从 λ 改变到 T，而是依赖于观察到的认同邻居数，节点经历的第一次采纳概率也许是 T 而不是 λ。这一过程称为修正的 GEP。

当 λ 充分大于 λ_c 时，数值模拟得到的序参量 R/N 清晰地分成两个峰。由于左峰非常接近 $R/N = 0$，只有右峰对应于非零的暴发比例大小，因此，将右峰的平均值记为 $\langle R/N \rangle_r$，并作为暴发大小的估计值。图 7.18 中的方框等符号给出了数值模拟结果，曲线是文献 [32] 中的理论结果，可见数值结果与理论结果是一致的。图 7.18(a) 代表基于派系或小集团的情形，图 7.18(b) 代表模块化的网络，当 N 增大时，曲线不再变化。无论是派系还是模块化的网络，图 7.18 的一个显著特征是——相变是非连续的。

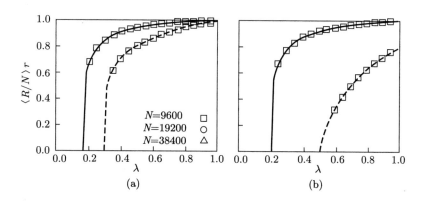

图 7.18　修正 GEP 过程中社会加强效应导致的一级相变，其中符号代表数值模拟结果，曲线代表文献 [32] 的理论结果，$\langle R/N \rangle_r$ 为数值模拟中右峰的平均值，表示暴发的比例大小。(a) 代表基于派系或小集团的情形 (实线对应参数 $c = 6, p = 0.2, T = 0.7$；虚线对应参数 $c = 3, p = 0.8, T = 0.7$)；(b) 模块化的网络 (实线对应参数 $c = 6, p = 0.2, T = 0.7$；虚线对应参数 $c = 3, p = 0.8, T = 0.7$) (改编自文献 [32])

7.7 重复感染导致的一级相变

除了流行病之外，传染过程还适用于许多社会现象的涌现，包括信息的传播、信仰与行为的影响及产品与创新的大规模使用等。这些现象的研究可使用流行病模型，假定信息、信仰或产品通过个体间的成对接触以病毒的方式进行传播。近年来，在线社会网络的出现极大地放大了这种成对接触的覆盖面，因而重塑了社会接触斑图，按这种方式，通常的流行病仓室模型如 SIS 与 SIR 将需要修改，需加入真实社会系统中观察到的相互作用网络的动力学与结构方面的因素 [34, 35]。

SIR 模型假定，当个体变成免疫态后就不再被病毒感染。在社会背景下，这意味着当个体停止其社会活动如使用一些产品，或传播一些思想等，他们将不允许再次使用，这一点在许多社会场景下不切实际。在这些情形下，SIS 模型或许是一个合适的框架，因为它通过考虑多次感染消除了这个限制，个体允许在活跃与非活跃间转换。

但在 SIS 框架下被忽视的重要问题是初次感染与重复感染间的区别。比如，考虑一个新的在线社会传播网，初次宣传要求为不可避免的安装和培训流程付出努力。然而，如果这个宣传是再次宣传，也就是成为不活跃态后再次启用，投资的努力将会小很多。在疾病的情形下，同种病毒的重复感染是可能的，但没有初次感染的可能性大，因为初次感染后将获取全部或部分的免疫力。这就需要探索重复感染对集体行为涌现的影响。为此，需要考虑重复感染而将 SIR 模型转化为 SIRI 模型 [34-36]。

文献 [34] 指出 SIRI 模型显示两个重要的传递阈值：标志着维持人群的疾病流行所必需的传递强度的流行阈值，以及表示传递能否在具有一定免疫力的人群中再次暴发的重复感染阈值。重复感染阈值区分了两个本质上不同的模型行为，SIR 中的低流行水平刻画阈值以下的区域，SIS 中的高流行水平刻画阈值以

复杂网络上的流行病传播

上的区域。这个结果为高于期望的重复感染率提供了一个合理的解释，特别是超过首次感染的重复感染率，如已被报道发生于南非的肺结核 [37]。

现以文献 [35] 给出的 SIRI 模型为例，介绍重复感染对流行病暴发的影响。与 SIR 模型一样，SIRI 模型中也只有 3 种状态：健康态 S (无知)、感染态 I (活跃/传播者) 与免疫态 R (不活跃)。这些状态间的基本转变为：① $S+I \rightarrow 2I$，以概率 λ 进行；② $I \rightarrow R$，以概率 μ 进行；③ $R+I \rightarrow 2I$，以概率 λ' 进行。因此，不同于 SIR 模型，这里免疫态个体可以再次变为感染态。注意，初始感染过程 ① 与重复感染过程 ③ 都需要通过与感染态个体的接触来完成。一般来说，重复感染率与初始感染率是不同的，$\lambda' \neq \lambda$。此外需要特别注意的是，SIRI 模型与 SIRS 模型的根本不同之处为：前者是 R 向 I 转化，后者是 R 向 S 转化。

考虑一个 ER 随机网，其节点数为 $N = 5000$，平均度为 $\langle k \rangle = 6$。图 7.19 为 SIRI 模型稳态时的免疫态密度随 λ 的变化关系。对于每个 λ，按如下方式运行 100 次蒙特卡罗模拟。初始时，随机选择小比例的一部分个体，比如 0.05，并设置它们为初始感染态，其他人为健康态；然后迭代 SIRI 系统，直到达到稳定态。$\lambda' = 0$ 的情形对应于通常的 SIR 模型 (没有重复感染)，因此在临界值 λ_c 后，曲线 $r(\lambda)$ 随 λ 光滑地增加。与通常的 SIR 动力学一样，稳定态时不再有感染的个体，因此个体要么是健康态要么是免疫态。形成强烈对比的是，对于允许重复

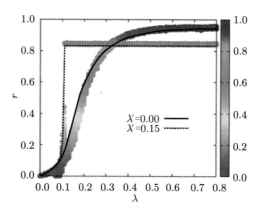

图 7.19 SIRI模型稳态时免疫态密度随 λ 的变化关系。恢复率为 $\mu = 0.8$。灰度条纹代表免疫态的初始密度 (即绝热过程)。使用的网络为 ER 随机网，大小为 $N = 5000$，平均度为 $\langle k \rangle = 6$ (改编自文献 [35])

感染的情形 $\lambda' = 0.15$ 时,接近流行病形成处突然发生相变,感染率 λ 的微小改变触发免疫态突然的增加。因此,重复感染的引入使得流行病的相变从连续相变变成了非连续相变。

　　图 7.19 的结果告诉我们,应用蒙特卡罗模拟可以探索感染参数 λ 与 λ' 的范围。图 7.20(a) 与图 7.20(b) 分别给出了 $r(\lambda, \lambda')$ 与 $i(\lambda, \lambda')$ 的相图,其网络结构与图 7.19 相同,每个点 (λ, λ') 为 100 次实现的平均。从图 7.20(a) 可以看到 λ' 对 $r(\lambda)$ 行为的影响。对于较小的重复感染率 λ',$r(\lambda)$ 的行为与 SIR 模型相似,即显示了一个从健康态 (非活跃相) 到流行病的相变。λ' 在这个区域的唯一效应是对于 $\lambda > \lambda_c$ 的情形,免疫密度随 λ' 的增加而稍增加。在这个区域内,感染密度为零,$i = 0$,与在 SIR 模型中一样 (见图 7.20(b))。

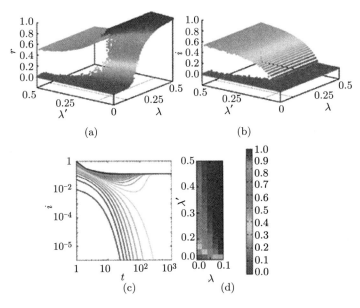

(a)　　　(b)

(c)　　　(d)

图 7.20　(a) 与 (b) 分别描述免疫态密度 r 与感染态密度 i 随参数 λ 与 λ' 的变化关系,当 λ' 较大时,$r(\lambda)$ 与 $i(\lambda)$ 的相变都是非连续的,图中每个点代表 SIRI 模型 100 次的蒙特卡罗模拟实现;(c) 方程 (7.22) 中感染密度的演化,其中感染率 $\lambda = 0.04 < \lambda_c, \lambda' = 0.15 > \lambda_c(\lambda_c = 0.118)$,$\mu = 0.8$;(d) 当 $\lambda < \lambda_c$ 时,启动 RIR 区域所需的最小初始感染密度 $i(0)$ 随 λ 与 λ' 的变化关系,网络结构与图 7.19 相同 (改编自文献 [35])

　　当 λ' 增加到超过某个 λ'_c 时,发生了戏剧性的变化,$r(\lambda)$ 出现了一个突然转变。临界点 λ_c 保持与 λ' 较小时几乎相同的值。然而,在 λ_c 处,这个突然转变驱动系统从健康态到了另一个区域，其人口的宏观部分为感染态。不同于小重复感染率区域，免疫密度在 $\lambda > \lambda_c$ 时完全独立于 λ 值，因此对 $\lambda > \lambda_c$ 保持为常数（见图 7.19 中 $\lambda' = 0.15$ 的情形）。此外，图 7.20(b) 给出了相对于 SIR 模型的另一个重要的新颖之处，即感染态与免疫态共存于 $\lambda > \lambda_c$ 后的稳态区域。更进一步，曲线 $i(\lambda)$ 揭示了对于感染态密度来说，在 λ_c 处的相变也是突然的。

为了理解发生这个突然相变的原因，文献 [35] 考虑了复杂网络上 SIRI 模型的马尔可夫演化方程。令 $p_j(t)$ 与 $r_j(t)$ 代表个体 j 在时刻 t 被感染或恢复的概率，对于给定的感染率 λ 与 λ' 及恢复率 μ，可以写出 $p_j(t)$ 与 $r_j(t)$ 的离散时间演化方程

$$
\begin{aligned}
p_j(t+1) &= p_j(t)(1-\mu) + r_j(t)q_j^{RI}(t) + [1 - p_j(t) - r_j(t)]q_j^{SI}(t), \\
r_j(t+1) &= p_j(t)\mu + r_j(t)[1 - q_j^{RI}(t)],
\end{aligned}
\tag{7.22}
$$

其中，$q_j^{SI}(t)$ 与 $q_j^{RI}(t)$ 分别代表个体 j 在时间 t 从健康态与免疫态变成感染态的概率，表达式为

$$
\begin{aligned}
q_j^{SI}(t) &= 1 - \prod_{l=1}^{N}(1 - \lambda \boldsymbol{A}_{jl}p_l(t)), \\
q_j^{RI}(t &= 1 - \prod_{l=1}^{N}(1 - \lambda' \boldsymbol{A}_{jl}p_l(t)),
\end{aligned}
\tag{7.23}
$$

其中 $\boldsymbol{A}_{jl}$ 为邻接矩阵。方程 (7.23) 反映了马尔可夫特性。

令 p_j^* 与 r_j^* 代表方程 (7.22) 的定态解，则感染态与免疫态的密度分别为 $i = \sum_{j=1}^{N} p_j^*/N$，$r = \sum_{j=1}^{N} r_j^*/N$。图 7.19 中的实线与虚线为理论解，可见数值模拟与它们完全一致。特别重要的是，它们再现了重复感染率 $\lambda' = 0.15$ 时的突然相变。

进一步，方程 (7.22) 的定态解满足

$$
\begin{aligned}
p_j^* &= p_j^*(1-\mu) + r_j^* q_j^{RI*} + (1 - p_j^* - r_j^*)q_j^{SI*}, \\
r_j^* &= p_j^*\mu + r_j^*(1 - q_j^{RI*}).
\end{aligned}
\tag{7.24}
$$

将式 (7.24) 中的两个方程相加，可得定态存在的必要条件为

$$
(1 - p_j^* - r_j^*)q_j^{SI*} = 0,
\tag{7.25}
$$

其成立条件为 $p_j^* + r_j^* = 1$ 或者 $q_j^{SI*} = 0$。第二个条件等价于 $p_j = 0 (\lambda > 0)$，因此它可应用于 SIR 状的区域 (小 λ')，而第一个条件在较大 λ' 区域成立，即只有感染态与免疫态。其结果是，在 SIRI 模型中不存在三态同时存在的定态解。

对于第一个区域 $p_j^* + r_j^* = 1$ (无健康态)，将其代入方程 (7.24) 可得

$$p_j^* \mu = (1 - p_j^*) q_j^{RI*}. \tag{7.26}$$

当将 R 用 S 取代时，这个方程等价于 SIS 模型中感染态密度的定态概率。因此，将较大 λ' 区域称为 RIR 区域。注意到 RIR 区域中的 p_j^* 值独立于 λ，因为 q_j^{RI} 只依赖于 λ'。这再次证实了图 7.20 的蒙特卡罗模拟结果：i 与 r 的定态值只依赖于 λ'。

在图 7.20 的 $\lambda < \lambda_c$ 区域中，感染态密度为零，而免疫态密度很小。这就表明，在这个区域内发生了健康态与 RIR 相之间的双稳定性。然而，由于图 7.20(a) 与图 7.20(b) 数值模拟中使用的初始感染密度过小，系统被直接驱动到了健康区域。为了说明双稳定性，图 7.20(c) 给出了不同初始条件下 $i(t)$ 的时间演化，其中感染率与重复感染率都处于双稳定区域内 ($\lambda = 0.08$，$\lambda' = 0.15$)。现在非常明确：初值条件含有多于 40% 的感染态时将终止在 RIR 区域，否则动力学将演化到健康态。图 7.20(d) 给出了当 $\lambda < \lambda_c$ 时，到达 RIR 区域所需的最小初始感染密度。

对于第二个区域 $p_j^* = 0$，当 $\lambda' < \lambda'_c$ 时，RIR 区域不再有效，满足式 (7.25) 的稳定态条件为 $p_j^* = 0$，这个条件与通常的 SIR 模型的稳定态相符。

图 7.21 给出了 SIRI 模型的相图示意图。对于较小的重复发生概率 λ'，SIRI 模型具有通常 SIR 模型的两个典型的行为：λ 较小时的健康相及免疫个体数目随 λ 光滑增加的流行病相，同时感染个体消失。对于较大的重复发生概率 λ'，动力学是完全不同的。

最突出的结果是当 $\lambda' > \lambda'_c$ 时，发生在健康态与 RIR 区域间的相变是突变的。这样，感染概率 λ 的一个小变化就能驱动系统从零疾病入侵到流行病暴发，对感染态与免疫态都是突然的。非常有趣的是，图 7.21 的相图还包含了一个三临界点 TP (λ_c, λ'_c)，在这个点上 3 个可能的相将共存。请注意 TP 是与非平衡相变相联系的，与通常发生在平衡热力学中的 TP 不同。$\lambda_c = \lambda'_c$ 时的事实表明，当初级感染与重复感染相等时，流行病的相变通过 TP 实现。关于三临界点出现的

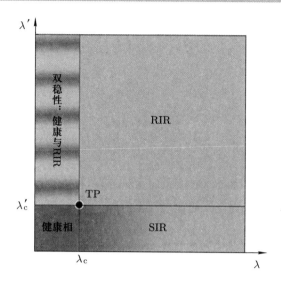

图 7.21 SIRI 模型的相图示意图。存在一个三临界点 TP，分隔健康相、SIR 与 RIR (改编自文献 [35])

条件可从渗流方面进行进一步探讨，有兴趣的读者可参考文献 [11, 38–40]。

参考文献

[1] Scarpino S V, Allard A, Hebert-Dufresne L. The effect of a prudent adaptive behaviour on disease transmission [J]. Nat. Phy., 2016, 12: 1042.

[2] Gross T, D'Lima C J D, Blasius B. Epidemic dynamics on an adaptive network [J]. Phys. Rev. Lett., 2006, 96: 208701.

[3] Shaw L B, Schwartz I B. Fluctuating epidemics on adaptive networks [J]. Phys. Rev E, 2008, 77: 066101.

[4] Clusella P, Grassberger P, Perez-Reche F J, et al. Immunization and targeted destruction of networks using explosive percolation [J]. Phys. Rev. Lett., 2016, 117: 208301.

[5] Achlioptas D, D'Souza R M, Spencer J. Explosive percolation in random networks [J]. Science, 2009, 323: 1453.

[6] Boccaletti S, Almendral J A, Guana S, et al. Explosive transitions in complex networks' structure and dynamics: Percolation and synchronization [J]. Phys. Rep., 2016, 660: 1.

[7] Marceau V, Noel P A, Hebert-Dufresne L, et al. Adaptive networks: Coevolution of disease and topology [J]. Phys. Rev. E, 2010, 82: 036116

[8] Centola D, Eguiluzc V M, Macy M W. Cascade dynamics of complex propagation [J]. Physica A, 2007, 374: 449.

[9] Schwartz I B, Shaw L B. Rewiring for adaptation [J]. Physics, 2010, 3: 17.

[10] Granovetter M. Threshold models of collective behavior [J]. Am. J. Sociology, 1978, 83: 1420.

[11] Wang W, Tang M, Zhang H F, et al. Dynamics of social contagions with memory of nonredundant information [J]. Phys. Rev. E, 2015, 92: 012820.

[12] Dodds P S, Watts D J. Universal behavior in a generalized model of contagion [J]. Phys. Rev. Lett., 2004, 92: 218701.

[13] Chae H, Yook S-H, Kim Y. Discontinuous phase transition in a core contact process on complex networks [J]. New J. Phys., 2015, 17: 023039

[14] Pastor-Satorras R, Castellano C, Mieghem P V, et al. Epidemic processes in complex networks [J]. Rev. Mod. Phys., 2015, 87: 925.

[15] Yang H, Tang M, Gross T. Large epidemic thresholds emerge in heterogeneous networks of heterogeneous nodes [J]. Sci.Rep., 2015, 5: 13122.

[16] Castellano C, Pastor-Satorras R. Non-mean-field behavior of the contact proces on scale-free networks [J]. Phys. Rev. Lett., 2006, 96: 038701.

[17] Dorogovtsev S N, Goltsev A V, Mendes J F F. k-Core organization of complex networks [J]. Phys. Rev. Lett., 2006, 96: 040601.

[18] Colizza V, Barrat A, Barthelemy M, et al. Modeling the worldwide spread of pandemic influenza: Baseline case and containment interventions [J]. PLoS Med., 2007, 4: e13.

[19] Helbing D. Globally networked risks and how to respond [J]. Nature, 2013, 497: 51.

[20] Bottcher L, Woolley-Meza O, Araujo N A M, et al. Disease-induced resource constraints can trigger explosive epidemics [J]. Sci.Rep., 2015, 5: 16571.

[21] Bottcher L, Woolley-Meza O, Goles E, et al. Connectivity disruption sparks explosive epidemic spreading [J]. Phys. Rev. E, 2016, 93: 042315.

[22] Jiang J, Zhou T. Resource control of epidemic spreading through a multilayer network [J]. Sci. Rep., 2018, 8: 1629.

[23] Majdandzic A, Podobnik B, Buldyrev S V, et al. Spontaneous recovery in dynamical networks [J]. Nat. Phys., 2014, 10: 34.

[24] Driessche P, Watmough J. A simple SIS epidemic model with a backward bifurcation [J]. J. Math. Biology, 2000, 40: 525.

[25] Assis V R V, Copelli M. Discontinuous nonequilibrium phase transitions in a non-linearly pulse-coupled excitable lattice model [J]. Phys. Rev. E, 2009, 80: 061105.

[26] Perez-Reche F J, Ludlam J J, Taraskin S N, et al. Synergy in spreading processes: From exploitative to explorative foraging strategies [J]. Phys. Rev. Lett., 2011, 106: 218701.

[27] Gomez-Gardenes J, Lotero L, Taraskin S N, et al. Explosive contagion in networks [J]. Sci. Rep., 2016, 6: 19767.

[28] Cai W, Chen L, Ghanbarnejad F, et al. Avalanche outbreaks emerging in cooperative contagions [J]. Nat. Phys., 2015, 11: 936.

[29] Buldyrev S V, Parshani R, Paul G. Catastrophic cascade of failures in interdependent networks [J]. Nature, 2010, 464: 1025-1028.

[30] Gao J, Buldyrev S V, Stanley H E, et al. Networks formed from interdependent networks [J]. Nat. Phys., 2012, 8: 40-48.

[31] Chen L, Ghanbarnejad F, Cai W, et al. Outbreaks of coinfections: The critical role of cooperativity [J]. Europhys. Lett., 2013, 104: 50001.

[32] Chung K, Baek Y, Kim D, et al. Generalized epidemic process on modular networks [J]. Phys. Rev. E, 2014, 89:052811.

[33] Liu Q, Wang W, Tang M, et al. Explosive spreading on complex networks: The role of synergy [J]. Phys. Rev. E, 2017, 95: 042320.

[34] Rodrigues P, Margheri A, Rebelo C, et al. Heterogeneity in susceptibility to infection can explain high reinfection rates [J]. J. Theo. Bio., 2009, 259: 280.

[35] Gomez-Gardenes J, de Barros A S, Pinho S T R, et al. Abrupt transitions from reinfections in social contagions [J]. Europhys. Lett., 2015, 110: 58006.

[36] Moreira H N, Wang Y. Global stability in an SIRI model [J]. SIAM Rev., 1997, 39: 496.

[37] Verver S, Warren R, Beyers N, et al. Rate of reinfection tuberculosis after successful treatment is higher than rate of new tuberculosis [J]. Am. J. Respir. Crit. Care

Med., 2005, 171: 1430.

[38] Janssen H-K, Müller M, Stenull O. Generalized epidemic process and tricritical dynamic percolation [J]. Phys. Rev. E, 2004, 70: 026114.

[39] Bizhani G, Paczuski M, Grassberger P. Discontinuous percolation transitions in epidemic processes, surface depinning in random media, and Hamiltonian random graphs [J]. Phys. Rev. E, 2012, 86: 011128.

[40] Wu J, Zheng M, Zhang Z, et al. A model of spreading of sudden events on social networks [J]. Chaos, 2018, 28: 033113.

第8章 多种流行病的共演化传播

8.1 病毒的竞争与多种疾病的传播

流行病的传播往往还涉及其他一些因素,使得流行病传播的行为变得更加复杂。比如,医院就为不同流行病的交叉感染提供了可能的场所,平均来说,从医院获得感染可达感染人数的 10% [1],而奔波于不同医院的病人会加速这种效应,特别是住院的儿童 [2, 3]。Rodriguez 等实证研究了一个医院中人们相互接触的含时网络上交叉感染的扩散行为,依赖于连接斑图与含时关联,系统可显示导致一个或多个流行病分支的相变 [4]。

两种甚至更多种传染病同时存在的情况也可能发生在其他地方。例如,在东南亚的某个村庄,I 型病毒在村子的一头可以存在 15 个月之久,在村子另外一头有很多人感染了 II 型病毒,而在村子的中央,两种病毒共存 [5, 6]。Newman 用边渗流方法 [7] 讨论了双病毒在单层网中传播的阈值效应,在该模型中两种病毒会争夺同一个宿主。现实生活中也存在两种病原体同时存在于不同网络中却相互之间有影响的情况,例如,性病既可以通过同性恋的性行为传播也可以通过异性恋的性行为传播,因为双性恋个体的存在,这两层网络不能完全分离。美国研究人员对双性恋个体的研究表明,双性恋个体是同性恋人群和异性恋人群之间传染

病传播的纽带 [8–10]。还有更多的例子，有些传染病在呼吸网络中传播，有些传染病在性接触网络中传播，并且这些传染病之间有着显著的相互作用。

多种疾病相互作用其危害通常比单种疾病更加严重。比如在非洲，大概 4000 万人感染了艾滋病毒，导致每年超过 300 万人的死亡；全球每年大约有 5 亿人被恶性疟原虫感染，非洲每年有 100 万人以上因疟疾而死亡 [11]。这两种疾病间有相当大的地理重叠，尤其是在撒哈拉以南的非洲。对 HIV 与疟疾双重感染的前瞻性研究证实了先前的发现：双重感染导致了慢性 HIV 感染病人在发热性疟疾发作期间病毒载量的增加 [12]；HIV 感染大幅增加了疟疾感染的敏感性 [13]。

Abu-Raddad 等进一步检查了肯尼亚 Kisumu 区域的 HIV 与疟疾相互作用的协同效应。Kisumu 区域的成年人人口大约是 20 万人，在无疟疾干预时两种疾病的相互作用导致 1980—2005 年累计 8 500 个额外的 HIV 感染与 980 000 个额外的疟疾发作。此外，对于 1990—2005 年这段时期，平均 HIV 流行率大约为 25%，由于疟疾导致的 HIV 感染为 4.8%，而由 HIV 感染导致的疟疾为 9.9%。按照 Abu-Raddad 等的估计，如果没有疟疾的协同效应，需要额外两年时间才能达到 1995 年的 24% 的 HIV 感染率，因此协同效应加速了疾病双方的传播。

8.2　两种病毒的传播模型

两种病毒的情形下，流行病暴发阈值依然是重要的问题。在两种病毒竞争同一群宿主时，宿主有可能在第二种病毒感染前已被第一种病毒杀死，也有可能出现病毒间的交叉免疫，即一种病毒使得宿主对进一步的感染产生免疫，如相互竞争的流感病毒株就有这种行为 [14]。病毒间竞争的动力学通常比较复杂。

Newman 考虑了一个稍简单的两种病毒情形，即单个人群中的两种病毒。Newman 发现，竞争同一个宿主的两种病毒，只有当边占有概率处于经典流行病阈值与第二个较高的值之间的某个值时才能在一个群体中传播开来，对应于网络系统中不同的拓扑相变 [7]。具体地，让两种病毒通过人群的时间间隔比较大，一种病毒感染人群并引起流行病的暴发，使得一定比例的人口免疫或死亡；在稍后的某个时候让第二个病毒通过剩余的人群。问题是是否或什么时候第二个疾病能传播开来。如果足够多的宿主被第一种疾病移除，则第二种疾病不可能传播开来。Newman 发现，对第一种病毒，存在一个边占有概率的阈值，使得两种疾病同时发生。这个"共存的阈值"与通常的连续相变相一致，但这两种相变是截然不同的：共存的阈值是网络拓扑额外的属性。两种疾病的暴发只存在于流行病与共存阈值之间的中间区域。

文献 [15] 提出的双疾病共感染模型如下。两种疾病在大小为 $N(t)$ 的人群中传播，它们竞争同一批易感个体，其数目由 $S(t)$ 表示。假定第一种疾病进程缓慢，将感染个体按照感染时长 a 进行分类。年龄 – 密度由 $i(a,t)$ 表示。第一种疾病的感染总人数记为 $I_1(t)$。假定最终感染两种疾病的人都是先感染缓慢进程的疾病，因此称其为原发病，易感个体以感染率 $\beta_1(a)$ 被感染。第二种疾病的感染总人数记为 $I_2(t)$，以概率 β_2 转化为易感态。一个已被原发病感染的个体可被第二种疾病以 $\delta(a)$ 的概率共同感染，即两种疾病的联合感染，用 $J(t)$ 代表联合感染的个体数目。感染两种疾病的个体可以以概率 γ_1 感染原发病的易感者，以概率 γ_2 感染第二种疾病的易感者。图 8.1 为示意图。其数学模型如下：

$$S' = \Lambda - \frac{S}{N}\int_0^\infty \beta_1(a)i(a,t)\mathrm{d}a - \beta_2\frac{SI_2}{N} - (\gamma_1 + \gamma_2)\frac{SJ}{N}$$
$$-\mu S + \int_0^\infty \alpha_1(a)i(a,t)\mathrm{d}a + \alpha_2 I_2,$$

$$(\partial_t + \partial_a)i(a,t) = -\alpha_1(a)i(a,t) - \delta(a)\frac{I_2}{N}i(a,t) - \mu i(a,t),$$

$$i(0,t) = \frac{S}{N}\int_0^\infty \beta_1(a)i(a,t)\mathrm{d}a + \gamma_1\frac{SJ}{N}, \qquad (8.1)$$

$$I_2' = \beta_2\frac{SI_2}{N} + \gamma_2\frac{SJ}{N} - (\mu + \alpha_2)I_2,$$

$$J' = \frac{I_2}{N}\int_0^\infty \delta(a)i(a,t)\mathrm{d}a - (\mu + v)J.$$

其中，μ 为自然死亡率。特别地，假定联合感染的个体不能恢复，且引起一个疾病 – 诱导死亡率 v。仅感染原发病或第二种疾病的个体分别以 $\alpha_1(a)$ 或 α_2 的概率恢复。函数 $\alpha_1(a), \beta_1(a)$ 与 $\delta(a)$ 非负且有限，参数 $\beta_2, \gamma_1, \gamma_2, v$ 与 α_2 非负，$\Lambda > 0, \mu > 0$。

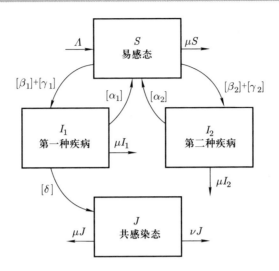

图 8.1 模型 (8.1) 的流程图。第一种疾病的感染率表示为 $[\beta_1] + [\gamma_1]$，其中 $[\beta_1] = \frac{S}{N}\int_0^\infty \beta_1(a)i(a,t)\mathrm{d}a$，$[\gamma_1] = \gamma_1\frac{SJ}{N}$；第二种疾病的感染率表示为 $[\beta_2] + [\gamma_2]$，其中 $[\beta_2] = \beta_2\frac{SI_2}{N}$，$[\gamma_2] = \gamma_2\frac{SJ}{N}$；共同感染率表示为 $[\delta] = \frac{I_2}{N}\int_0^\infty \delta(a)i(a)\mathrm{d}a$，恢复率分别表示为 $[\alpha_1] = \int_0^\infty \alpha_1(a)i(a)\mathrm{d}a$ 与 $[\alpha_2] = \alpha_2 I_2$。参数 Λ, μ, v 分别代表出生率、背景死亡率及疾病导致的与共同感染率相联系的死亡率 (改编自文献 [15])

总人群大小 $N(t)$ 为所有个体之和

$$N(t) = S(t) + \int_0^\infty i(a,t)\mathrm{d}a + I_2(t) + J(t). \tag{8.2}$$

引入辅助量

$$\pi_1(a) = \mathrm{e}^{-\int_0^a \alpha_1(s)\mathrm{d}s}. \tag{8.3}$$

$\pi_1(a)\mathrm{e}^{-\mu a}$ 为一个个体被第一种病毒感染时间 a 后依然为感染态的概率。引入

$$\Delta = \int_0^\infty \alpha_1(a)\pi_1(a)\mathrm{e}^{-\mu a}\mathrm{d}a, \tag{8.4}$$

代表通过恢复而离开第一种疾病的概率。文献 [15] 指出，模型的行为可由两种疾病的再生数来刻画。第一种疾病的再生数为

$$R_1 = \int_0^\infty \beta_1(a)\pi_1(a)\mathrm{e}^{-\mu a}\mathrm{d}a, \tag{8.5}$$

第二种疾病的再生数为

$$R_2 = \frac{\beta_2}{\mu + \alpha_2}. \tag{8.6}$$

进一步,系统有3个边界平衡:

(1) 无疾病平衡点

$$\epsilon_0 = (1, 0, 0, 0). \tag{8.7}$$

这个无疾病平衡点总是存在。

(2) 当且仅当 $R_1 > 1$ 时,第一种疾病的平衡点才存在。在平衡点处,感染个体的稳态分布为 $i(a) = i(0)\pi_1(a)\mathrm{e}^{-\mu a}$,其中 $i(0) = \dfrac{\mu\left(1 - \dfrac{1}{R_1}\right)}{1 - \Delta}$。因此,平衡点为

$$\epsilon_1 = \left(\frac{1}{R_1}, i(a), 0, 0\right). \tag{8.8}$$

(3) 当且仅当 $R_2 > 1$ 时,第二种疾病的平衡点才存在,表示为

$$\epsilon_2 = \left(\frac{1}{R_2}, 0, \left(1 - \frac{1}{R_2}\right), 0\right). \tag{8.9}$$

基于以上发现,可总结出如下两条结论 [15]:

(1) 合作阈值共存。只有当 $R_1 > 1$ 且 $R_2 > 1$ 时,才存在 ϵ_1 与 ϵ_2 的支配平衡点,因此当再生数小于 1 时没有疾病可以生存。然而,两种疾病的合作可以导致子阈值的存在,两种疾病都可以在再生数小于 1 时持续存在,这种现象称为合作阈值共存。有两种合作阈值共存:弱阈值共存(一个再生数小于 1 时发生)与强阈值共存(两个再生数都小于 1 时发生)。

(2) 双稳区域。稳定共存被限制在 (R_1, R_2) 平面上的有限区域,如果再生数太大是不能发生这种共存的,因此是一种受限发生的病毒多样性。换句话说,如果演化使得再生数最大化,则不利于病毒共存。这种效应来自联合感染的个体传播第一种疾病的能力,$\gamma_1 \neq 0$。双稳性是模型 (8.1) 中的一般特征。

8.3　两种病毒的协同感染

多种病毒的相互作用既可以导致疾病的加速传播,也可以导致疾病的相互免

疫效应。本节先介绍前一种情形, 即两种病毒的协同感染, 第 8.4 节再介绍它们间的竞争或交叉免疫效应。

协同感染就是一种疾病的感染可以促进第二种疾病感染的概率。一个典型例子就是 HIV, 由于其免疫抑制效应, 它可以增加各种疾病的感染率。其他的例子还包括梅毒与单纯疱疹病毒 2 型 (HSV-2), 它们中任意一个都能实质性地增加 HIV 的感染机会 [16, 17]。为了研究这种合作效应, Newman 等考虑了 SIR 模型中两种疾病的传播过程 [18], 其中任何个体都可以感染第一种疾病, 但第二种疾病只能被之前感染过第一种疾病的人获得。这当然是一种比较简化的模型, 但可用来精确求解模型的一些特征。按照文献 [7] 中的思路, 可假定这两种疾病在时间上是分开的: 在第二种疾病暴发前, 第一种疾病已完全通过了人群。

Newman 等的模型为具有 n 个节点的网络, 每两个节点间的相互作用通过连边来实现。第一种疾病的传播由 SIR 过程描述, 初始时一个节点为感染态 I, 其他节点为易感态 S, 感染节点在每一时间步以概率 β 感染其易感邻居, 且在时间 τ 后变为免疫态 R。时间间隔 δt 内传播疾病的概率为 $\beta \delta t$, 因此在整个时间间隔 τ 内未被感染的概率为

$$\lim_{\delta t \to 0} (1 - \beta \delta t)^{\tau / \delta t} = \mathrm{e}^{-\beta \tau}. \tag{8.10}$$

第一种疾病的总传播概率为

$$T_1 = 1 - \mathrm{e}^{-\beta \tau}. \tag{8.11}$$

第一种疾病通过人群后, 个体要么处于免疫态, 要么处于易感态。然后, 第二种疾病开始传播, 但其只能在已被第一种疾病感染且处于免疫态的节点上传播, 这种免疫态记为 R_1。第二种疾病也符合 SIR 传播过程, 且有不同于第一种疾病的传递性 T_2。

第二种疾病通过人群后, 每个个体将处于三种状态之一: 从未感染任何一种疾病的易感态 (S); 感染第一种疾病但未感染第二种疾病 (记为 R_1); 感染两种疾病且变为免疫态 (R_2)。即模型中没有任何个体是感染了第二种疾病但没有感染第一种疾病, 因为感染第一种疾病是感染第二种疾病的必要条件。R_1 与 R_2 的数目代表感染每种疾病的总数, 因此就是两种疾病暴发的大小。

对于具体的网络, 令 p_k 代表度为 k 的节点所占的比例, 也就是一个随机选

择的节点具有度为 k 的概率。另一个需要考虑的量是对于随机选择的一条边，其一端相连的节点的度为 k 的概率。这个概率通常不等于 p_k。比如，没有办法通过跟踪一条边来到达一个度为零的节点，即使这种节点真的存在于网络之中。因此，一条边的端点的节点度必定有其他的度分布。实际上，有意思的并不是这个节点度，而是度减 1，即除了追踪的这条边外其他连向节点的边数，记为

$$q_k = \frac{(k+1)p_{k+1}}{\langle k \rangle}, \tag{8.12}$$

其中，$\langle k \rangle = \sum_k k p_k$ 为平均度，q_k 被称为额外度分布。对这两种分布，引入生成函数

$$g_0(z) = \sum_{k=0}^{\infty} p_k z^k, \quad g_1(z) = \sum_{k=0}^{\infty} q_k z^k. \tag{8.13}$$

利用生成函数方法，可得

$$\tau = g_1'(1) - (1 - 2T_1)g_1'(1 - \mu T_1), \tag{8.14}$$

$$\Delta = T_1^2 g_1'(1)g_1'(1 - \mu T_1). \tag{8.15}$$

文献 [18] 指出，流行病的阈值为

$$T_1^* = \frac{1}{g_1'(1)}, \quad T_2^* = \frac{2}{\tau + \sqrt{\tau^2 - 4\Delta}}. \tag{8.16}$$

文献 [18] 进一步指出，总有 $T_1^* \leqslant T_2^* \leqslant 1$，因此第二种流行病的阈值绝不会低于第一种流行病的阈值。一个直观的解释是对第二种疾病的限制，即它仅在已经感染了第一种疾病的个体中传播。图 8.2 给出了两种疾病共存的区域。

文献 [19] 则研究了两种疾病对称耦合的情形。他们考虑的是两种疾病（称为 A 与 B）的 SIR 模型，疾病 A 的感染率会因疾病 B 的存在而增加，反之亦然。此时，合作将导致正反馈效应，形成更激烈的流行病暴发。

具体地，每个个体有 9 种状态：S、A、B、AB、a、b、aB、Ab 与 ab，其中大写字母代表目前的感染，小写字母代表曾经的感染。比如，状态 aB 代表已经从疾病 A 恢复，目前是疾病 B 感染。单个字母代表还没有被另一种疾病感染。假定两种疾病均匀混合。令这 9 种状态的概率为 $x_i, i = 0, 1, \cdots, 8$，满足 $\sum_{i=0}^{8} x_i = 1$，

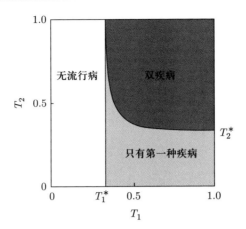

图 8.2 两种疾病共存的区域。平均度为 3，泊松分布网络上的相图 (改编自文献 [18])

其动力学可写为

$$\frac{\mathrm{d}x_i}{\mathrm{d}t} = \sum_j \mu_{ij}(x_j - x_i) + \sum_{jk} v_{ijk}x_k(x_j - x_i), \tag{8.17}$$

其中，μ_{ij} 为状态 i 自发地变为状态 j 的概率，v_{ijk} 为由于 k 的感染而使 i 变成 j 的概率。

为方便求解，考虑一些简化假设：

(1) 疾病 A 与 B 有相同的感染率与恢复率，且有对称的初始条件。

(2) 所有感染态有相同的恢复率且取为 1；状态 AB 不能直接变成 ab，必须先变成 aB 或 Ab。

(3) A 疾病的感染率依赖于目标是否有 B 疾病，但独立于感染者是否有 B 疾病。

因此，具有对称感染率的两种疾病 A 与 B 协同感染时，只有两种不同的感染率：当目标没有被任何一种疾病感染时的概率 α，当目标已被一种疾病感染时的概率 β。图 8.3 为其流程图。

按照假定 (1) 与 (3)，方程 (8.17) 中所有的双线性项正比于量

$$X = [A] + [AB] + [Ab] = [B] + [AB] + [aB] \tag{8.18}$$

另外，再定义

$$S = [S], \quad P = [A] + [a] = [B] + [b] \tag{8.19}$$

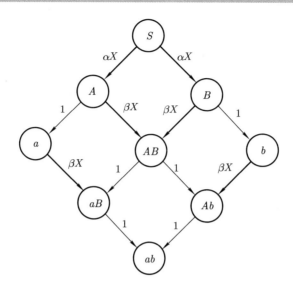

图 8.3 具有对称感染率的两种疾病 A 与 B 的合作感染流程图。没有明确指出感染邻居，但假定所有感染疾病 A 的个体有相同的机会经过 A 而成为另一种状态。因此，每一个感染过程以正比于具有对应疾病的人口比例 X 的概率发生 (改编自文献 [19])

方程 (8.17) 可重写为

$$\dot{S} = -2\alpha SX,$$
$$\dot{P} = (\alpha S - \beta P)X, \tag{8.20}$$
$$\dot{X} = (\alpha S + \beta P)X - X.$$

因此，模型简化为 3 个常微分方程与两个控制参数 α 与 β，协同性定义为 $C = \beta/\alpha$，初始条件取为 $S_0 = 1 - \epsilon, X_0 = P_0 = \epsilon/2$，即大部分为易感态，其余为 A 或 B，我们研究 $t \to \infty$ 时方程 (8.20) 的解。当 $t \to \infty$ 时，所有的活动都将结束，因此有 $X_\infty = 0$。序参量为至少感染了一种疾病的渐进人口比例 $R = 1 - S_\infty$。$C > 1$ 为协同效应出现的情形，$C \leqslant 1$ 为两种疾病相互独立演化的情形，我们这里对前者感兴趣。是偏离独立的小修改。

图 8.4 给出了数值模拟的结果，可看到以下一些主要特征：

(1) 对于 $C < 2$ 且 ϵ 较小时，当 $\alpha > 1$ 时，可以暴发流行病，对应于单个疾病的 SIR 模型；当 $\alpha \approx 1$ 时，序参量随 α 线性增加，$R \sim \alpha - 1$，表明是连续相变。

(2) 当 $C = 2$ 时，相变依然是连续的，阈值为 $\alpha^* = 1$。

(3) 对于 $C > 2$ 且 $1/2 < \alpha < 1$，可观察到一级相变。

本节介绍了两种疾病协同效应的产生与机制，更多疾病的协同需要进一步的研究。只有将其机制分析清楚，才能为具有协同效应的多种疾病同时暴发的情形提出有效的控制策略。

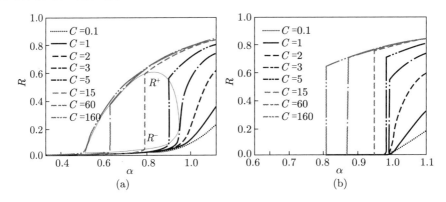

图 8.4　$R = 1 - S_\infty$ 随 α 的变化关系。(a) $\epsilon = 0.005$，(b) $\epsilon = 10^{-4}$，每条曲线对应于不同的协同性 C (改编自文献 [19])

8.4　两种病毒的竞争或交叉免疫

不同病毒间的竞争可以是多种多样的 [20-24]，这种相互作用极大地改变了感染动力学的传播。一种病毒的感染可能给予其他病毒一定的免疫力，比如人类与禽类之间的甲型流感、人类中的登革热以及牛口蹄疫等；或者一种病毒导致的宿主消耗会阻止另一种病毒的传播，比如麻疹和百日咳。当然，也有相反的例子，比如感染疟疾的人更容易吸引蚊子从而增加感染其他疾病的可能性。

Karrer 与 Newman 研究了同一个网络上两种 SIR 型疾病在同一批宿主上的竞争与传播情形 [24]。这两种疾病通过交叉免疫来实现相互作用，以便每个个体最多获得一种疾病。对于同时传播的两种 SIR 疾病，假定感染率为 T，则具有 k 个感染态邻居的易感个体保持易感态的概率为 $(1 - T)^k$。感染个体只保持感染态

1 个时间步，然后变成免疫态并不再改变。因此，该模型有两个参数：时间步的长度与感染率。将这两种疾病分别记为白色与灰色，且每一个都从一个随机选取的单个感染节点开始。假定它们同时开始传播，感染率分别为 T_r 与 T_b。允许它们的时间步不同，以便一种比另一种传播得快。固定灰色疾病的时间步为 1，令白色疾病的时间步变化率为 α 且满足 $0 \leqslant \alpha \leqslant 1$，因此白色疾病的传播速率比灰色快。这样，我们有 3 个参数：T_r、T_b 与 α。数值模拟中，灰色疾病按整数时间 t 传播，白色疾病按整数的 α 倍传播。如果一个节点同时感染两种疾病，则随机选择一种。

考虑一个配置模型 [25]，其渗流相变的临界概率为

$$\phi_c = \frac{\langle k \rangle}{\langle k^2 \rangle - \langle k \rangle} \tag{8.21}$$

其中，$\langle k \rangle$ 与 $\langle k^2 \rangle$ 分别代表度与度平方的平均值 [26, 27]。如果任何一种疾病的感染率低于这个值，该疾病就不能传播开来。对于非平凡的情形，我们要求 $T_r, T_b > \phi_c$。假定白色与灰色疾病的比例为 β。对于灰色疾病的感染率 r，灰色感染的数目为 $N_b = e^{rt}$（$t = 0$ 时 $N_b = 1$），白色感染的数目为 $N_r = e^{\beta rt} = N_b^{\beta}$。

当 $\beta < 1$ 时，白色感染数目增加得慢，灰色感染数目增加得快。经过一段时间后，灰色感染数目达到 $N_b = cn$，c 为常数。在相同时间内，白色感染数目 $N_r = N_b^{\beta} = (cn)^{\beta}$，占整个网络的比例 $(cn)^{\beta}/n = c^{\beta}/n^{1-\beta}$，在大 n 的极限下消失。因此，只需关心灰色感染数目，而无需关心白色感染数目。可对 $\beta > 1$ 的情形做类似的讨论，此时白色感染数目增长得快，灰色感染数目可忽略。这个结果很重要，因为它将同时发生的疾病处理为好像它们不是同时发生的，而是一前一后，较快的疾病传播到整个网络，因此两种疾病的最终结果可以用静态的渗流进行预测。

当 $\beta = 1$ 时，两种疾病的增长率相同，在模型的三维空间 (T_r, T_b, α) 中形成一个相平面。在这个平面的一侧，灰色疾病增长得快，白色疾病起第二种疾病的作用；而在平面的另一侧，角色正好相反。

图 8.5 给出了固定 T_b 时参数平面 T_r 与 α 上的二维相图。$\beta = 1$ 的平面即增长率边界由斜曲线表示。在这条曲线右边的 $\beta > 1$ 区域，白色疾病将总是产生一个流行病。当白色疾病完成传播后（灰色疾病只到达了网络的很小部分），它留

下了一个残余网络。如果残余网络足够密，致使渗流阈值低于 T_b，灰色疾病将会进一步传播。这给出了两种疾病都能传播的上限 T_r，称为共存阈值，记为 ϕ_x。如果 $T_r < \phi_x$，灰色疾病将传播并引起自己的流行。$T_r = \phi_x$ 构成了参数空间的另一个平面，其表现为图 8.5 中的垂直线，分离两种疾病流行的共存区（线的左边）与只有一种疾病流行的区域（线的右边）。完整的图 8.5 还有第三条垂直线（最左边的直线），描述 T_r 落入比渗流阈值 ϕ_c 低的那个点，在这条线的左边，白色疾病不会引起任何条件下的流行病，只有 $O(1)$ 个个体感染。

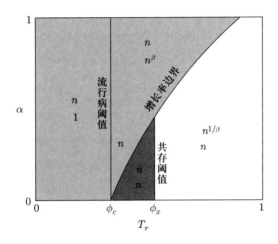

图 8.5　参数平面 T_r 与 α 上的二维平面，T_b 为常数。区域的颜色代表了每个相的支配疾病，而符号分别给出了疾病感染人数的标度 (改编自文献 [24])

图 8.5 所示的相图由四部分组成：一个为两种疾病的共存区，另外三个分别为某种疾病占主导地位，另一种疾病只占网络的很小部分。注意到渗流与共存阈值对应于流行病的连续相变，$\beta = 1$ 边界线标记了不同的相变：非连续的跳跃，这是一种由不同的疾病生长指数驱动的纯粹的动力学相变。相图的另一个特征是，存在一个最大的 α，大于此值后不再有共存态。对于泊松度分布的随机网来说，共存需要满足 $\alpha \leqslant 1/2$，意味着白色疾病的传播速度至少要是灰色疾病的两倍才能同时传播。

一种更有意义的情形是资源的竞争情形，Li 等发现公共资源的投入与配置对于抑制流行病的暴发具有非常关键的作用 [23]，资源不足可能导致流行病不能完全消除，而过多的资源投入则引起不必要的浪费。Li 等研究了阻止两种疾病传播的资源临界值，发现资源阈值与网络异质性间存在关系，即网络异质性越大，则资源阈值也越大。当固定资源时，不同的资源配置策略也能产生不同的控制效果。

考虑 SIS 模型，初始时随机从网络中选择 $\rho^1(0)$ 与 $\rho^2(0)$ 比例的节点分别为两种疾病的感染节点，且每个个体都可以被两种疾病同时感染（这与上述 Karrer 与 Newman 的研究完全不同）。由于疾病 1 与疾病 2 都由 SIS 模型描述，节点可处于四种状态：(S_1, S_2)、(S_1, I_2)、(I_1, S_2) 与 (I_1, I_2)。假定对健康个体，疾病 1 的感染率为 β_1；而对带有疾病 2 的个体，疾病 1 的感染率为 $\beta_1 + \Delta$，其中 Δ 代表疾病间的相互作用强度。对应地，健康个体疾病 2 的感染率为 β_2，而对带有疾病 1 的个体，疾病 2 的感染率为 $\beta_2 + \Delta$。同时，感染疾病 1 的病人以恢复率 μ_1 恢复，感染疾病 2 的病人以恢复率 μ_2 恢复。每一时间步，两种疾病同时传播。考虑到政府对某种疾病投入的资源越多，其治愈水平越高，我们假定一种疾病感染个体的恢复率与该疾病投入的资源量成正相关。为简单起见，假定两种疾病具有对称的相互作用强度。为了研究公共资源对两种疾病的影响，Li 等将其引入到恢复率中 [23]，即 $\mu_1 = \mathrm{e}^{-\frac{1}{\alpha R}}$ 与 $\mu_2 = \mathrm{e}^{-\frac{1}{(1-\alpha)R}}$，其中 α 为资源配置系数，R 为总的资源投入。

首先分析疾病 1。在时间 t，节点 i 被疾病 1 感染的概率为 $\rho_i^1(t)$，邻居节点 j 被除 i 以外的其他节点感染的概率为 $\theta_{j \to i}^1$（称为"信息"）。对于节点 i，由于并发感染与恢复过程，疾病 1 的概率演化方程为

$$\frac{\mathrm{d}\rho_i^1(t)}{\mathrm{d}t} = -\rho_i^1(t)\mu_1 + [1 - \rho_i^1(t)]\rho_i^2(t)q_i^1(t) + [1 - \rho_i^1(t)][1 - \rho_i^2(t)]q_i^{1*}(t) \quad (8.22)$$

其中，$q_i^1(t) = \sum\limits_j A_{ij}(\beta_1 + \Delta)\theta_{j \to i}^1(t)$ 为节点 i 处于状态 (S_1, I_2) 时被疾病 1 感染的概率，$q_i^{1*}(t) = \sum\limits_j A_{ij}\beta_1\theta_{j \to i}^1(t)$ 为节点 i 处于状态 (S_1, S_2) 时对应的概率，$\rho_i^2(t)$ 为节点 i 在时间 t 被疾病 2 感染的概率。信息函数的演化方程为

$$\frac{\mathrm{d}\theta_{j \to i}^1(t)}{\mathrm{d}t} = -\theta_{j \to i}^1(t)\mu_1 + [1 - \theta_{j \to i}^1(t)]\theta_{j \to i}^2(t)\phi_{j \to i}^1(t)$$
$$+ [1 - \theta_{j \to i}^1(t)][1 - \theta_{j \to i}^2(t)]\phi_{j \to i}^{1*}(t) \quad (8.23)$$

其中，$\phi_{j \to i}^1(t) = \sum\limits_{l \in N(j)/i} (\beta_1 + \Delta)\theta_{l \to j}^1(t)$ 为节点 j 处于状态 (S_1, I_2) 时被除节点

i 以外的邻居节点感染的概率，而 $\phi_{j \to i}^{1*}(t) = \displaystyle\sum_{l \in N(j)/i} \beta_1 \theta_{l \to j}^1(t)$ 为当它处于状态 (S_1, S_2) 时对应的概率，$\theta_{j \to i}^2(t)$ 为节点 j 被除节点 i 以外的邻居节点的疾病 2 感染的概率。按照非回溯矩阵理论 [28]，可得到 $\phi_{j \to i}^1(t)$ 与 $\phi_{j \to i}^{1*}(t)$ 的表达式

$$
\begin{aligned}
\phi_{j \to i}^1(t) &= \sum_{l,h} \boldsymbol{B}_{j \to i, l \to h}(\beta_1 + \varDelta)\theta_{l \to j}^1(t), \\
\phi_{j \to i}^{1*}(t) &= \sum_{l,h} \boldsymbol{B}_{j \to i, l \to h}\beta_1 \theta_{l \to j}^1(t)
\end{aligned}
\tag{8.24}
$$

其中，$\boldsymbol{B}_{j \to i, l \to h} = \delta_{jh}(1 - \delta_{il})$ 为非回溯矩阵的矩阵元，δ_{jh} 为 Kronecker δ 函数。令 $\varLambda_1 \geqslant \varLambda_2 \geqslant \cdots \geqslant \varLambda_{2M}$ 为矩阵 $\boldsymbol{B}$ 的本征值，文献 [23] 得出疾病 1 的资源阈值为

$$
R_c^1 = \frac{1}{\alpha \ln \dfrac{1}{\beta_1 \varDelta_1}}
\tag{8.25}
$$

然后按照相同的方式，可得疾病 2 的资源阈值为

$$
R_c^2 = \frac{1}{(1 - \alpha) \ln \dfrac{1}{\beta_2 \varDelta_1}}
\tag{8.26}
$$

在数值模拟中，取 $\beta_1 = 0.015$，$\beta_2 = 0.03$，初始条件 $\rho_0^1 = \rho_0^2 = 0.01$。为了找到最优的资源配置策略，我们首先研究总感染个体的比例 ρ_t 与感染了两种疾病的个体比例 ρ_0 对资源配置系数 α 的依赖性。图 8.6 给出了不同资源级别的情况下，资源配置系数对 ρ_t 与 ρ_0 的影响。可以看到的是，ρ_t 与 ρ_0 的变化非常不同。最小 ρ_t 的配置系数在 0.3 与 0.5 之间，但这个间隔的 α 几乎导致了具有两种疾病的最大人数。因此，综合考虑这两方面，我们用累积感染规模 $\rho_t + \rho_0$ 作为配置策略的量度。

图 8.7(a) 给出了不同资源条件下，配置系数对累积感染规模 $\rho_t + \rho_0$ 的影响。定义最小化 $\rho_t + \rho_0$ 的资源配置为最优资源配置系数 α_{opt}。由图 8.7(b) 可见，当总资源投入 R 小于 R_{adj} 时，最大的资源系数是最优的，即几乎所有的资源都用于控制疾病 1，这里 R_{adj} 为导致调节最优配置方案的资源阈值。当 R 刚好超过 R_{adj} 时，最优配置系数 α_{opt} 突然降低到 0.5 左右并继续降低，表明最优配置策略经历了一个突然的相变，开始倾向于将更多的资源投向疾病 2。这里，我们

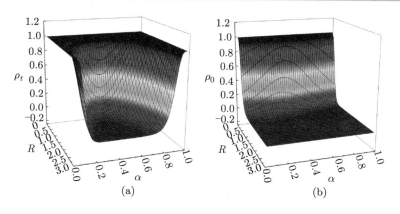

图 8.6　总资源 R 与配置系数 α 的影响。(a) 总感染个体的比例 ρ_t；(b) 感染两种疾病的个体比例 ρ_0。无标度网络的幂指数为 $\gamma = 2.8$，相互作用强度 $\Delta = 0.005$ (改编自文献 [23])

似乎得到了一个不合理的结论：某些情形下，具有较低感染率的疾病需要优先控制。这是基于事实：当资源较少时，具有较高感染率的疾病难以被有效抑制，但由于资源的投入，感染其他疾病的个体数目可以大幅降低。当投入资源量较大时，总资源足以控制两种疾病。在这种情形下，疾病感染人数越多，则需要的资源越多，因此最优资源策略倾向于配置更多的资源给较高感染率的疾病。当资源超过 R_{exp} 后，配置系数的最优点扩展成一系列最优间隔，其中 R_{exp} 为资源的扩展阈

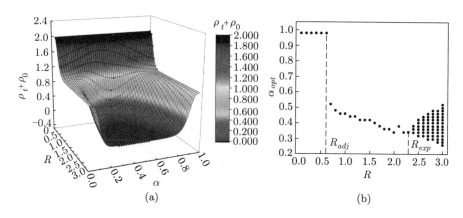

图 8.7　最优配置系数的变化。(a) 总资源 R 与配置系数 α 对累积感染规模 $\rho_t + \rho_0$ 的影响效果。表面的黑点为不同资源条件下，最小化 $\rho_t + \rho_0$ 的配置系数；(b) 最优配置系数随资源投入量的变化关系，R_{adj} 为引起最优策略调节的资源阈值，R_{exp} 为引起配置系数最优点扩大到一些最优间隔的资源阈值 (改编自文献 [23])

值。换句话说，当资源过多时，只要配置系数在最优间隔内，两种疾病都将完全消除。

事实上，资源配置策略不仅与疾病感染率及总投入资源有关，而且受两种疾病间相互作用强度的影响。图 8.8(a) 给出了不同相互作用强度下，两种疾病累积感染的规模随配置系数变化的曲线，其中，每条曲线最低点的横坐标为最优配置系数 α_{opt}。当作用强度 Δ 增加时，α_{opt} 逐渐移动到 0.5，表明最优配置策略逼近

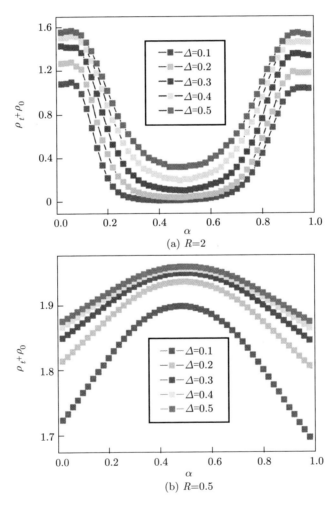

(a) $R=2$

(b) $R=0.5$

图 8.8　不同相互作用强度下，两种疾病累积感染的规模随配置系数变化的关系。无标度网络的幂指数为 $\gamma = 2.8$ (改编自文献 [23])

平均分配。这是因为当两种疾病间的作用足够强时，相互作用起主导作用，感染率的不同变得不再重要了。

当资源非常有限时（少于 R_{adj}），结果会有所不同。图 8.8(b) 给出了当 $R = 0.5$ 时的资源配置曲线。当疾病间的相互作用强度较小时，配置系数的最优点在曲线的最右边；当相互作用强度增加时，曲线的两端都会变成最优点。这个结果也表明强相互作用均匀化了具有不同感染率的两种疾病。

8.5 基于反应 – 扩散方式的两种病毒的协同传播

Chen 等考虑了基于集合种群模型上两种疾病的流行病传播 [29]，采用 SIS 模型。疾病 A 与疾病 B 的传播动力学分别由再生率 R_A 与 R_B 控制。感染疾病 A 对随后感染疾病 B 的影响由合作系数 ξ_A 表示，感染疾病 B 对随后感染疾病 A 的影响由合作系数 ξ_B 表示。

对于一个均匀混合的保守系统，感染人口的密度满足 $\dot{u} = \alpha u(1-u) - \beta u$，其中 α 与 β 分别为感染率与恢复率，基本再生率 $R = \alpha/\beta$。当 $R < 1$ 时，$u = 0$ 为全局稳定的解；当 R 增加超过临界阈值 1 时，系统展示跨临界分岔，$u = 0$ 变成不稳定解，而 $u = 1 - R^{-1}$ 变成稳定解。对于两种病毒相互作用的 SIS 模型，一个宿主可以有 4 种状态：S, A, B 与 AB，分别代表易感态、只感染 A 病毒、只感染 B 病毒以及同时感染 A 与 B 两种病毒，两种病毒传染过程的合作性如图 8.9 所示。

令 $\alpha_A, \alpha_B, \alpha_{BA}$ 与 α_{AB} 分别表示由易感态到携带 A 病毒、由易感态到携带 B 病毒、由携带 A 病毒再感染 B 病毒以及由携带 B 病毒再感染 A 病毒的转移率。为简单起见，假定所有的恢复率都为 β，即从 A 或 B 变成 S、从 AB 变成 A 或 B 的恢复率都为 β。文献 [29] 主要关注了疾病间的合作系数 $\xi_A, \xi_B \geqslant 1$ 的情形，即

$$\alpha_{BA} = \xi_B \alpha_A \geqslant \alpha_A, \quad \alpha_{AB} = \xi_A \alpha_B \geqslant \alpha_B \tag{8.27}$$

在均匀混合假设下，系统的动力学为

$$\dot{u} = R_A su + \xi_B R_A (v - w)u - u$$

$$\dot{v} = R_B sv + \xi_A R_B (u - w)v - v \tag{8.28}$$

$$\dot{w} = \xi_A R_B (u - w)v + \xi_B R_A (v - w)u - 2w$$

$$s = 1 - u - v + w$$

其中，$R_A = \alpha_A/\beta, R_B = \alpha_B/\beta$，且时间按 β^{-1} 的单位测量。当合作系数 $\xi_A = \xi_B = 1$ 时，系统描述两个相互独立的传播过程：如果 $R_A, R_B > 1$，则稳态为 $u^* = 1 - R_A^{-1}, v^* = 1 - R_B^{-1}, w^* = (1 - R_A^{-1})(1 - R_B^{-1}), s^* = (R_A R_B)^{-1}$。

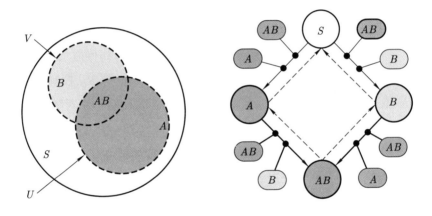

图 8.9 两种病毒传染过程的合作性。人口的状态由子集 S, A, B, 与 $A \cap B$ 表示，其中 A 与 B 包含 AB。人口 A, B, $A \cap B$ 与 S 的密度相应地由 u, v, w 与 $1 - u - v + w$ 表示。传染动力学由图(b)中的 12 个反应决定。易感态 S 通过与 A 相互作用以感染率 α_A 获得疾病 A，通过与 B 相互作用以感染率 α_B 获得疾病 B。合作性表示处于状态 $A(B)$ 的个体以较高的感染率与 $B(A)$ 发生相互作用而获得 $B(A)$，由图中粗线表示，虚线表示恢复事件 (改编自文献 [29])

先考虑对称情形 $\xi_A = \xi_B = \xi$ 及 $R_A = R_B = R$，方程 (8.28) 变为

$$\dot{u} = Rsu + \xi R(v - w)u - u$$

$$\dot{v} = Rsv + \xi R(u - w)v - v \tag{8.29}$$

$$\dot{w} = \xi R[2uv - (u + v)w] - 2w$$

图 8.10 给出了合作感染过程的分岔分析。当 $1 \geqslant \xi \geqslant 2$ 时，系统显示类似于独立传播的行为：在 $R = 1$ 处我们观察到跨临界分岔，产生一个 $R > 1$ 时的稳定的流行病状态 AB。这表明即使合作系数放大到两倍的传染率，我们也没有看到定性不同的动力学。

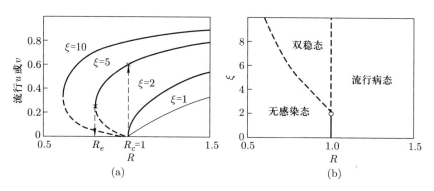

图 8.10 合作感染过程的分岔分析。(a) 合作系数 ξ 取不同值时，方程 (8.29) 的稳定态。当 ξ 大于临界合作系数 $\xi_c = 2$ 时，存在一个区域 $R_e < R < R_c$，系统显示 3 个稳定态，即稳定的平凡态 $u = v = 0$、稳定的流行病态（实线）与不稳定的中间态（虚线）。在这个区域，对 $u = v = 0$ 态的小扰动将不会引起流行病分支的相变，只有当扰动足够大时（穿过不稳定不动点分支），系统将趋向流行病状态。这种行为意味着当满足分散的小扰动而增加 R 时，系统将保持在无感染状态附近直到穿过上临界点 $R_c = 1$，此时系统将产生一个不连续的跳跃，类似于一级相变。垂直虚线表明了迟滞回线。(b) 系统在参数空间的相图，分成 3 个渐进的状态：无感染态、流行病态及双稳态，在界面处有不连续（虚线）与连续（实线）相变。圆圈代表在 $(R_c = 1, \xi_c = 2)$ 处的三临界点，其分隔连续与非连续的暴发转变 (改编自文献 [29])

然而，当合作系数超过临界阈值后，即 $\xi > \xi_c = 2$ 时，出现了不同的分岔行为。当 R 增加且在到达临界点 $R_c = 1$ 之前，鞍结分岔发生在 $R_e = 2\sqrt{\xi - 1}/\xi < 1$ 处。当 $R_e < R < R_c$ 时，除了平凡的稳定态 S，两个 AB 稳定态共存：

$$u_{\pm}^* = v_{\pm}^* = \frac{\xi R - 2 \pm \sqrt{\xi^2 R^2 - 4\xi + 4}}{2\xi R}$$

$$w_{\pm}^* = \frac{R u_{\pm}^*(\xi - 2) + R - 1}{(\xi - 1)R} \tag{8.30}$$

其中一个稳定，另一个不稳定。当 $R_e < R < R_c$ 时，对 S 态的充分小的微扰没有任何效果，因为 S 是稳定的。然而，当扰动足够大时，系统将会逼近 AB 态 $u_{\pm}^*, v_{\pm}^*, w_{\pm}^*$。此外，当 R 增加到超过临界值 $R_c = 1$ 时，状态 S 失去稳定性，任

意小的扰动都将产生通向流行病的不连续跳跃, 类似于一级相变。

感染过程的一个重要方面是它们的空间传播。当具有 $R > 1$ 的简单传播过程发端于空间均匀的易感人群且传染动力学与人群的扩散行为相结合时, 这些系统就会产生以恒定速度传播的波阵面。SIS 感染过程可描述为

$$\partial_t u = R(1 - u)u - u + D\partial_x^2 u \tag{8.31}$$

其中, $u = u(x, t)$ 为感染者在时刻 t 处于位置 x 的密度。局部的初始指数增长 (对 $R > 1$) 与扩散的结合导致了一个依赖于基本再生率与扩散系数 D 的波前速度: $c = 2\sqrt{(R-1)D}$。对于中等的基本再生率 $R_e < R < R_c$ 与大的合作系数 ξ, 我们可以期待更丰富的现象。推广方程 (8.28) 并考虑对应的反应 – 扩散系统:

$$\begin{aligned}
\partial_t u &= f_u(u, v, w) + D\partial_x^2 u \\
\partial_t v &= f_v(u, v, w) + D\partial_x^2 v \\
\partial_t w &= f_w(u, v, w) + D\partial_x^2 w
\end{aligned} \tag{8.32}$$

其中, D 为扩散系数, 函数 f_u, f_v 与 f_w 与方程 (8.29) 的右边相同。假定 D 为常数, 且在每一点 x 处有 $s = 1 - u - v + w$。

方程 (8.32) 可显示一系列的波前速度。比如, 一个局部的病毒块 A 侵入 S 区域的速度不同于均匀的 B 区域 (后者会变为 AB 区域), 一个局部的病毒块 AB 侵入 S 区域不同于 A 区域。为了理解系统的暂态行为, 首先考虑一个状态为 S 的均匀人群, 允许两个局域病毒块的特殊情形, 分别处于 A 与 B 且分开一段距离, 见图 8.11。当 $R > R_c$ 时, 合作感染在开始时不起作用, 每个感染块以恒定速度 $c_0 \propto \sqrt{(R-1)D}$ 传播。当这些生长着的感染块相遇时, 合作开始在 $A - B$ 界面生效, 涌现的 AB 核与 A, B 及 S 区域都有界面。对于 $\xi > 1$, AB 以较快的速度 $c_{AB \to S} > c_0$ 侵入到 S 区域, 这与预期一致。有趣的是, AB 区域对 A 区域 (及 B 区域) 的入侵甚至以更高的速度 $c_{AB \to A,B} > c_{AB \to S}$ 发生。使用一维空间的传播波假设 $u = u(x - ct)$ (类似于变量 v 与 w), 可以计算下界 $c_{AB \to A,B} \approx \sqrt{\xi(R-1)D} = \sqrt{\xi}c_0$。由于 $c_{AB \to A,B} > c_{AB \to S}$, 系统将收敛到以速度 $c_{AB \to S}$ 传播的均匀 AB 区域。

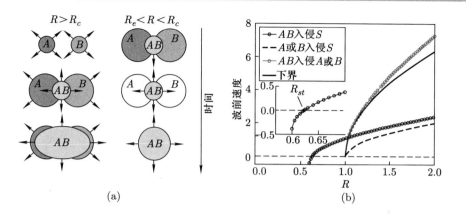

图 8.11 合作感染过程的空间动力学。(a) 当 $R > R_c$ 时，初始分开的只感染了 A 与 B 的区域以等价于单个 SIS 动力学的波前速度增长，$c_0 \propto \sqrt{(R-1)D}$（黑色箭头）。当波前相遇后，合作感染区域出现（灰色），这个区域接触易感区域（白色背景），且在由 A 或 B 支配的区域边界产生两个新的波前速度，分别与 AB 侵入 A 或 B（黑色箭头）有关及 AB 侵入 S（灰色箭头）有关。在这个暂态相，斑图由三个不同的波前速度刻画，表明间歇性的 AB 侵入将占据整个斑图，最终只有 AB 区域将传播到易感区域。当 $R < R_c$ 时，初始分开的 A 与 B 区域不能持续并将逐步变成无感染态。然而，如果初始时有一个小的 AB 核，斑图将最终变成 AB 入侵 S，尽管 $R < R_c$。(b) 在一维空间作为 R 函数的 3 个波前速度的对比。子图显示在 AB 入侵到易感区，速度 $c_{AB \to S}$ 在 $R > R_{st}$ 时为正，而在 $R_e < R < R_{st}$ 时为负，其中 $R_{st} = 0.622, R_e = 0.6, \xi = 10, D = 1$（改编自文献 [29]）

　　在 $R_e < R < R_c$ 的双稳区域，孤立的岛屿 A 或 B 无法持续。如果系统初始时 A 块与 B 块与 AB 态共享一个小的重叠区，则合作性可以导致 AB 态的幸存，而均匀的 A 态与 B 态消亡。然后，保留下来的 AB 块以速度 $c_{AB \to S}$ 传播。有趣的是，在这个区域可观察到负的传播速度，$c_{AB \to S} < 0$，意味着一个后退的 AB 区域，这个行为是由 A 或 B 影响的个体扩散进稳定的 S 区域引起的。一旦个体进入这个状态，它们变成易感态的概率就大于被感染概率。波前成为感染渠道，而竞争存在于新的 A 与 B 的供给及其浓度的稀释之间。对于临界选择的参数，可观察到一个稳定的非均匀解，一个区分 S 与 AB 区域的不变波前。图 8.12 给出了二维空间中这 3 种典型的传播模式。

复杂网络上的流行病传播

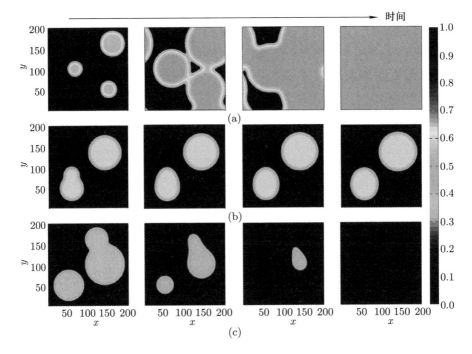

图 8.12　二维空间中 3 种典型的传播模式。(a) 向前的传播 $(R = 0.65)$；(b) 不动的波前 $(R = R_{st} = 0.626)$；(c) 向后的传播 $(R = 0.61)$。从左到右的子图分别代表时间 $t = 0, 100, 200, 300$ 时的感染区域。因维数校正，这里的 R_{st} 稍不同于一维空间的值。初始条件为随机选取的感染区域，见第一列子图。其他参数为：$D = 1, \xi = 10, R_e = 0.6$（改编自文献 [29]）

参考文献

[1] Filetoth Z. Hospital-Acquired Infections [M]. Philadelphia: John Wiley & Sons, 2008.

[2] Nascimento M S, Souza A V, Ferreira A V S, et al. High rate of viral identification and coinfections in infants with acute bronchiolitis [J]. Clinics, 2010, 65: 1133.

[3] Bonzel L, Tenenbaum T, Schroten H, et al. Frequent detection of viral coinfection in children hospitalized with acute respiratory tract infection using a real-time polymerase chain reaction [J]. Pediatr. Infect. Dis. J., 2008, 27: 589.

[4] Rodriguez J P, Ghanbarnejad F, Eguíluz V M. Risk of coinfection outbreaks in temporal networks: A case study of a hospital contact network [J]. Front. Phys., 2017, 5: 46.

[5] Dietz K. Epidemiologic interference of virus populations [J]. J. Math. Bio., 1979, 8: 291.

[6] Bang F B. Epidemiological interference [J]. Int. J. Epidemiology, 1975, 4: 337.

[7] Newman M E. Threshold effects for two pathogens spreading on a network [J]. Phys. Rev. Lett., 2005, 95: 108701.

[8] Jeffries W L. The number of recent sex partners among bisexual men in theunited-states [J]. Perspectives on Sexual and Reproductive Health, 2011, 43: 151.

[9] Goodenow C, Netherland J, Szalacha L. Aids-related risk among adolescent males who have sex with males, females, or both: Evidence from a statewide survey [J]. American J. Public Health, 2002, 92: 203.

[10] Hightow L B, Leone P A, MacDonald P D M, et al. Men who have sex with men and women: A unique risk group for hiv transmission on north carolina college campuses [J]. Sexually Transmitted Diseases, 2006, 33: 585.

[11] Abu-Raddad L J, Patnaik P, Kublin J G. Dual infection with HIV and Malaria fuels the spread of both diseases in Sub-Saharan Africa [J]. Science, 2006, 314: 1603.

[12] Kublin J G, Patnaik P, Jere C S. Effect of Plasmodium falciparum malaria on concentration of HIV-1-RNA in the blood of adults in rural Malawi: A prospective cohort study [J]. Lancet, 2005, 365: 233.

[13] Patnaik P, Jere C S, Miller W C. Effects of HIV-1 serostatus, HIV-1 RNA concentration, and CD4 cell count on the incidence of malaria infection in a cohort of adults in rural Malawi [J]. J. Infect. Dis., 2005, 192: 984.

[14] Andreasen V, Lin J, Levin S A. The dynamics of cocirculating influenza strains conferring partial cross-immunity [J]. J. Math. Biol., 1997, 35: 825.

[15] Martcheva M, Pilyugin S S. The role of coinfection in multidisease dynamics [J]. Siam J. Appl. Math., 2006, 66: 843.

[16] Lynn W A, Lightman S. Syphilis and HIV: A dangerous combination [J]. The Lancet, 2004, 4: 456.

[17] Freeman E E, Weiss H A, Glynn J R, et al. Herpes simplex virus 2 infection increases HIV acquisition in men and women: Systematic review and meta-analysis of longitudinal studies [J]. AIDS, 2006, 20: 73.

[18] Newman M E J, Ferrario C R. Interacting epidemics and coinfection on contact

复杂网络上的流行病传播

networks [J]. PLoS One, 2013, 8: e71321.

[19] Chen L, Ghanbarnejad F, Cai W, et al. Outbreaks of coinfections: The critical role of cooperativity [J]. Europhys. Lett., 2013, 104: 50001.

[20] Ahn Y-Y, Jeong H, Masuda N, et al. Epidemic dynamics of two species of interacting particles on scale-free networks [J]. Phys. Rev. E, 2006, 74: 066113.

[21] Miller J C. Cocirculation of infectious diseases on networks [J]. Phys. Rev. E, 2013, 87: 060801.

[22] Poletto C, Meloni S, Metre A V, et al. Characterising two-pathogen competition in spatially structured environments [J]. Sci. Rep., 2015, 5: 7895 .

[23] Li J, Yang C, Fu C, et al. Cooperative epidemics spreading under resource control [J]. Chaos, 2018, 28: 113116.

[24] Karrer B, Newman M E J. Competing epidemics on complex networks [J]. Phys, Rev. E, 2011, 84: 036106.

[25] Newman M E J, Strogatz S H, Watts D J. Random graphs with arbitrary degree distributions and their applications [J]. Phys. Rev. E, 2001, 64: 026118.

[26] Cohen R, Erez K, Ben-Avraham D, et al. Resilience of the Internet to random breakdowns [J]. Phys. Rev. Lett., 2000, 85: 4626.

[27] Callaway D S, Newman M E J, Strogatz S H, et al. Network robustness and fragility: Percolation on random graphs [J]. Phys. Rev. Lett., 2000, 85: 5468.

[28] Angel O, Friedman J, Hoory S. The non-backtracking spectrum of the universal cover of a graph [J]. Trans. Am. Math. Soc., 2007, 367: 4287.

[29] Chen L, Ghanbarnejad F, Brockmann D. Fundamental properties of cooperative contagion processes [J]. New J. Phys., 2017, 19: 103041.

第 9 章 复发式流行病与迟滞现象

9.1 流行病的季节性暴发

　　季节性的流行病暴发对于全世界公众的健康是一个严重的威胁，造成每年数百万人感染。在冬季，流行病可在全球范围内观察到，且在温带具有较强的季节性，但其暴发的严重程度每年不同 [1, 2]。流行性感冒（以下简称流感）是主要的流行病之一，由流感病毒所引发，其许多特征与急性上呼吸道的病毒感染相同。典型的症状由发烧、肌肉疼痛、严重不舒服、干咳及咽喉痛等刻画。当感染个体咳嗽或打喷嚏时病毒进入空气中，当易感态个体吸入病毒时，流感就传播开来。病毒也可通过接触被病毒感染过的表面然后接触鼻子或眼睛来传播。通常认为，感染个体在症状显现后的 3 ～ 7 天具有传染性。流行病早期阶段的迅速检测能力与控制方案直接与最后的发病率及群体死亡率相关。为了预估流行病暴发造成的灾难大小，必须量化其传播潜力及与之相关的不确定性。历史数据可以从以前的流行病中获得，可用作将来流行病研究的参考量。此外，流行病也是人类大量死亡的一个原因，造成社会大规模的经济损失。流感对各年龄层特别是老年慢性病人具有极大的风险，可导致更严重的发病率及更高的死亡率。全球每年的流感死亡人数在 250 000 到 500 000 之间，仅美国每年季节性流感造成的经济损失就高达 110 亿美元 [3]。

在热带地区发生的流行病每年的传播模式则比较均匀,不像温带气候区的流感那样消失在随后的温暖季节。无论是季节性流行病还是全年性的复发式流行病在科学文献中的记录可追溯到 1650 年,更早可能的流行病报道可在公元前 412 年希腊的记录中发现 [4]。对它们的各种解释通常涉及一些特殊的特征,比如在冬季具有更多的室内人群拥挤、病毒生存能力加强及宿主免疫力下降等。与其他传染病一样,群体的接触结构及自然年内的特性改变对季节性流行病有巨大影响。

Stone 等人发现主要的流行病峰值发生在每年的春天附近 [5]。伴随着暴发过程,易感态 S 变成感染态,降低到极小值 S_0,然后随出生率的增加而增长。Stone 等指出,变化的年感染率可用正弦函数 $\beta(t) = \beta_0(1 + \delta \cos(2\pi t))$ 表示,其中 β_0 为平均年感染率,δ 为季节变化幅值。考虑经典的强迫 SIR 模型:

$$
\begin{aligned}
\dot{S} &= \mu - \beta(t)S(I + \epsilon) - \mu S, \\
\dot{I} &= \beta(t)S(I + \epsilon) - \gamma I - \mu I, \\
\dot{R} &= \gamma I - \mu R.
\end{aligned}
\tag{9.1}
$$

其中 μ 为出生率与死亡率,γ 为恢复率,$\epsilon = 10^{-12}$ 为一个小迁移项。对于每年两季的情形,感染率 $\beta(t)$ 在高发病季节近似为 $\beta^+ = \beta_0(1 + \delta)$,在低发病季节近似为 $\beta^- = \beta_0(1 - \delta)$,其中 $0 < \delta < 1$ 代表季节变化幅值。

麻疹是一个服从 SIR 模型的典型系统,麻疹数据清楚地表明麻疹发病率服从很强的季节性斑图。早在 1929 年,Soper 从每月的麻疹数据中估计出了感染率并指出季节性与学期有关 [6]。图 9.1 是利物浦与伦敦 1944—1986 年每周报道的麻疹数据 [7],显示了典型的复发式斑图。

为了研究季节与假期对儿童传染病暴发的影响,Fine 与 Clarkson 于 1982 年分析了英格兰与威尔士 1950—1965 年的麻疹数据。他们估算了时变的感染率,发现在这段时间范围内,数据显示了两年一次交替变化的大规模与小规模的麻疹暴发,其估算的感染率框架与每年暴发的情形非常相似 [4]。结果如图 9.2 所示。尽管麻疹时间序列每年不同,但感染率的年度周期模式几乎没有变化,真切反映了学期与假期对感染率的影响。

复发式流行病的传播范围会随着时间演化出现不同程度的周期振荡,正确理

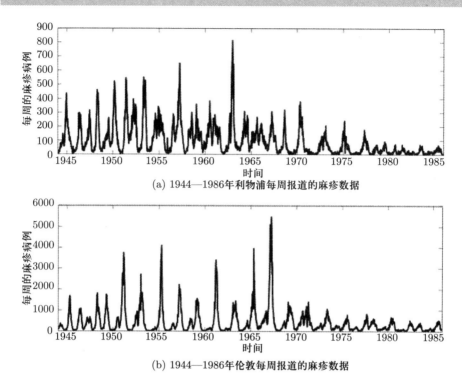

(a) 1944—1986年利物浦每周报道的麻疹数据

(b) 1944—1986年伦敦每周报道的麻疹数据

图 9.1　利物浦与伦敦 1944—1986 年每周报道的麻疹数据 (改编自文献 [7])

解这些振荡行为的产生机制可以帮助人们制定更加有效的预防控制策略。对流行病周期振荡涌现机制的研究及流行病暴发的预测一直是流行病动力学领域的核

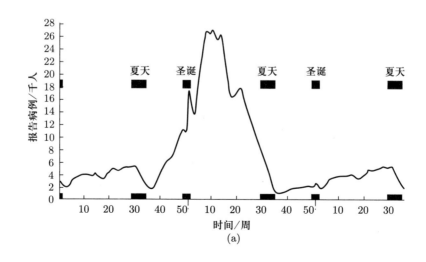

(a)

263

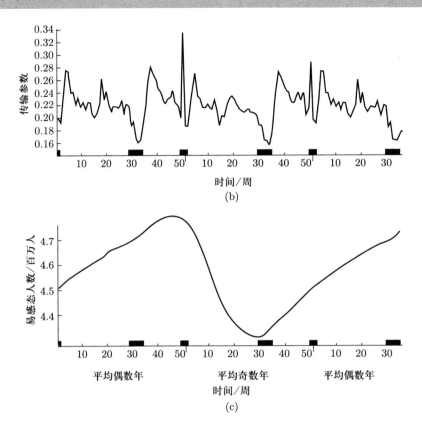

图 9.2 英格兰与威尔士 1950—1965 年的麻疹斑图分析。(a) 每周报告的平均感染人数；(b) 每周的传输参数 $N\beta(t)$；(c) 每周的易感态人数。黑色块表示学校暑假与圣诞节 (改编自文献 [4])

心问题 [8]。

9.2　复发式流行病的仓室模型

为了解释复发式流行病的物理机制，Lloyd 与 May 讨论了空间非均匀性对流行病暴发的影响，发现非均匀的空间耦合强度分布与随机性能导致不同区域间的非同步及流行病的振荡式暴发 [9]。以儿童流行病为例，选择 SEIR 模型，这个基础模型的动力学长期行为非常简单：要么死亡，要么达到一定规模的稳定平衡态。但如果受到随机因素的影响，随机效应就会阻止系统进入平衡态，从而维持一种振荡态。这就是图 9.1 中显示的每年或两年一次的周期性儿童流行病。

最基本的 SEIR 模型可写为一组耦合的非线性微分方程：

$$
\begin{aligned}
\frac{\mathrm{d}S}{\mathrm{d}t} &= \mu N - (\mu + \lambda)S, \\
\frac{\mathrm{d}E}{\mathrm{d}t} &= \lambda S - (\mu + \sigma)E, \\
\frac{\mathrm{d}I}{\mathrm{d}t} &= \sigma E - (\mu + \gamma)I.
\end{aligned}
\tag{9.2}
$$

其中，$\lambda = \beta I$ 代表感染力，是每个易感态的净感染率；S, E, I 与 R 分别代表易感态、潜伏态、感染态与免疫态；μ 既代表出生率又代表死亡率，以便总人口 $N = S + E + I + R$ 为常数；平均寿命为 $1/\mu$，平均潜伏期为 $1/\sigma$，平均感染时间为 $1/\gamma$。这个模型满足均匀混合假设，没有非均匀性。

为了加入空间效应，我们将人口分成 n 个子集。区域 i 中的感染力为

$$
\lambda_i = \sum_{j=1}^{n} \beta_{ij} I_j.
\tag{9.3}
$$

方程 (9.2) 变为

$$
\begin{aligned}
\frac{\mathrm{d}S_i}{\mathrm{d}t} &= \mu N_i - (\mu + \lambda_i)S_i, \\
\frac{\mathrm{d}E_i}{\mathrm{d}t} &= \lambda_i S_i - (\mu + \sigma)E_i, \\
\frac{\mathrm{d}I_i}{\mathrm{d}t} &= \sigma E_i - (\mu + \gamma)I_i.
\end{aligned}
\tag{9.4}
$$

假定每个区域的总人口保持常数，即出生率与死亡率相等，则有 $N_i = S_i + E_i + I_i + R_i$ 为常数。如果潜伏期趋于零，对应于 $\sigma \to \infty$，则没有潜伏态，模型变回 SIR 模型，分析将简单许多。方程 (9.4) 的不动点为

$$
\begin{aligned}
S_i^* &= \frac{\mu N_i}{\mu + \lambda_i^*}, \\
E_i^* &= \frac{\lambda_i^*}{(\mu + \sigma)} \frac{\mu N_i}{(\mu + \lambda_i^*)}, \\
I_i^* &= \frac{\sigma}{(\mu + \gamma)} \frac{\lambda_i^*}{(\mu + \sigma)} \frac{\mu N_i}{(\mu + \lambda_i^*)}.
\end{aligned}
\tag{9.5}
$$

复杂网络上的流行病传播

将其代入方程 (9.3)，可得

$$\lambda_i^* = \frac{\sigma}{(\mu+\gamma)}\frac{\mu}{(\mu+\sigma)}\sum_{j=1}^{n}\beta_{ij}\frac{\lambda_j^* N_j}{(\mu+\lambda_j^*)}. \tag{9.6}$$

方程 (9.6) 可对给定的 n 求解。方程 (9.6) 存在一个阈值条件来决定平凡不动点 $S_i^* = N_i, E_i^* = I_i^* = 0$ 的稳定性及是否存在一个流行病暴发的非零解 $0 < I_i^* < N_i$。阈值条件为矩阵 $\boldsymbol{T}$ 的本征值实部的最大值大于 1 [9]，有

$$\boldsymbol{T}_{ij} = \frac{\beta_{ij} N_i \sigma}{(\mu+\sigma)(\mu+\gamma)}. \tag{9.7}$$

在特殊情形下，我们可以求得不动点 S_i^*, E_i^*, I_i^* 的解析表达式并检查不动点的稳定性质。这样的特殊情形可发生在每个区域大小相同（$N_i = N$）且 β_{ij} 的取值使得 $S_i^* = S^*, E_i^* = E^*, I_i^* = I^*$ 独立于 i 的时候，此时 $\lambda_j^* = \lambda^*$，可求得为

$$\lambda^* = \frac{\mu\sigma N}{(\mu+\gamma)(\mu+\sigma)}\sum_{j=1}^{n}\beta_{ij} - \mu. \tag{9.8}$$

λ^* 已知后，就可以计算 S^*, E^*, I^*。注意到 λ^* 的表达式需要求和项 $\sum_{j=1}^{n}\beta_{ij}$ 独立于 i。矩阵 $\boldsymbol{T}$ 满足每行的和相同，因此其本征矢可以在每一个方向为 1，其对应的本征值为

$$R_0 = \frac{\sigma N}{(\mu+\gamma)(\mu+\sigma)}\sum_{j=1}^{n}\beta_{ij}. \tag{9.9}$$

如果 $R_0 > 1$，则存在稳定的流行病平衡点。平衡点的值为

$$\begin{aligned}
S^* &= \frac{N}{R_0}, \\
E^* &= \frac{\mu N}{\mu+\sigma}(1-1/R_0), \\
I^* &= \frac{\mu\sigma}{(\mu+\sigma)(\mu+\gamma)}N(1-1/R_0), \\
\lambda^* &= \mu(R_0-1).
\end{aligned} \tag{9.10}$$

在极限 $\sigma \to \infty$ 下，SEIR 方程变为 SIR 方程，R_0 变为

$$R_0 = \frac{N}{(\mu+\gamma)}\sum_{j=1}^{n}\beta_{ij}. \tag{9.11}$$

满足上述条件的一个例子是令每个区域内的感染率相同，而区域间的感染率略小。感染率矩阵取下列形式：

$$\beta_{ij} = \begin{cases} \beta, & i = j \\ \epsilon\beta, & i \neq j \end{cases} \tag{9.12}$$

其中 $0 \leqslant \epsilon \leqslant 1$。注意到矩阵的对称性意味着求和 $\sum_{j=1}^{n} \beta_{ij}$ 独立于 i。基本再生率变为

$$R_0 = \frac{N}{(\mu + \gamma)} \beta(n\epsilon + 1 - \epsilon) \tag{9.13}$$

因此，R_0 依赖于区域的数目与耦合强度。

Lloyd 与 May 对 $n = 2$ 的特例进行了数值模拟 [9]。他们考虑 SIR 模型，参数取值如下：$N_1 = N_2 = 10^6, \mu = 0.02, \gamma = 73.0, \sigma = 45.6, \beta = 0.001$。平均潜伏期（$1/\sigma$）为 8 天，感染期（$1/\gamma$）为 5 天。对 SIR 模型的模拟，令 $\sigma \to \infty$，对应于没有潜伏期。当 $\epsilon = 0$ 时，R_0 为 13.8 左右；当 $\epsilon > 0.002$ 后，发生锁相。图 9.3(a) 给出了耦合强度 $\epsilon = 0.01$ 时的模拟，初始条件非常靠近流行病平衡点，但振荡开始反相。图 9.3(b) 给出了更小的耦合强度 $\epsilon = 0.001$ 时的锁相，相比图 9.3(a) 慢许多。

随机 SEIR 模型显示出与确定论模型不同的行为。当耦合较弱但能诱导出同步时，随机力可以破坏同步，见图 9.3(c)。随机力的相对重要性依赖于人口大小，在小系统中更容易看到。然而，对于强耦合情形，即使在不规则的振荡下，两个区域也会变得同步，见图 9.3(d)。

当两个区域的大小不相同时，可以数值求解方程的平衡点与稳定性。由此引发的一个重要问题是 β 或者等价的 R_0 对每个区域人口大小的依赖性。对大的社区，R_0 较弱地依赖于社区大小 [10]。这意味着系数 β_{ij} 应该反比于 N_i[11]。应该注意到，如果 R_0 强烈地依赖于人口大小，则未耦合时每个社区的振荡周期也将强烈地依赖于它的人口大小。令 $N_1 = 10^6, N_2 = 2 \times 10^6, \epsilon = 0.02$，图 9.3(e) 是其数值模拟结果。可见，两个区域很快振荡同步。

我们看到耦合能导致同步化，因此，空间自由度的增加并不能总是弥补均匀模型的不足。Lloyd 与 May 进一步指出，如果将季节力引入确定论模型，就能维持相差。他们考虑感染率呈季节性的变化：

$$\beta_{ij} = \beta_{ij}^0(1 + \beta_{ij}^1 \cos 2\pi t) \tag{9.14}$$

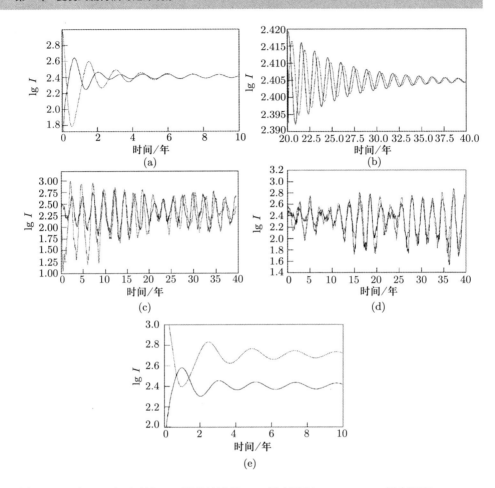

图 9.3 (a) 与 (b) 为两区域 SIR 模型的模拟, (a) 耦合强度 $\epsilon = 0.01$, (b) 耦合强度 $\epsilon = 0.001$。这两个模拟的初始条件相同, 两条曲线分别代表两个区域感染人数的对数随时间的变化。注意 (b) 中时间尺度的不同, 反映出弱耦合需要更长的时间来达到同步。(c) 与 (d) 为两区域随机 SEIR 模型的模拟, (c) 耦合强度 $\epsilon = 0.002$, (d) 耦合强度 $\epsilon = 0.02$。对于 (c) 中的弱耦合, 两个区域交替出现同步与非同步状态, 见 $15 \sim 20$ 年与 $25 \sim 35$ 年。(e) 为两个大小不相同的区域 SEIR 模型的模拟, $N_2 = 2N_1 = 2 \times 10^6$, $\epsilon = 0.02$ (改编自文献 [9])

其中, β_{ij}^1 取 0.2。对于单一的非耦合的区域, 这个季节力产生两年一次的流行病大暴发, 期间有一些小的峰值。季节性迫使极大值发生在每年的特定时间, 因此只能观察到两种可能的相。极大值既可能发生在奇数年, 也可能发生在偶数年。这个相由时间 $t = 0$ 时的 S, E 与 I 的值决定。由于不太容易利用三维图来显示相作为这 3 个初值的函数, 一个比较容易的解决办法是利用二维图来显示相作

为初值 S 与 I 的函数。初值 E 的选取不是任意的, 而是要让其选取使得感染态与潜伏态个体的比例满足 σ/γ。图 9.4 给出了两年振荡一次的相对初始条件的依赖性, 200×200 网格上每对 (S, I) 表示这些初始条件对应的结果。

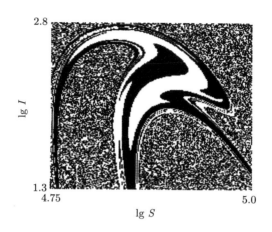

图 9.4 两年振荡一次的相对初始条件的依赖性。白点代表对应的 (S, I) 对在奇数年暴发大的流行病, 黑点代表在偶数年暴发大的流行病。E 的初值条件选取时需满足 $I/E = \sigma/\gamma$ (改编自文献 [9])

考虑两个区域但耦合强度 $\epsilon = 0$ 时, 可以观察到两个不同的两年一次的行为:

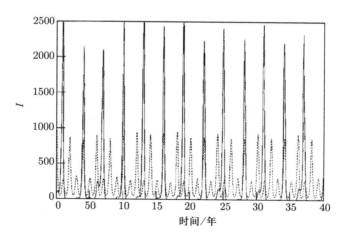

图 9.5 混沌解情形下两个区域中感染人数随时间的变化, 两个区域各自经历两年一次的大暴发且以 $\epsilon = 10^{-3}$ 的耦合强度相互耦合。模拟结果从丢掉 500 年暂态后开始计时 (改编自文献 [9])

要么两个区域同步振荡,要么它们间有一年的相差。当耦合强度增加时,依然可以观察到两年一次振荡的同步与非同步行为。大的耦合强度有利于同步振荡。耦合强度的增加导致同步的吸引阈增大,而非同步的吸引阈减小。也可以观察到其他的解。比如,当 $\epsilon = 10^{-3}$ 时可以观察到混沌解:两个区域都显示出变量幅值的振荡,见图 9.5。通过计算李雅普诺夫指数,Lloyd 与 May 发现系统的最大李雅普诺夫指数为 0.093 ± 0.005,这个正的值表明系统确实显示了对初值的敏感依赖性,具有混沌的特征。

9.3　复发式流行病的迟滞现象

　　模型中的流行病暴发可以消亡 (SIR 模型) 也可以维持在稳定态 (SIS 模型),实际社会中流行病的暴发也不会永远持续下去,而是一段时间后必定会消亡或恢复到正常态。文献 [12] 考察发现流行病恢复过程与暴发过程不对称,存在着迟滞现象,且此迟滞现象不是爆炸性流行病描述的一级跳变相变,而是连续的二级相变,这就需要对流行病传播的机制进行新的认识。

　　基于检测到的一些典型流行病的发展趋势比如 SARS、甲型 H1N1 流感、H5H1 及 Ebola 等,为了采取适当措施来最大限度地降低流行病的风险,许多地方都建立了自己的哨点监测系统。例如,香港特别行政区卫生署组建了监测系统,收集感染疾病的实证数据,然后分析与预测感染的趋势。在这个系统中,有 64 个普通科门诊哨点 (GOPC) 与 50 个普通科医生哨点 (GP),形成了一个城市两套不同的哨点监测网络 [13]。先看 3 个流行病真实数据。图 9.6(a) 是香港的普通科医生哨点每周流感就诊率 (每 1000 个就诊者),图 9.6(b) 与图 9.6(c) 分别为纽约与巴尔的摩的麻疹感染人数 [14]。这 3 个数据的共同点是:这些流行病都是复发式暴发。每个时间序列都是由小振幅的背景与偶然的大暴发构成,表明流行病的大暴发通常不太可能,除非满足一些必要的条件,比如季节性的天气、湿度与光照等。同时,从图 9.6 可注意到每次流行病的暴发都持续相当长的时间,如 1~3

月，标志着季节性。同时，这些数据并不是来自相同初始条件的一个或几个初始的种子，而是来自不同状态的不同初始种子的和。比如，图 9.6(a) 是从香港 50 个普通科医生哨点收集的，即 50 个子时间序列的和。在这个意义上可以说这些数据实际上反映了流行病与环境季节的匹配。

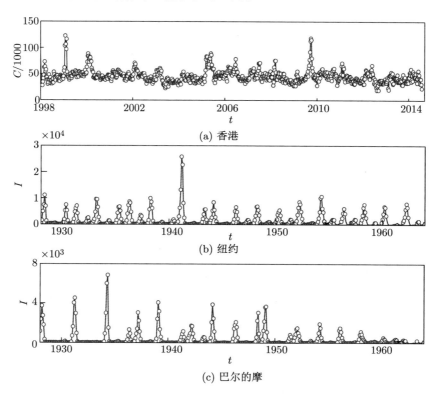

(a) 香港

(b) 纽约

(c) 巴尔的摩

图 9.6　3 个流行病真实数据。(a) 香港的普通科医生每周流感就诊率 (每 1000 个就诊者)，其中 C 的值从 0 到 150；(b) 与 (c) 分别为纽约与巴尔的摩的麻疹感染人数

从图 9.6 还可注意到每个暴发由上升与下降两个过程组成，由感染人数的极大值为界分开。[12] 将真实流行病数据中的一个典型的暴发过程展示在图 9.7(a) 中，以图 9.7(a) 中的虚线为界，可见上升过程与下降过程是非对称的。令 t_0 为图 9.7(a) 中峰值对应的时间，$\Delta t = |t - t_0|$ 为偏离峰值的时间差。图 9.7(b) 给出了感染人数 I 对 Δt 的依赖性，容易发现图 9.7(b) 是一个迟滞回线。

虽然以前并未发现这种渐变的二级相变导致的迟滞回线，但在流行病的解析解中确实发现了多稳态，即跳变的一级相变导致的迟滞回线。下面以 Driessche

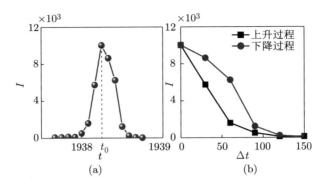

图 9.7　真实流行病数据中的一个典型的暴发过程。(a) 为图 9.6(b) 中 1938—1939 年之间的峰附近数据的放大，其中虚线代表重新标度的零点位置；(b) 为在重新标度的框架中 (a) 图的迟滞回线

等的工作为例进行简单介绍 [15]。具有常数感染率的经典流行病模型通常有唯一的稳定平衡点。Driessche 等发现，如果感染率不是常数，而是感染密度的函数时，SIS 模型可以有多个稳定平衡点，导致一个向后的分岔与迟滞现象，即在感染框架 $\lambda I(t)S(t)$ 下，若将常数感染率 λ 变成含时感染率 $\lambda(t)$ 就能观察到迟滞现象 [15]。令出生率与死亡率都为 $b > 0$，以便人口保持不变。假定新出生的人都是易感态，则易感态以 $\lambda(I)I(t)(1 - I(t))$ 的感染率被感染。每个在时间零时产生的感染个体，可存活至时间 t，令 $P(t)$ 为这些个体在时间 t 时依然为感染态的概率。扣除死亡因素后，零时感染的个体在 t 时依然为感染态的人为 $P(t)\mathrm{e}^{-bt}$。因此，个体保持感染的平均时间为 $\tau = \int_0^\infty P(u)\mathrm{e}^{-bu}\mathrm{d}u$。令 $I_0(t)$ 代表零时感染并存活至 t 时的感染部分，则有

$$I(t) = I_0(t) + \int_0^t \lambda(I(u))I(u)(1 - I(u))P(t - u)\mathrm{e}^{-b(t-u)}\mathrm{d}u. \tag{9.15}$$

方程 (9.15) 的分岔图见图 9.8。这个积分包含了在时间 $u \geqslant 0$ 时进入感染态的个体及在 t 时依然为感染态的个体之和。当 λ 为常数感染率 β 时，为平庸的情形，见图9.8(a)。当 λ 依赖于 1 时，则会出现有趣的结果。例如，将感染率取为

$$\lambda(I) = \kappa I^{p-1}(1 - I)^{q-1}, \quad p > 1, q \geqslant 1 \tag{9.16}$$

的形式。令 τ 为个体保持感染的平均时间，则再生数为 $R = \tau\lambda(0)$。进一步令 $R_0 = \tau\lambda_0$，$f(I) = \dfrac{1}{\lambda_0}\lambda(I)(1 - I)$, $0 \leqslant I \leqslant 1$，其中当 $\lambda(0) > 0$ 时，$\lambda_0 = \lambda(0)$；

而 $\lambda(0) = 0$ 时, $\lambda_0 = 1$。函数 $f(I)$ 可解释为每个感染个体导致的感染发生率,按 λ_0 进行标度。流行病暴发的平衡点由 $f(I) = \kappa I^{p-1}(1-I)^q$ 决定 [15]。函数 f 是下凹的, 在 $I_c = (p-1)/(p+q-1) \in (0,1)$ 处达到全局最大值。此模型当 $R_0 > R_0^c = 1/f(I_c)$ 时有多个稳定平衡点, 见图 9.8(b)。也可取其他形式来得到迟滞现象, 比如取

$$\lambda(I) = \beta(1 + vI^{p-1}), \quad \beta > 0, v > 0, p \geqslant 1 \tag{9.17}$$

的形式, 结果见图 9.8(c) 与图 9.8(d)。图 9.8(b)—图 9.8(d) 这三种形式的跳变, 都将导致非连续的迟滞回线, 但它们都不是图 9.7(b) 中渐变的迟滞回线。

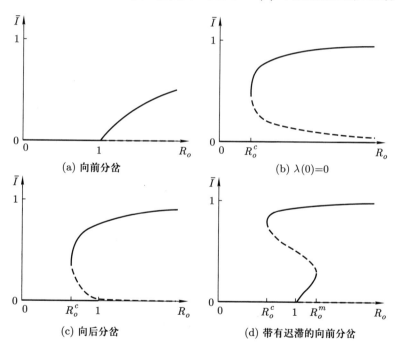

图 9.8 方程 (9.15) 的分岔图。虚线代表不稳定平衡, 实线代表局部稳定平衡。(a) $\lambda(t) = \beta$ 时的常数感染率; (b) 方程 (9.16) 中取 $\kappa = 1, p = 2, q = 1$ 时的情形; (c) 方程 (9.17) 中取 $p = 2, v = 5$ 时的情形; (d) 方程 (9.17) 中取 $p = 5, v = 17$ 时的情形 (改编自文献 [15])

为了更好地解释图 9.8(b) 中的连续迟滞回线, 文献 [12] 对复发式流行病的数据 (图 9.6 与图 9.7) 进行了再分析, 得出结论: 感染率 β 确实随时间变化。在流行病暴发的上升过程中, β 是逐渐增加的; 而在下降过程中, β 是逐渐减少的。

实现这种变化的一个合理的做法是在流行病的演化过程中使 β 绝热变化, 即用上一个 β 演化的终态值作为下一个 β 演化的初始值, 取代了传统上对每一个新的 β 都令系统从随机的初值演化到稳态值的做法。这种做法与环境的变化也相符, 因为在流行病暴发的几个月内, 天气与环境将近似地发生一个周期性的变化, 使得 β 逐渐增加到极大值, 然后再逐渐减少直至恢复稳态值。

考虑到在一个季节里, 对于几个连续的晴天或雨天, 可以认为这几天中的 β 近似为常数。为此, 可以令 T 代表一个阶跃变化。当 β 维持一个 T 后, 在下一个 T 中更新为 $\beta + \Delta\beta$, 即

$$\beta(t+1) = \begin{cases} \beta(t), & t \neq nT, n = 1, 2, \cdots, \\ \beta(t) \pm \Delta\beta, & t = nT, n = 1, 2, \cdots. \end{cases} \tag{9.18}$$

分别考虑 SIS 模型与 SIR 模型。初始时, 选择一个较小的 β 与几个感染的种子。然后系统运行一个时间周期 T。在每一时间步, 一个易感态将以概率 $1 - (1-\beta)^{k_{inf}}$ 被感染, 其中 k_{inf} 为其感染的近邻个数。演化完这个周期 T 后, 系统进入下一个 T, β 更新为 $\beta + \Delta\beta$。重复这个过程直至 β 达到其极大值 β_e。随后进入恢复过程, 令 $\beta(t+1) = \beta_e - \Delta\beta$ 但保留 β_e 时的终态值为此时的初始值。重复这个过程直至 β 恢复为零。

数值模拟中, 考虑大小 $N = 10^4$、平均度 $\langle k \rangle = 6$ 的 ER 随机网络。固定 $\mu = 0.2$, $\Delta\beta = 0.01$, 并为每个 β 计算感染密度 ρ_I。图 9.9(a) 给出了不同 T 时的模拟结果, 可见, 每种情形都存在迟滞回线, 证实了图 9.8(b) 对应的理论分析。

我们注意到, 对于图 9.9(a) 中的每一个迟滞回线, 存在一个分岔点 β_m。当 $\beta > \beta_m$ 时, 上升过程与恢复过程合二为一。图 9.9(b) 中的插图给出了 β_m 对 T 的依赖性。同时我们也注意到, 对于 $T = 1000$ 的情形, 图 9.9(a) 中两条用下三角标示的曲线重合了, 表明迟滞回线消失。为了更好地理解, 我们计算上升曲线 $\rho_I^g(\beta)$ 与恢复曲线 $\rho_I^r(\beta)$ 所包围的迟滞面积 S, 即 $S = \int_0^{\beta_m} |\rho_I^r(\beta) - \rho_I^g(\beta)| \mathrm{d}\beta$, 见图 9.9(b)。可以发现, 当 $T > T_s \approx 100$ 时, S 将近似为零, 这就表明迟滞回线只是在 $T < T_s$ 时存在。由于定态通常独立于初始条件, 我们可得出结论: 迟滞回线来自 $T < T_s$ 时绝热过程的记忆效应。

对于 SIR 模型来说, 为了使其适用于复发式流行病, 我们将其推广到 SIRS,

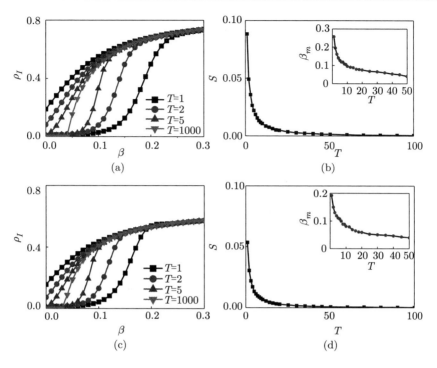

图 9.9 (a) 与 (b) 为 SIS 模型；(c) 与 (d) 为 SIRS 模型；(a) 与 (c) 分别表示 SIS 与 SIRS 模型的迟滞回线；(b) 与 (d) 分别表示 SIS 与 SIRS 模型的迟滞面积 S 与 β_m 随 T 的变化关系

即感染者 I 以概率 μ 变成 R，而免疫态 R 又以 δ 变回 S 态。取 $\mu = 0.2$，$\delta = 0.5$。模拟结果见图 9.9(c)，可见依然有迟滞回线。比较图 9.9(c) 与图 9.9(a)，可以发现它们很相似，证实了迟滞回线是 SIS 与 SIRS 模型共同的特征。同理，图 9.9(d)给出了 SIRS 模型迟滞回线的面积 S 与分岔点 β_m，证实其存在迟滞回线的必要条件也是 $T < T_s$。

上述结果是固定 $\Delta\beta = 0.01$ 时获得的，它们是否依赖于 $\Delta\beta$ 的取值？为此，我们改变 $\Delta\beta$ 但固定 $T = 1$。图 9.10(a) 给出了 SIS 模型的模拟结果。可以看到迟滞回线的面积随 $\Delta\beta$ 的减少而降低，表明迟滞回线将在极限 $\Delta\beta \to 0$ 时消失。这个结论对 SIRS 模型同样成立，见图 9.10(b)。

由于 ER 随机网络可以看作是均匀的，我们可以用平均场理论来对迟滞回线的机制进行简单的解释 [12]。为方便起见，将演化时间 t 分成间隔 $T, 2T, \cdots, nT$。$\beta(nT)$ 代表 β 在时间 $t = nT$ 时的值。对绝热过程，有 $\beta((n+1)T) = \beta(nT) \pm \Delta\beta$，

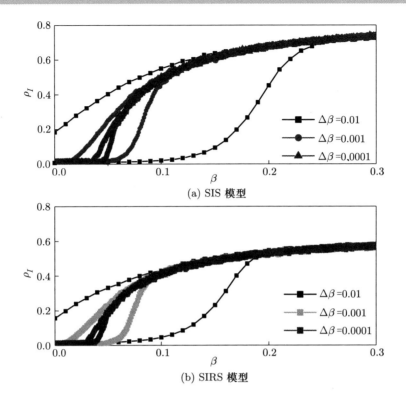

图 9.10　迟滞回线对 $\Delta\beta$ 的依赖性，参数取为 $N = 10000, \langle k \rangle = 6, \mu = 0.2$ 与 $T = 1$，其中 (b) 中 $\delta = 0.5$

其中 $\Delta\beta$ 为增量，"$\pm$" 分别代表上升过程与恢复过程。在间隔 $nT \to (n+1)T$ 内，$\rho_I(t)$ 的演化可由如下平均场方程描述

$$\dot{\rho}_I = \beta(nT)\langle k \rangle \rho_I(1 - \rho_I) - \mu \rho_I, \tag{9.19}$$

在方程 (9.19) 两边同除以 ρ_I^2 得

$$\frac{\mathrm{d}\dfrac{1}{\rho_I}}{\mathrm{d}t} = (\mu - \beta(nT)\langle k \rangle)\frac{1}{\rho_I} + \beta(nT)\langle k \rangle. \tag{9.20}$$

令 $1/\rho_I$ 为一个新变量，并将方程 (9.20) 在一个演化时间 T 上积分，可得其解为

$$\rho_I((n+1)T) = \left(1 - \frac{\mu}{\beta(nT)\langle k \rangle}\right)\frac{C\mathrm{e}^{(\beta(nT)\langle k \rangle - \mu)T}}{1 + C\mathrm{e}^{(\beta(nT)\langle k \rangle - \mu)T}}, \tag{9.21}$$

其中，

$$C = \frac{\rho_I(nT)}{1 - \rho_I(nT) - \mu/\beta(nT)\langle k \rangle}. \tag{9.22}$$

$\rho_I(nT)$ 为 ρ_I 在时间间隔 $nT \to (n+1)T$ 的初始值, 也是 ρ_I 在具有 $\beta((n-1)T)$ 的间隔 $(n-1)T \to nT$ 的最终值。$\beta(nT)$ 对时间 nT 的依赖性不同于 β 为常数的传统情形。此外, 上升与恢复过程具有相同变化的 β。但在同一个 β 处, 上升过程的 ρ_I 与恢复过程的 ρ_I 并不相同, 甚至会有较大的区别。在上升过程, $\rho_I(nT)$ 是 ρ_I 在间隔 $nT \to (n+1)T$ 中的极小值; 而在恢复过程, $\rho_I(nT)$ 为 ρ_I 在间隔 $nT \to (n+1)T$ 中的极大值。因此, 在方程 (9.21) 与方程 (9.22) 中选择 $\rho_I(nT)$ 这种方式就导致了这两个过程中对同一段 β 的非对称的初值条件, 这就是记忆效应并导致了迟滞回线。

图 9.9 与图 9.10 从参数 β 空间解释了迟滞回线出现的原因, 这只是一个间接的理解方式, 因为图 9.6 与图 9.7 中的数据实际上是在状态空间采集的, 并非在 β 空间采集的。文献 [16] 从状态空间研究了流行病暴发的迟滞回线, 发现了流行病暴发的大小与迟滞回线大小间的正相关, 证实了迟滞现象是真实流行病暴发的自然特性。

从图 9.7(b) 可知, 迟滞回线的面积可以直接通过对上升曲线与恢复曲线的差进行积分来得到, 记为 $S_{\Delta t}$。为了探究影响 $S_{\Delta t}$ 的因素, 我们继续用上面构造的 ER 随机网络来进行数值模拟。状态空间中的迟滞回线见图 9.11。对于 SIS 模型, 图 9.11(a) 给出了上升过程与恢复过程中感染密度 ρ_I 随 Δt 的变化关系, 可见 $\Delta\beta = 0.01$ 与 0.001 这两种情形都在状态空间中显示出了迟滞回线, 且 $\Delta\beta = 0.01$ 时的 $S_{\Delta t}$ 小于 $\Delta\beta = 0.001$ 时的 $S_{\Delta t}$, 表明 $\Delta\beta$ 的降低将导致 $S_{\Delta t}$ 的增加。然而, 我们发现存在一个临界的 $\Delta\beta_c$, 其 $S_{\Delta t} = 0$。对于 $\Delta\beta \leqslant \Delta\beta_c$, 都有 $S_{\Delta t} = 0$。因此, 系统将在 $\Delta\beta > \Delta\beta_c$ 时有迟滞回线, 而在 $\Delta\beta \leqslant \Delta\beta_c$ 时没有迟滞回线。这个现象可解释如下: 对一个给定的 T, 一个较小的 $\Delta\beta$ 意味着对每个更新的 β 有一个较小的暂态过程。当 $\Delta\beta$ 足够小时, 暂态过程就会小于 T。此时, 时间 T 就足够使每个更新的 β 达到其稳定态。注意到迟滞回线实际上来自 β 在达到平衡前的绝热增加, 因此太小的 $\Delta\beta$ 将不会导致迟滞回线。

同理, 图 9.11(b) 给出了固定 $\Delta\beta = 0.01$ 时 ρ_I 随 Δt 的变化关系, 比较这两条曲线可知, $T = 1$ 时的 $S_{\Delta t}$ 小于 $T = 5$ 时的 $S_{\Delta t}$, 表明 $S_{\Delta t}$ 随 T 的增加而增加。此时, 也存在一个临界 T_c, 其 $S_{\Delta t} = 0$。当 $T < T_c$ 时, 系统有迟滞回线, 而 $T \geqslant T_c$ 时没有迟滞回线。其原因是, 对于固定的 $\Delta\beta$, 一个较大的 T 意味着每

复杂网络上的流行病传播

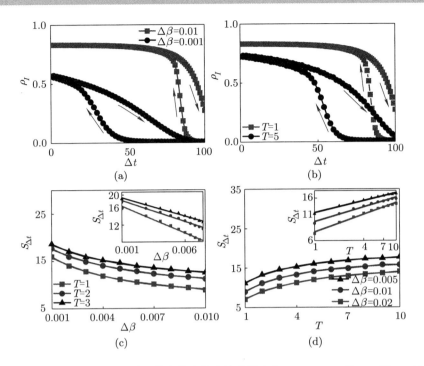

图 9.11 状态空间中的迟滞回线，其中箭头代表演化的方向。(a) $T = 1$ 时，ρ_I 随 Δt 的演化的情形；(b) $\Delta \beta = 0.01$ 时，ρ_I 随 Δt 的演化的情形；(c) $S_{\Delta t}$ 随 $\Delta \beta$ 的演化的情形，插图为其双对数图；(d) $S_{\Delta t}$ 随 T 的演化的情形，插图为其双对数图

个 β 的终态与其稳定态之间的差别较小。当 T 足够大时，此差别将消失，从而有 $S_{\Delta t} = 0$。

概括起来，$\Delta \beta$ 与 T 是影响 $S_{\Delta t}$ 的两个重要因素。图 9.11(c) 给出了 $S_{\Delta t}$ 随 $\Delta \beta$ 的演化关系，插图为其双对数图。可以发现 $S_{\Delta t}$ 随着 $\Delta \beta$ 的增加而单调减少，且 3 条双对数线近似平行，表明 $S_{\Delta t}$ 近似按幂律的形式依赖于 $\Delta \beta$。类似地，图 9.11(d) 给出了 $S_{\Delta t}$ 随 T 的演化关系，也是近似的幂律形式。

现在，我们来分析状态空间与参数空间之间的关系。从图 9.9(b) 可知，参数 β 空间的迟滞回线面积 S 随着 T 的增加而单调减少；但从图 9.11(d) 可知，状态空间中的迟滞回线面积 $S_{\Delta t}$ 随着 T 的增加而单调增加。因此，对同一个现象，我们观察到了两个相互矛盾的结果——悖论。为了解释这个悖论，我们回到 $S_{\Delta t}$ 与 S 的定义。令 ρ_I^g 与 ρ_I^c 分别代表上升过程与恢复过程的感染密度，有

$$S_{\Delta t} = \int (\rho_I^c(t) - \rho_I^g(t)) \mathrm{d}t$$
$$= \int \left(\rho_I^c \left(\frac{\beta}{\Delta \beta} T + \delta t \right) - \rho_I^g \left(\frac{\beta}{\Delta \beta} T + \delta t \right) \right) \mathrm{d}t \qquad (9.23)$$

其中 $\dfrac{\beta}{\Delta \beta}$ 代表 t/T 的整数部分,δt 为 t/T 的小数部分,其值介于 0 到 T 之间。注意到当 δt 从 0 变化到 T 时,β 为常数。如果近似用 ρ_I^g 与 ρ_I^c 在从 0 到 T 间的平均值取代 $\rho_I^g(t)$ 与 $\rho_I^c(t)$,则方程 (9.23) 可被重写为

$$S_{\Delta t} \approx \int (\rho_I^c(\beta) - \rho_I^g(\beta)) \frac{T}{\Delta \beta} \mathrm{d}\beta = \frac{T}{\Delta \beta} S_h \qquad (9.24)$$

基于方程 (9.24),可以为图 9.9(a) 与图 9.10(a) 中每一个 β 获得一个新的量 $t = \dfrac{T}{\Delta \beta} \beta$。然后,将图 9.9(a) 与图 9.10(a) 中所有的 $\rho_I(\beta)$ 转换为它们对应的 $\rho_I(t)$,并将它们画在 $\rho_I(t)$ 对 Δt 的新框架中。图 9.12 中的方块与圆圈分别给出了按方程 (9.24) 得到的结果。为方便比较,我们将图 9.11(a) 与图 9.11(b) 的结果重画在图 9.12(a) 与图 9.12(b) 中,见实线。比较图 9.12 中的这些实线与对应符号,可以发现它们相互吻合,证实了方程 (9.24) 的正确性。因此,这个悖论可由方程 (9.24) 统一起来。

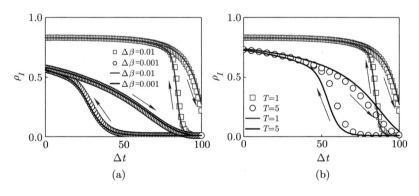

图 9.12 状态空间与参数空间的一致性,其中 (a) 与 (b) 中的“方块”与“圆圈”来自方程 (9.24) 将参数 β 空间的迟滞回线转化为状态空间的结果,实线代表直接来自状态空间的结果

9.4   复发式流行病的非周期暴发

图 9.1 显示的每年一次或每两年一次的流行病暴发是从大尺度上衡量的, 图 9.6 显示的季节性流感暴发则是从小尺度衡量的, 反映了地球上不同地区因天气与气候等环境因素的不同而具有不同类型的复发式流行病。文献 [17] 考察了香港的流行病数据, 除了普通科医生 (GP) 每周流感就诊率数据外, 还着重分析了普通科门诊 (GOPC) 每周流感就诊率数据, 发现它们的变化趋势有很大的相似性 [17], 表明每周流感就诊率能很好地反映流感活动。将 1998—2014 年香港流感大暴发的峰值时刻记录下来, 可得到图 9.13 所示的结果。

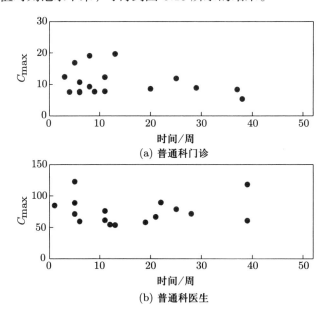

图 9.13   1998—2014 年间香港每周流感就诊率数据中流感大暴发峰值发生时间

由图 9.13 可见, 这些峰值并不是只发生在冬天或春天, 而是在一年中的大部分时间均有可能出现, 这表明香港的流感并不遵循严格的季节性, 而是具有非周期性的特征。进一步检查其他流行病数据，比如纽约 (图 9.6(b)) 与巴尔的摩 (图 9.6(c)) 的麻疹数据，可以发现类似的非周期性。为了了解这种非周期性产生的原因，需要对其建模。先考虑一个孤立的 SIS 模型，其感染率 β 为常数。对于这个模型，暂态后系统将达到稳定态，其感染密度为 I 保持不变，因此 SIS 模型不能产生复发式的流行病斑图。类似地，对于一个孤立的 SIR 模型，其感染率 β 为常数。暂态后，免疫态密度 R 将单调减小，因此 SIR 模型也不能用于描述流行病的复发式斑图。为了成功地再现复发式流行病暴发，文献 [5] 考虑了一种具有时变感染率 $\beta(t)$ 的 SIR 模型，即 $\beta(t)$ 具有正弦函数的形式。此外，这个模型还考虑了出生率与死亡率。由于死亡率将使免疫态 R 减少，出生率将使易感态 S 增加，因此这个 SIR 模型实际上等价于 SIRS 模型 [18]。这个工作在揭示规则的流行病暴发方面迈出了重要的一步，但它不能解释图 9.13 中的非周期性。

文献 [17] 提出了一个新的 SIRS 模型来解释流行病暴发中的非周期性，图 9.14 为其示意图。这个模型有两个特征：① 含时感染率 $\beta(t)$。$\beta(t)$ 的选取方式如下：将时间 t 分成 T 个相等长度的间隔并令 $T = 52$，对应一年中的 52 周。令 $\beta(t)$ 在每个间隔中为常数，且不同的间隔内取不同的常数。具体的常数值可从平均值为 $\langle\beta\rangle$、均方差为 σ 的高斯分布中随机选取。如果选取的 $\beta(t)$ 为负，则重新选取。如此，$\beta(t)$ 为依赖时间的分段正常数。② 一个小的随机感染概率 p_0，描述自然环境与随机因素的影响。

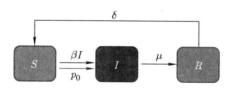

图 9.14　复发式流行病的非周期性暴发模型示意图。符号 S, I 与 R 分别代表易感态、感染态与免疫态，参数 β, μ 与 δ 分别代表感染率、免疫率与恢复率，p_0 代表一个易感态的人被环境或其他因素感染的概率。当 β 较小时，一个易感态的人的感染概率正比于感染邻居 I 与感染率 β。因此，一个易感态的人的感染总概率近似为 $p_0 + \beta I$。同时，一个感染态的人将以概率 μ 变成免疫态，而一个免疫态的人将以概率 δ 恢复成易感态

我们使用无关联的 UCM 网来进行数值模拟 [19]，并令其度分布满足 $p(k) \sim k^{-3}$，节点数 $N = 1000$，平均度 $\langle k\rangle = 6.5$，且度 k 被限制在区间 $(4, \sqrt{N})$。网络

上的每一个节点代表一个人，其动力学由满足图 9.14 的 SIRS 模型描述。每个易感态的人有两种途径被感染，一种是一个小的自然环境概率 p_0，另一种是接触感染率 $\beta(t)$。当一个易感态节点有 k_{inf} 个感染邻居时，将以概率 $1-(1-\beta)^{k_{inf}}$ 被感染。同时，每个感染态的节点以概率 μ 变成免疫态，每个免疫态的节点以概率 δ 恢复为易感态。数值模拟中取 $\mu=0.2$，$\delta=0.02$。图 9.15 给出了不同参数下感染密度 ρ_I 的演化图。比较可见，感染密度 ρ_I 不能在图 9.15(a) 中维持但能在图 9.15(b) 中维持，表明常数 β 的阈值在 $(0.1,0.2)$，即 $0.1<\beta_c<0.2$。从图 9.15(c) 可见，ρ_I 衰减到零的速度比具有相同 $\langle\beta\rangle$ 的图 9.15(a) 快很多。这一点可解释如下：由于 $\sigma=0.1$ 的涨落，图 9.15(c) 的 $\beta(t)$ 将围绕 $\langle\beta\rangle$ 变化。当 $\beta(t)$ 落在 $(0,0.1)$ 中时，ρ_I 就会比图 9.15(a) 的 $\beta=0.1$ 衰减得更快，从而导致了图

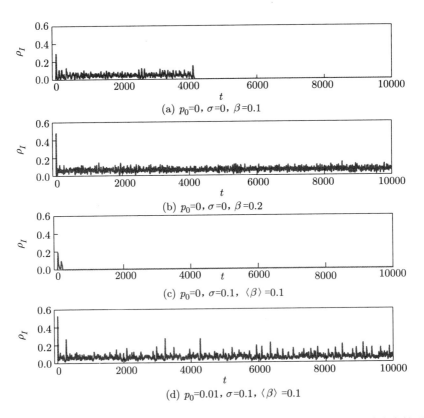

图 9.15　不同参数下感染密度 ρ_I 的演化。(a) 和 (b) 常数感染率情形；(c) 含时感染率情形；(d) 既有含时感染率又有非零 p_0 的情形

9.15(c) 观察到的结果。然而，图 9.15(d) 给出了完全不同的图形，就是可以用一个小的但非零的 $p_0 = 0.01$ 来产生复发式的非周期斑图，证实了含时 $\beta(t)$ 与非零 p_0 这两者确实是保证复发式暴发的必要条件。

为了揭示复发式流行病暴发的机制，我们将 $\beta(t)$ 与易感态、感染态及免疫态之间的对应关系展示在图 9.16 中，其中参数取为 $\langle\beta\rangle = 0.1, \sigma = 0.1, p_0 = 0.01$。有趣的是我们发现最大感染率 β 并不总是诱导出流行病暴发；相反，图 9.16(c) 的流行病暴发通常发生在相对较大的 β，见图 9.16 中的虚线，我们注意到所有的虚线均对应于那些既具有较大的 β 又具有较大的 ρ_S（或较小的 ρ_R）的时间。这是合理的，因为一个较大的 ρ_S 将提供足够的资源供流行病增长，而一个较大的 β 保证了条件 $\beta(t) > \beta_c$。因此，较大的感染率与较大的易感态密度都是非周期复发式流行病暴发的必要条件。

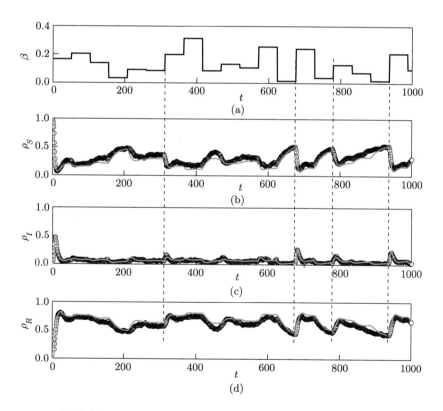

图 9.16 $\beta(t)$ 与易感态、感染态及免疫态之间的对应关系，虚线代表一些流行病暴发的典型位置。(b)—(d) 中的实线代表理论结果

为了加深对数值结果的理解，下面做一些理论分析。令 $P_i^S(t)$，$P_i^I(t)$ 与 $P_i^R(t)$ 分别代表个体 i 在时间 t 处于状态 S, I 与 R 的概率，可得 $\rho_S(t) = \frac{1}{N}\sum_{i=1}^{N}P_i^S(t)$，$\rho_I(t) = \frac{1}{N}\sum_{i=1}^{N}P_i^I(t)$，$\rho_R(t) = \frac{1}{N}\sum_{i=1}^{N}P_i^R(t)$，其中 $\rho_S(t), \rho_I(t)$ 与 $\rho_R(t)$ 分别代表时间 t 时易感态密度、感染态密度及免疫态密度。令 $q_i^{S,I}(t), q_i^{I,R}(t)$ 与 $q_i^{R,S}(t)$ 分别为从 S 到 I，I 到 R 及 R 到 S 的转移概率。由马尔可夫链方法 [20, 21]，可得

$$
\begin{aligned}
q_i^{S,I}(t) &= 1 - (1 - p_0)\prod_{l \in \Lambda_i}[1 - \beta(t)P_l^I(t)], \\
q_i^{I,R}(t) &= \mu, \\
q_i^{R,S}(t) &= \delta,
\end{aligned}
\tag{9.25}
$$

其中，Λ_i 代表节点 i 的邻居。方程 (9.25) 中的 $(1 - p_0)$ 代表节点 i 没有被环境感染的概率，$\prod_{l \in \Lambda_i}[1 - \beta(t)P_l^I(t)]$ 代表节点 i 没有被感染邻居感染的概率。因此，$(1 - p_0)\prod_{l \in \Lambda_i}[1 - \beta(t)P_l^I(t)]$ 为节点 i 处于易感态的概率。基于以上分析，可得差分方程

$$
\begin{aligned}
P_i^S(t+1) &= P_i^S(t)(1 - q_i^{S,I}(t)) + P_i^R(t)q_i^{R,S}(t), \\
P_i^I(t+1) &= P_i^I(t)(1 - q_i^{I,R}(t)) + P_i^S(t)q_i^{S,I}(t), \\
P_i^R(t+1) &= P_i^R(t)(1 - q_i^{R,S}(t)) + P_i^I(t)q_i^{I,R}(t).
\end{aligned}
\tag{9.26}
$$

方程 (9.26) 第一个方程的右边第一项为节点 i 依然处于易感态的概率，第二项为节点 i 从免疫态变成易感态的概率。类似地，可解释方程 (9.26) 的其余两个方程。将方程 (9.25) 代入方程 (9.26)，可得

$$
\begin{aligned}
P_i^S(t+1) &= P_i^S(t)(1 - p_0)\prod_{l \in \Lambda_i}(1 - \beta(t)P_l^I(t)) + P_i^R(t)\delta, \\
P_i^I(t+1) &= P_i^I(t)(1 - \mu) + P_i^S(t)[1 - (1 - p_0)\prod_{l \in \Lambda_i}(1 - \beta(t)P_l^I(t))], \\
P_i^R(t+1) &= P_i^R(t)(1 - \delta) + P_i^I(t)\mu.
\end{aligned}
\tag{9.27}
$$

这里采用数值求解方程 (9.27)，图 9.16(b) — 图 9.16(d) 中的实线为得到的理论

结果,将其与实验结果(圆圈)比较,可以发现它们符合得很好,表明方程 (9.27)
能够很好地解释数值模拟。

这些结果表明,SIRS 模型能够再现真实流行病数据中的非周期复发式流行
病的主要特征。此外,流行病的复发式暴发不仅依赖于感染率而且依赖于易感态
密度,即它们两者都是必要条件。这些结果可作为制定复发式流行病长期预测与
控制政策的参考。

9.5 流行病暴发的同步与多峰现象

如果我们考察相邻城市或地区的复发式流行病暴发的数据,就会发现一个
有趣的现象:它们其实不是相互独立的,而是相互影响、相互关联的。仔细考察
还可发现,这种相互关联带来了丰富的暴发斑图,甚至同步。图 9.17 给出了两
个流感样疾病的例子 [3],其中图 9.17(a) 为以色列、特拉维夫市与耶路撒冷的数
据,图 9.17(b) 为以色列与法国的数据。从图 9.17 中可观察到两个特征: ① 流
行病暴发的准确时间每年不一样; ② 流行病数据间存在很强的空间同步化。前
者反映了 9.4 节讨论的非周期特征;而后者,对于图 9.17(a) 来说,同步化可能来
源于以色列这个国家内城市间短暂的旅行距离;而对于图 9.17(b) 来说,同步化
可能来源于北半球同时发生的新流感毒株以及人们对新毒株的低抵抗力 [3, 22]。
这个现象也被从不同尺度的地理扩散来进行了研究。比如 Viboud 等研究了横跨
美国的流行病传播,发现在许多州之间都有较强的同步化 [23]。在其他一些研究
中, Viboud 与 Chowell 等分析了美国、法国、澳大利亚 3 个国家间流行病暴发
的同步化,发现美国与法国间有较高的同步化,而北半球和南半球间则没有同步
化 [24, 25]。

文献 [26, 27] 重新考察了相邻城市及相邻地区间的复发式流行病数据,发
现除了同步化外,这些数据还显示了同步与混合暴发及暴发的多峰现象等。图
9.18(a) 与图 9.18(b) 是香港 1999 — 2013 年间每周的流感就诊率 (每 1000 个就

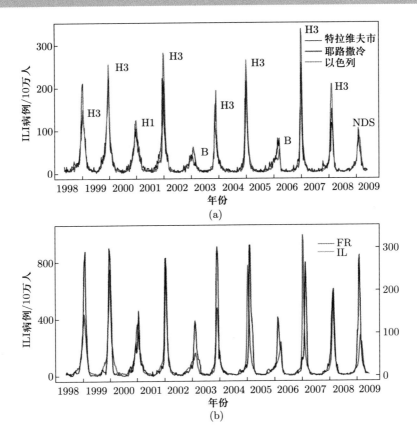

图 9.17 以色列与法国 1998 — 2009 年流感样疾病发生率。(a) 以色列、特拉维夫市与耶路撒冷每 10 万人每周的流感样疾病数目，图中各峰附近的标注代表其主要亚型；(b) 以色列与法国每 10 万人每周的流感样疾病数目。注意每个时间序列的不同尺度，法国的发生率是以色列发生率的 3 倍 (改编自文献 [3])

诊者)，比较可见，这两个时间序列中的暴发峰值有很大比例是处于同一时间，表明它们是同步的。同时，我们也注意到图 9.18(a) 中有些峰值在图 9.18(b) 中并无对应的峰值，见阴影部分，因此是非同步的。有趣的是，这种现象并不仅限于香港，在其他相邻地区或相邻城市的流行病暴发的时间序列中也可观察到这个现象，图 9.18(c) 与图 9.18(d) 是加利福尼亚州与内华达州每周报告的麻疹感染数 I 的时间序列。容易发现，它们与图 9.18(a) 与图 9.18(b) 的情形非常类似。因此，对于耦合的区域或城市，既有同步暴发的时候，也有一方暴发而另一方未暴发的时候，后者称为混合暴发 [26]。

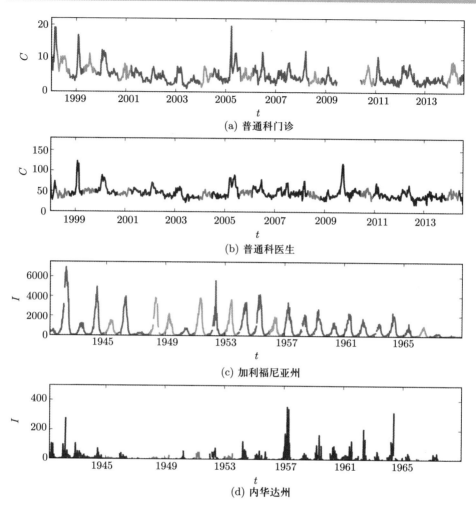

图 9.18 两个耦合的区域或城市中的复发式流行病时间序列。(a) 与 (b) 分别为 1999 — 2013 年间香港普通科门诊与普通科医生的每周流感就诊率 (每 1000 个就诊者), 其中 (a) 中从 2009 年 6 月 13 日 — 2010 年 5 月 23 日的数据缺失, (c) 与 (d) 分别为加利福尼亚州与内华达州每周报告的麻疹感染数 I 的时间序列

为了理解同步与混合暴发现象的物理机制, 文献 [17] 提出了一个双层网络模型来再现同步化与混合暴发的复发式流行病, 见图 9.19, 其中图 9.19(a) 为双层网络拓扑示意图, 图 9.19(b) 为每个节点上的流行病模型。这个网络拓扑是由两个网络 $\mathcal{A}$ 与 $\mathcal{B}$ 通过相互之间的连接耦合而成, 这些层间连接形成了层间网 $\mathcal{AB}$。为简单起见, 令这两个网络 $\mathcal{A}$ 与 $\mathcal{B}$ 具有相同的大小 $N_a = N_b$。令 $\langle k_a \rangle$, $\langle k_b \rangle$ 与

$\langle k_{ab} \rangle$ 分别代表网络 $\mathcal{A}, \mathcal{B}$ 与 $\mathcal{AB}$ 的平均度。图 9.19(b) 的流行病模型来自 9.4 节的 SIRS 模型 [17]。这个模型源于 SIR 模型，但有两个新特征：① 免疫态将以概率 δ 变回易感态；② 每个易感态节点有一个小的概率 p_0 被环境或其他因素影响而自发感染。为了区别层内感染与层间感染，令 β_{ab} 为层间感染率。因此，$\mathcal{A}$ 与 $\mathcal{B}$ 之间的相互作用可通过调节参数 β_{ab} 来实现。

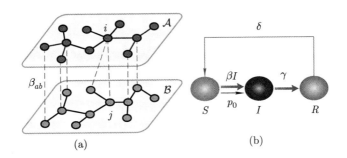

图 9.19　再现同步化与混合暴发的复发式流行病模型示意图。(a) 双层网络拓扑示意图；(b) $\mathcal{A}$ 与 $\mathcal{B}$ 中每个节点的 SIRS 模型的示意图

数值模拟中，将 $\mathcal{A}$ 与 $\mathcal{B}$ 这两个网络均取为 ER 随机网 [28]。为了保证 $\mathcal{A}$ 与 $\mathcal{B}$ 中均存在复发式流行病，按 9.4 节的做法令 $\beta(t)$ 服从截断的高斯分布 $\mathcal{N}(0.1, 0.1^2)$ [17]，并取 $p_0 = 0.01$。图 9.20 为用两层网络模型产生的复发式流行病时间序列，分别给出了 $\mathcal{A}$ 与 $\mathcal{B}$ 中感染密度 ρ_I 的演化，其中参数取为 $\langle k_a \rangle = 6.5, \langle k_b \rangle = 1.5, \langle k_{ab} \rangle = 1.0, \beta_{ab} = 0.09$。很容易发现 $\mathcal{A}$ 与 $\mathcal{B}$ 中的一些峰值是同时出现的，即同步暴发的斑图。我们也注意到 $\mathcal{A}$ 中一些 ρ_I 的峰值在 $\mathcal{B}$ 中并没有对应的峰值 (见图 9.20 中的阴影部分)，再现了实际数据图 9.18 中观察到的混合暴发斑图。

文献 [26] 进一步对出现同步化与混合暴发的条件进行了研究，发现当两个耦合网络的平均度有较大区别时容易出现同步化，而当它们的平均度非常接近时则容易出现混合斑图。除了平均度差这个因素外，两个网络间的耦合强度也对同步与混合斑图有极大的影响：较大的 β_{ab} 与较大的 $\langle k_{ab} \rangle$ 有利于同步化斑图而不利于混合斑图，即耦合的强弱是影响流行病暴发斑图的另一个关键因素。

除了单峰暴发外，实际上还有一定的概率观察到双峰或多峰的流行病暴发斑图。双峰斑图意味着一个传播周期内有两次暴发，即相同流行病的二次暴发。以

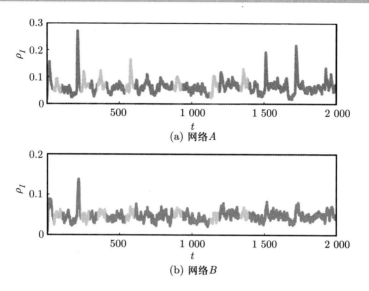

图 9.20　用两层网络模型产生的复发式流行病时间序列。(a) 与 (b) 分别代表在两层网 $\mathcal{A}$ 与 $\mathcal{B}$ 上感染密度 ρ_I 的演化，其中参数取为 $\langle k_a \rangle = 6.5$，$\langle k_b \rangle = 1.5$，$\langle k_{ab} \rangle = 1.0$，$\beta(t) \sim \mathcal{N}(0.1, 0.1^2)$，$\beta_{ab} = 0.09$，$\gamma = 0.2$，$\delta = 0.02$，$p_0 = 0.01$，及 $N_a = N_b = 1000$。

前的研究表明，流行病的多峰现象可以发生在均匀混合假设不成立的条件下，弱耦合的不同社区中 [29–32]。考虑到人类的行为发生在社会网络中，进一步研究的一个关键问题是网络结构如何影响双峰的形成以及单峰与双峰间的转换。文献 [27] 最近从复杂网络这个新角度重新考察了真实数据中的双峰现象。图 9.21展示了世界不同地点复发式流行病时间序列中的双峰现象。图 9.21(a) 是 1998 — 2014 年间香港普通科医生的每周流感就诊数据，以前注意的是单峰暴发，这也是其主要暴发形式。然而，如果我们再仔细一些就会发现，其实里面有些双峰斑图，图 9.21(a) 右图给出了一个发生在 2005 年 6 月附近的双峰斑图。

　　这种双峰斑图实际上发生得比较广泛，来源于其他城市或地区的流行病数据也显示出类似的斑图。例如，图 9.21(c) 给出了波士顿 1908 — 1937 年每周的麻疹数据 [33, 34]，其 1915 年的一处双峰斑图放大在图 9.21(d)。此外，当在单个城市中观察到单峰斑图时，在两个耦合城市的总感染率时间序列中则可观察到双峰现象。例如，图 9.21(e) 报道的是耦合的布里斯托尔与纽卡斯尔每周麻疹感染病例的情况 [14]，在图 9.21(f) 中可见，双峰斑图只发生在总的时间序列中。类似地，图 9.21(g) 给出了布里斯托尔与谢菲尔德的情形 [14]，再次证实了双峰斑图的发

生 (图 9.21(h))。

我们现在用图 9.19 的双层网络模型来解释双峰斑图现象的机制，并再现数据中的双峰现象。令两个网络 $\mathcal{A}$ 与 $\mathcal{B}$ 大小相等，即 $N_a = N_b$；令 $\langle k_a \rangle$，$\langle k_b \rangle$ 与 $\langle k_{ab} \rangle$ 分别代表网络 $\mathcal{A}$，$\mathcal{B}$ 与连接网 $\mathcal{AB}$ 的平均度，β_a，β_b 与 β_{ab} 分别代表网络 $\mathcal{A}$，$\mathcal{B}$ 与 $\mathcal{AB}$ 的感染率。考虑到要解释的是双峰出现的机制，这里仅考虑一个流行病暴发的周期。为此，将图 9.19(b) 中的 SIRS 模型简化为 SIR 模型，即令图 9.19(b) 中的 $\delta = 0$。在数值模拟中，选 $\mathcal{A}$ 为具有度分布 $P_A(k) \sim k^{-\gamma}$ 的无标度

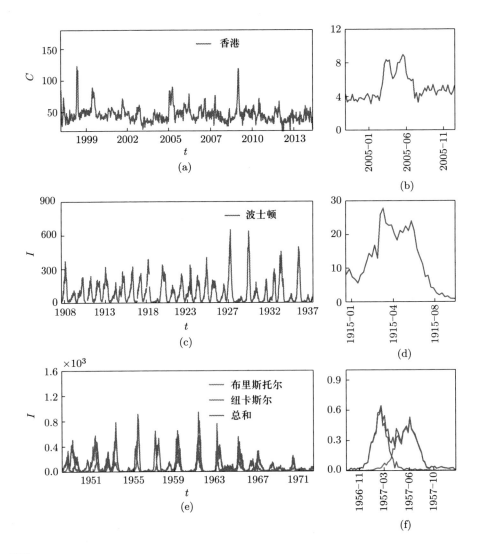

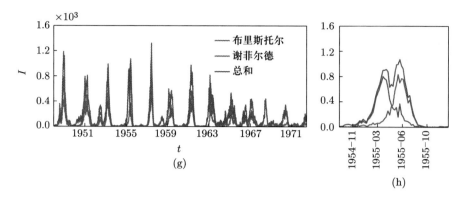

图 9.21 世界不同地点复发式流行病时间序列中的双峰现象。(a) 1998 — 2014 年间香港普通科医生的每周流感就诊率 (每 1000 个就诊者)。(b) 发生在 (a) 中 2005 年一个双峰斑图的放大。(c) 波士顿每周的麻疹感染时间序列 I。(d) 发生在 (c) 中 1915 年一个双峰斑图的放大。(e)—(h) 为两个耦合城市中感染率的时间序列,(f) 发生在 (e) 中 1957 年一个双峰斑图的放大,(h) 发生在 (g) 中 1955 年一个双峰斑图的放大

网络 [19],$\mathcal{B}$ 为具有常数度 k_b 的随机规则网络 [35]。层间网 $\mathcal{AB}$ 是通过在 $\mathcal{A}$ 与 $\mathcal{B}$ 之间随机增加连接直到取得平均度 $\langle k_{ab} \rangle$ 来实现的。设定 $N_a = N_b = 10\,000$,并令初始时 $\mathcal{A}$ 中有 0.1% 的个体被感染。图 9.22 给出了发生在不同条件下的双峰斑图。图 9.22(a) 中的圆圈代表整个网络中感染密度 ρ_I 的演化,其参数为 $\gamma = 2.1$,$\langle k_a \rangle = \langle k_b \rangle = 6$,$\langle k_{ab} \rangle = 1.0$,$\beta_a = \beta_b = 0.05$,$\beta_{ab} = 0.005$,$\mu = 0.1$。可以很容易地辨别出 ρ_I 的两个峰,即再现了图 9.21 中的实证观察。为了更好地理解,我们也将网络 $\mathcal{A}$ 与 $\mathcal{B}$ 上的 ρ_I^A 与 ρ_I^B 的演化画在图 9.22(a) 中,可见 $\mathcal{A}$ 与 $\mathcal{B}$ 中最大感染率发生的时间是不一样的,表明双峰斑图很可能是由这个时差诱导的。

一个关键的问题是哪些因素决定了这种双峰斑图的出现。为此,我们先研究层间连接网 $\mathcal{AB}$ 的平均度的作用。图 9.22(b) 给出了不同 $\langle k_{ab} \rangle$ 下的感染密度 ρ_I,我们注意到,当 $\langle k_{ab} \rangle$ 较大时,ρ_I 为单峰;当 $\langle k_{ab} \rangle$ 充分小时,ρ_I 为双峰。因此,$\langle k_{ab} \rangle$ 是双峰斑图出现的关键因素之一:小的 $\langle k_{ab} \rangle$ 或弱耦合有利于双峰斑图的出现。进一步,我们研究感染率 β_{ab} 对双峰斑图的影响。图 9.22(c) 给出了不同 β_{ab} 下的结果,我们再次注意到弱耦合是双峰斑图的必要条件:当 β_{ab} 较大时,ρ_I 为单峰;而 β_{ab} 较小时才出现双峰。最后,我们研究无标度网络的度分布指数 γ 的影响。9.22(d) 表明,双峰特征将随着 γ 的增加而降低。由于较大的 γ 意味着无标度网络与随机网络结构间的差别减小,可由此推断两层网络间的非均匀性非常

复杂网络上的流行病传播

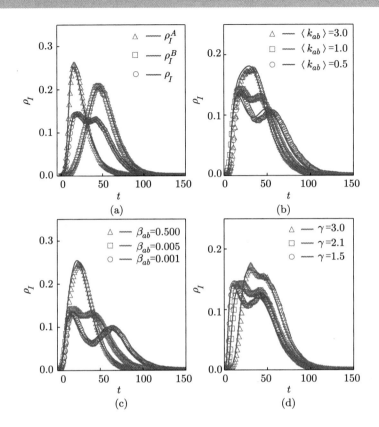

图 9.22 发生在不同条件下的双峰斑图，符号代表模拟结果，实线代表理论曲线

有助于双峰斑图的出现。此外，文献 [27] 对这些数值模拟结果进行了理论解释，见图 9.22 中的实线，有兴趣的读者可阅读原文。

9.6 从时间序列重构感染动力学

实际中，我们通常只有感染数据的时间序列，而不知道其他参数，甚至不知道其演化方程。此时，一个有意义的问题是如何仅根据收集的感染数据来进行流行病传播的预测，然后进一步提出相应的控制措施。这里从两个方面进行简单的介绍。

第一个方面主要关注再生数 $R(t)$ 的变化 [1]。基本再生数 R_0 是用来估计传染病传递性的一个关键量。理论上，R_0 定义为在一个完全的易感人群中，一个感染态个体在其感染周期内产生的次级感染平均人数。随着流行病的持续进行，由于被感染，易感态的人数会降低，再生数衰减为 $R(t) = R_0 S(t)/S(0)$，其中 $S(t)$ 与 $S(0)$ 分别代表在时间 t 与流行病开始前的易感个体数目。控制流行病需要使 $R(t) < 1$，为了取得 $R(t) < 1$，可以将一项或多项控制策略结合使用。例如，最广为人知的运用 R_0 的一种情形是在随机均匀混合的人群中确定为了根除流行病需要免疫接种的覆盖率。换言之，为了达到 $R(t) < 1$，有必要预估需要接种的临界人口比例。比如，在 1963 年前美国没有麻疹疫苗，每年有三四百万的复发式麻疹病例，且平均 450 人死亡。引入麻疹疫苗后，美国的麻疹发生率减少了 98%。

在随机均匀混合的人群中，临界免疫接种的覆盖率 p_c 可从疾病的 R_0 中预估如下 [36]

$$p_c > \frac{1}{\epsilon}\left(1 - \frac{1}{R_0}\right) \tag{9.28}$$

其中 ϵ 为免疫效率。当基本再生数 R_0 稍微大于 1 且免疫效率 ϵ 近似为 1 时，免疫接种的覆盖率 p_c 可以很小；但当 R_0 等于 2 时，p_c 需达到 50% 才能起到保护效果。如果没有免疫接种，就需要 50% 的人被感染后恢复为免疫态才能对其他人起到保护的效果。

估算 R_0 与 $R(t)$ 的方法非常多 [1]，这里简单介绍通过数学模型来计算的方法。考虑 SIR 模型

$$\begin{aligned}
\frac{\mathrm{d}S(t)}{\mathrm{d}t} &= -\frac{\beta S(t)I(t)}{N}, \\
\frac{\mathrm{d}I(t)}{\mathrm{d}t} &= \frac{\beta S(t)I(t)}{N} - \gamma I(t), \\
\frac{\mathrm{d}R(t)}{\mathrm{d}t} &= \gamma I(t).
\end{aligned} \tag{9.29}$$

假定均匀混合，则有

$$R_0 = \frac{\beta}{\gamma} \tag{9.30}$$

将方程 (9.29) 的第三式代入第一式可得

$$\frac{1}{S(t)}\frac{\mathrm{d}S(t)}{\mathrm{d}t} = -\frac{\beta}{\gamma N}\frac{\mathrm{d}R(t)}{\mathrm{d}t} \tag{9.31}$$

将方程 (9.31) 两边从零积分到无穷大, 得

$$\ln\frac{S(\infty)}{S(0)} = -\frac{\beta}{\gamma N}(R(\infty) - R(0)) \tag{9.32}$$

由于 $S(\infty) = N - R(\infty)$ 及我们假设 $S(0) = N$ 与 $R(0) = 0$, 方程 (9.32) 可重写为

$$\ln\frac{N - R(\infty)}{N} = -\frac{\beta}{\gamma}\frac{R(\infty)}{N}. \tag{9.33}$$

令 $p := R(\infty)/N$ 代表总感染人数密度, 则有

$$\ln(1 - p) = -R_0 p. \tag{9.34}$$

因此, 自治 SIR 模型的最后感染密度方程为

$$R_0 = \frac{-\ln(1 - p)}{p}. \tag{9.35}$$

第二个方面是假定我们唯一能知道的就是感染的时间序列, 面临的问题是如何重构感染动力学 [37, 38]。一个典型的例子是未种痘时期的复发式儿童流行病, 比如麻疹。描述麻疹最简单的模型为 SEIR 模型。按照大规模动力学模型, 主要的非均匀性是儿童上学时较强的感染浓度。描述这个现象一个较好的模型是实际年龄结构模型 (realistic age-structured, RAS), 可精确抓住麻疹动力学的特征, 并给出两年一次的流行病趋势 [39]。RAS 模型假定: 不同的年级具有不同的接触率, 且每个年级都服从 SEIR 动力学。

然而, 我们很难在麻疹实际序列与 SEIR 或 RAS 模型间建立一个直接的统计连接。数据分析与理论发展之间的间隙来源于如下困难:

(1) 只有一个可得到的状态变量, 即感染数。此外, 这个由病例得到的变量很可能是低估的。

(2) 对感染人员的年龄结构知之甚少。

(3) 出生率与接种更新率这类参数随时间变化。

(4) SEIR 模型或 RAS 模型是连续的动力学系统, 而数据是离散时间测量的。

由于这些困难，代替建模，Finkenstadt 等尝试了直接从时间序列来构造感染动力学 [37]。对于麻疹，其特征时间尺度即从感染到恢复的时间是两周，因此数据就以两周的时间步长来采集。一个感染人员就按双周 t 为时间单位与前一个双周时刻 $t-1$ 的易感者与感染者发生联系。考虑下面的儿童疾病二维离散时间随机流行病模型

$$
\begin{aligned}
I_t &= r_t I_{t-1}^{\alpha_1} S_{t-1}^{\alpha_2} \epsilon_t, \\
S_t &= B_{t-d} + S_{t-1} - I_t + u_t,
\end{aligned}
\tag{9.36}
$$

其中参数 α_1 与 α_2 为接触过程的混合参数，$\alpha_1 = \alpha_2 = 1$ 时就回到了标准的均匀混合假设。传递参数 r_t 为比例因子，其时间变化周期为 1 年。B_{t-d} 为出生率，d 为婴儿变成易感态的一个小的延迟时间，大约 8 周。ϵ_t 与 u_t 为噪声效应，满足 $E(u_t)=0, Var(u_t)=\sigma_u^2, E\{\ln(\epsilon_t)\}=0$ 及 $Var\{\ln(\epsilon_t)\}=\sigma_\epsilon^2$。

通过时间序列测量可得到出生率 B_t 与报道病例 C_t，而后者通常比真实病例少。真实的 I_t 与报道病例 C_t 之间的关系为

$$
I_t = \rho_t C_t,
\tag{9.37}
$$

其中 ρ_t 是 t 时刻的报告率。假定 ρ_t 为服从 $E(\rho_t)=\rho$ 的概率函数。将方程 (9.37) 代入方程 (9.36) 可得

$$
S_t = B_{t-d} + S_{t-1} - \rho_t C_t + u_t.
\tag{9.38}
$$

令 $E(S_t) = \bar{S}$，则 $S_t = \bar{S} + Z_t$，$E(Z_t)=0$。偏差 Z_t 满足与 S_t 相同的回归关系

$$
Z_t = B_{t-d} + Z_{t-1} - \rho_t C_t + u_t.
\tag{9.39}
$$

对于初始条件 Z_0，对方程 (9.39) 进行连续迭代可得

$$
Z_t = Z_0 + \sum_{i=1}^{t} B_{i-d} - \sum_{i=1}^{t} \rho_i C_i + \sum_{i=1}^{t} u_i.
\tag{9.40}
$$

方程 (9.40) 表明，易感态本质上是所有进入仓室的出生个体与离开仓室的感染个体间的动态平衡。可见，如果不对报告的病例数进行校正，Z_t 就不会达到稳定

态, 因为累计出生率与病例间的差在缺少报告的情形下就会无限地增大。为方便起见, 令

$$X_t = \sum_{i=1}^{t} C_i, Y_t = \sum_{i=1}^{t} B_{i-d},$$
$$U_t = \sum_{i=1}^{t} u_i, R_t = \sum_{i=1}^{t} (\rho_i - \rho)C_i. \tag{9.41}$$

则有

$$R_t = R_{t-1} + (\rho_t - \rho)C_t,$$
$$U_t = U_{t-1} + u_t \tag{9.42}$$

为随机行走过程。方程 (9.40) 可重新写为

$$Y_t = -Z_0 + \rho X_t + R_t + Z_t - U_t. \tag{9.43}$$

对于无噪声 ($U_t = 0$) 与常数报告率 ($R_t = 0$) 的情形, 方程 (9.43) 为累计出生率 Y_t 与累计病例 X_t 之间的简单线性回归关系, 其斜率为常数 ρ。文献 [37] 进一步由 RAS 模型的模拟验证了方程 (9.43), 他们首先用 RAS 模型的蒙特卡罗模拟产生易感态密度与两周一次的病例时间序列 [40], 此序列为无噪声与常数报告率的情形; 然后用方程 (9.43) 重构了易感态的动力学, 发现重构的动力学与 RAS 模型产生的易感态密度图符合得很好, 见文献 [40]。

9.7　根据实际数据确定流行病模型的感染率

除了从时间序列重构感染动力学外, 另一个任务是确定流行病模型的参数, 特别是感染率。尽管感染的持续与潜伏期通常可以从时间序列中估计出来, 但感染态与易感态之间的感染率的测量或估计则非常困难。正因如此, 人们对这个问题付出了很多努力, 取得了许多重大突破 [6, 7, 41–45]。

考虑 SIRS 模型

$$S' = -\beta(t)SI + \gamma(t)R,$$
$$I' = \beta(t)SI - v(t)I, \tag{9.44}$$
$$R' = v(t)I - \gamma(t)R.$$

假定此模型描述观察间隔 $[0, L]$ 内的时间序列, 那么如何从时间序列中确定出参数 $\beta(t)$? 由于 $R = 1 - S - I$, 系统 (9.44) 可重写为

$$S' = -\beta(t)SI + \gamma(t)(1 - S - I),$$
$$I' = \beta(t)SI - v(t)I. \tag{9.45}$$

如果 $S(t)$ 或 $I(t)$ 已知, 则可由方程 (9.45) 确定 $I(t)$ 或 $S(t)$, 同时还可确定参数 β, γ, v 中的一个。

在实际的确定性模型中, γ 通常是常数, 很难被医疗或社会政策影响。免疫率 v 可被治疗影响, 如果假定人们总是能得到最好的治疗, 则 v 也可假定为常数。由于季节效应及易感人群的行为或公共卫生政策, 感染率 β 可迅速变化。因此, 问题就变为通过时间序列 $S(t), I(t), R(t)$ 来确定 $\beta(t)$。下面简单介绍几种求 $\beta(t)$ 的方法 [42]。

9.7.1 情形 I: 仅知道一个时间序列

先考虑 SIR 模型。此时有 $\gamma = 0$, 方程 (9.45) 变为

$$S' = -\beta(t)SI,$$
$$I' = \beta(t)SI - vI. \tag{9.46}$$

在方程 (9.46) 中, 患病率 I 可由变量

$$w(t) = \beta(t)SI \tag{9.47}$$

取代。从而, 方程 (9.46) 变为

$$S' = -w,$$
$$w' = w\left[\frac{\beta'(t)}{\beta(t)} + \beta(t)S - v - \frac{w}{S}\right]. \tag{9.48}$$

患病率数据既可以由 $I(t)$ 给出，也可以由 $w(t)$ 给出。

方程 (9.46) 中的变量为 $S(t)$ 与 $I(t)$。假定 $S(t)$ 已知，则 $S(t)$ 将连续降低，且 $S(-\infty) = 1$。由方程 (9.47) 可得

$$w = I' + vI \tag{9.49}$$

对任意 t_0，有

$$I(t) = \mathrm{e}^{-vt}\left[I(t_0)\mathrm{e}^{vt_0} - \int_{t_0}^{t} \mathrm{e}^{vt}S'(\tau)\mathrm{d}\tau\right]. \tag{9.50}$$

当 $t_0 \to -\infty$ 时，有

$$I(t) = -\int_{-\infty}^{t} \mathrm{e}^{-v(t-\tau)}S'(\tau)\mathrm{d}\tau. \tag{9.51}$$

将方程 (9.51) 代入方程 (9.46) 可得

$$\beta(t) = \frac{S'(t)}{S(t)\int_{-\infty}^{t} \mathrm{e}^{-v(t-\tau)}S'(\tau)\mathrm{d}\tau} \tag{9.52}$$

即 $\beta(t)$ 只依赖于 S 及其导数。由方程 (9.48) 可得

$$S(t) = 1 - \int_{-\infty}^{t} w(\tau)\mathrm{d}\tau, \tag{9.53}$$

进一步有

$$\beta(t) = \frac{w(t)}{\left[1 - \int_{-\infty}^{t} w(\tau)\mathrm{d}\tau\right]\int_{-\infty}^{t} \mathrm{e}^{-v(t-\tau)}w(\tau)\mathrm{d}\tau}. \tag{9.54}$$

至此，我们得到了关于 $\beta(t)$ 的两个公式：关于 $S(t)$ 的方程 (9.52) 与关于 $w(t)$ 的方程 (9.54)。如果用方程 (9.49) 取代 w，则相应地有关于患病率 $I(t)$ 的 $\beta(t)$。

9.7.2　情形 II：数据限制在一个间隔内

情形 I 不太现实。实际中感染数据只是处于一个有限的时间间隔，假定为 $[0, L]$。患病率 $I(t)$ 与发生率 $w(t)$ 由方程 (9.49) 联系在一起。如果发生率 $w(t)$ 已知，则只要 $I(0)$ 已知，就可求解微分方程 (9.49) 而得到患病率 $I(t)$。同理，如果患病率 $I(t)$ 已知，也可由方程 (9.49) 求得发生率 $w(t)$。注意，数值微分是一个相当不稳定的过程 [42]。

求解 $\beta(t)$ 最自然的方法就是用方程 (9.47) 来获得

$$\beta(t) = \frac{w(t)}{S(t)I(t)}. \tag{9.55}$$

如果知道 $w(t), S(t), I(t)$ 这三个函数, 则能由方程 (9.55) 得到 $\beta(t)$。由方程 (9.48) 得

$$S(t) = S(0) - \int_0^t w(\tau)\mathrm{d}\tau. \tag{9.56}$$

由方程 (9.49) 得

$$I(t) = I(0)\mathrm{e}^{-vt} + \int_0^t \mathrm{e}^{-v(t-\tau)}w(\tau)\mathrm{d}\tau. \tag{9.57}$$

将方程 (9.56) 与方程 (9.57) 代入方程 (9.55), 得

$$\beta(t) = \frac{w(t)}{\left[S(0) - \int_0^t w(\tau)\mathrm{d}\tau\right]\left[I(0)\mathrm{e}^{-vt} + \int_0^t \mathrm{e}^{-v(t-\tau)}w(\tau)\mathrm{d}\tau\right]}. \tag{9.58}$$

方程 (9.58) 是求解 $\beta(t)$ 的基本方程。由方程 (9.58), 只要知道 $S(0)$ 与 $I(0)$, 感染率 $\beta(t)$ 就可由方程 (9.58) 通过发生率 $w(t)$ 而求得。

$\beta(t)$ 也可由其他表达式给出。将方程 (9.46) 的两式相加可得

$$S' + I' = -vI, \tag{9.59}$$

进行积分得

$$S(t) = S(0) - \left(I(t) - I(0) + v\int_0^t I(\tau)\mathrm{d}\tau\right). \tag{9.60}$$

将方程 (9.60) 代入方程 (9.58), 得

$$\beta(t) = \frac{I'(t) + vI(t)}{I(t)\left[S(0) - \left(I(t) - I(0) + v\int_0^t I(\tau)\mathrm{d}\tau\right)\right]}. \tag{9.61}$$

由方程(9.61), 只要知道 $S(0)$ 与 $I(0)$, 感染率 $\beta(t)$ 就可从方程 (9.61) 通过患病率 $I(t)$ 而求得。

9.7.3 情形 III：具有人口替代的 SEIR 模型

考虑 SEIR 模型如下：

$$S' = \mu - \beta(t)SI - \mu S,$$
$$E' = \beta(t)SI - \alpha E - \mu E, \qquad (9.62)$$
$$I' = \alpha E - vI - \mu I.$$

其中参数 α 代表从潜伏态逃逸的概率，大的 α 对应短的潜伏态。注意，此时的患病率为 αE，$w(t) = \beta(t)SI$ 为进入潜伏态的发生率。由方程 (9.62) 的第二式得

$$w = E' + (\alpha + \mu)E, \qquad (9.63)$$

由方程 (9.62) 的第三式得

$$E = \frac{1}{\alpha}[I' + (v + \mu)I]. \qquad (9.64)$$

因此，w 可用 I, I', I'' 表示为

$$w = \frac{1}{\alpha}[I'' + (v + \alpha + 2\mu)I' + (v + \mu)(\alpha + \mu)I]. \qquad (9.65)$$

由方程 (9.62) 的第一式得

$$S(t) = S(0)\mathrm{e}^{-\mu t} + \int_0^t \mathrm{e}^{-\mu(t-\tau)}[\mu - w(\tau)]\mathrm{d}\tau. \qquad (9.66)$$

将它们代入 $\beta(t) = w(t)/S(t)I(t)$，可得

$$\beta(t) = \frac{w(t)\mathrm{e}^{\mu t}}{I(t)\left[S(0) + \int_0^t \mathrm{e}^{\mu\tau}(\mu - w(\tau))\mathrm{d}\tau\right]}. \qquad (9.67)$$

9.7.4 情形 IV：Pollicott-Wang-Weiss 方法

这是 Pollicott 等提出的方法 [46]。由方程 (9.46) 的第二式可得

$$S(t) = \frac{I'(t) + vI(t)}{\beta(t)I(t)}. \qquad (9.68)$$

进行微分

$$\frac{\mathrm{d}}{\mathrm{d}t}\frac{I' + vI}{\beta(t)I} = S' = -\beta(t)SI = -\beta(t)\frac{I' + vI}{\beta(t)I}I. \tag{9.69}$$

计算这个导数可得伯努利方程

$$\beta' - p\beta - I\beta^2 = 0 \tag{9.70}$$

其中

$$p = \frac{I''I - I'^2}{I(I' + vI)}. \tag{9.71}$$

做变换 $x = 1/\beta$，伯努利方程简化为线性方程 $x' + px + I = 0$，其解为

$$\frac{1}{\beta(t)} = x(t) = x(0)\mathrm{e}^{-P(t)} - \mathrm{e}^{-P(t)}\int_0^t \mathrm{e}^{P(\tau)}I(\tau)\mathrm{d}\tau, \tag{9.72}$$

其中

$$P(t) = \int_0^t p(\tau)\mathrm{d}\tau. \tag{9.73}$$

最后可得

$$\beta(t) = \frac{\beta(0)\mathrm{e}^{P(t)}}{1 - \beta(0)\int_0^t \mathrm{e}^{P(\tau)}I(\tau)\mathrm{d}\tau}. \tag{9.74}$$

函数 $p(t)$ 也可写为 [42]

$$p(t) = \left[\log\left(\frac{I'(t)}{I(t)} + v\right)\right]', \tag{9.75}$$

进一步

$$\mathrm{e}^{P(t)} = \mathrm{e}^{\int_0^t p(\tau)\mathrm{d}\tau} = \frac{\dfrac{I'(t)}{I(t)} + v}{\dfrac{I'(0)}{I(0)} + v}, \tag{9.76}$$

$$\int_0^t \mathrm{e}^{P(\tau)}I(\tau)\mathrm{d}\tau = \frac{I(0)}{I'(0) + vI(0)}\int_0^t (I'(\tau) + vI(\tau))\mathrm{d}\tau. \tag{9.77}$$

最后有

$$\beta(t) = \frac{I'(t) + vI(t)}{I(t)} \times$$

$$\frac{\beta(0)I(0)}{I'(0) + vI(0) - \beta(0)I(0)\left[I(t) - I(0) + v\int_0^t I(\tau)\mathrm{d}\tau\right]}. \tag{9.78}$$

这里没有二阶导数。

9.7.5　情形 V：改进的 Pollicott-Wang-Weiss 方法

方程 (9.78) 的求解需要初始感染率 $\beta(0)$。Hadeler 对其进行了改进，得到了不需要 $\beta(0)$ 就能求解 $\beta(t)$ 的公式 [43]。具体做法如下。

假定已知的时间序列范围为 $[0, L]$。$t = 0$ 为时间序列的起点，但不要求其必须是感染的起点；$t = L$ 为时间序列的终点。对于方程 (9.44)，我们分两种情况讨论：当 $\gamma = 0$ 时，由方程 (9.46) 可得

$$\beta = \frac{S(0) - S(L)}{\int_0^L S(t)I(t)\mathrm{d}t}, \tag{9.79}$$

$$\frac{1}{v} = \frac{\int_0^L I(t)\mathrm{d}t}{R(L) - R(0)}. \tag{9.80}$$

当 $\gamma > 0$ 时，由方程 (9.45) 可得

$$(S(t) + I(t))' = -\gamma(t)(S(t) + I(t)) + \gamma(t) - v(t)I(t). \tag{9.81}$$

求解可得

$$S(t) = \mathrm{e}^{-\int_0^t \gamma(\tau)\mathrm{d}\tau}(S(0) + I(0)) + \int_0^t \mathrm{e}^{-\int_s^t \gamma(\tau)\mathrm{d}\tau}[\gamma(s) - v(s)I(s)]\mathrm{d}s - I(t). \tag{9.82}$$

由方程 (9.45) 的第二式可得

$$S(t) = \frac{I'(t) + vI(t)}{\beta(t)I(t)}. \tag{9.83}$$

令方程 (9.82) 与方程 (9.83) 相等，并利用 [43]

$$\int_0^t \mathrm{e}^{-\int_s^t \gamma(\tau)\mathrm{d}\tau}\gamma(s)\mathrm{d}s = 1 - \mathrm{e}^{\int_0^t \gamma(\tau)\mathrm{d}\tau} \tag{9.84}$$

及 $S + I + R = 1$，可得

$$\beta(t) = \frac{I'(t)/I(t) + v(t)}{1 - R(0)\mathrm{e}^{-\int_0^t \gamma(\tau)\mathrm{d}\tau} - I(t) - \int_0^t \mathrm{e}^{-\int_s^t \gamma(\tau)\mathrm{d}\tau}v(s)I(s)\mathrm{d}s} \tag{9.85}$$

方程 (9.85) 的优点在于：如果给定时间间隔 $[0, L]$ 内的数据 $I'(t)$ 与 $I(t)$，则可在此间隔中计算 $\beta(t)$，无须提供额外的或分开估算的 $\beta(0)$。特别地，当 $\gamma = 0$ 且 v

为常数时, 方程 (9.85) 可简化为

$$\beta(t) = \frac{I'(t)/I(t) + v}{S(0) + I(0) - I(t) - v \int_0^t I(s)\mathrm{d}s}. \tag{9.86}$$

这个公式只需要患病率数据, 在实际中比较有用。

参考文献

[1] Chowell G, Nishiura H. Quantifying the transmission potential of pandemic influenza [J]. Phys. Life Rev., 2008, 5: 50.

[2] Shamana J, Karspeck A. Forecasting seasonal outbreaks of influenza [J]. Proc. Natl. Acad. Sci., 2012, 109: 20425.

[3] Huppert A, Barnea O, Katriel G, et al. Modeling and statistical analysis of the spatio-temporal patterns of seasonal influenza in Israel [J]. PLoS ONE, 2012, 7: e45107.

[4] Fine P E M, Clarkson J A. Measles in England and Wales–I: An analysis of factors underying seasonal patterns [J]. Int. J. Epidemiol., 1982, 11: 5.

[5] Stone L, Olinky R, Huppert A. Seasonal dynamics of recurrent epidemics [J]. Nature, 2007, 446: 533.

[6] Soper H E. The interpretation of periodicity in disease prevalence [J]. J. R. Stat. Soc., 1929, 92: 34.

[7] Kong J D, Jin C, Wang H. The inverse method for a childhood infectious disease model with its application to prevaccination and post-vaccination measles data [J]. Bull. Math. Biol., 2015, 77: 2231.

[8] Axelsen J B, Yaari R, Grenfell B T, et al. Multiannual forecasting of seasonal influenza dynamics reveals climatic and evolutionary drivers [J]. Proc. Natl. Acad. Sci., 2014, 111: 9538.

[9] Lloyd A L, May R M. Spatial heterogeneity in epidemic models [J]. J. Theor. Biol., 1996, 179: 1.

[10] Anderson R M. Transmission dynamics and control of infectious disease agents [M] // Anderson R M, May R M. Population Biology of Infectious Diseases. Berlin: Springer-Verlag, 1982: 149-176.

[11] Hethcote H W, Van Ark J W. Epidemiological models for heterogeneous populations: proportionate mixing, parameter estimation, and immunization programs [J]. Math. Biosci., 1987, 84: 85.

[12] Liu H, Zheng M, Wu D, et al. Hysteresis loop of nonperiodic outbreaks of recurrent epidemics [J]. Phys. Rev. E, 2016, 94: 062318.

[13] Department of Health, HK [OL]. [2014-06-15].

[14] Bolker B. [OL]. [2014-12-26].

[15] Driessche P, Watmough J. A simple SIS epidemic model with a backward bifurcation [J]. J. Math. Biology, 2000, 40: 525.

[16] Liu H, Zheng M, Liu Z. A paradox of epidemics between the state and parameter spaces [J]. Sci. Rep., 2018, 8: 7517.

[17] Zheng M, Wang C, Zhou J, et al. Non-periodic outbreaks of recurrent epidemics and its network modelling [J]. Sci. Rep., 2015, 5: 16010.

[18] Kuperman M, Abramson G. Small world effect in an epidemiological model [J]. Phys. Rev. Lett., 2001, 86: 2909.

[19] Catanzaro M, Boguna M, Pastor-Satorras R. Generation of uncorrelated random scale-free networks [J]. Phys. Rev. E, 2005, 71: 027103.

[20] Gómez S, Arenas A, Borge-Holthoefer J, et al. Discrete-time Markov chain approach to contact-based disease spreading in complex networks [J]. Europhys. Lett., 2010, 89: 38009.

[21] Valdano E, Ferreri L, Poletto C, et al. Analytical computation of the epidemic threshold on temporal networks [J]. Phys. Rev. X, 2015, 5: 021005.

[22] Finkelman B S, Viboud C, Koelle K, et al. Global patterns in seasonal activity of influenza A/H3N2, A/H1N1, and B from 1997 to 2005: Viral coexistence and latitudinal gradients [J]. PLoS One, 2007, 2: e1296.

[23] Viboud C, Bjornstad O N, Smith D L, et al. Synchrony, waves, and spatial hierarchies in the spread of influenza [J]. Science, 2006, 312: 447.

[24] Viboud C, Boelle P-Y, Pakdaman K, et al. Influenza epidemics in the United States, France, and Australia, 1972—1997 [J]. Emerging Infectious Diseases, 2004, 10: 32.

[25] Chowell G, Miller M, Viboud C. Seasonal influenza in the United States, France, and Australia: Transmission and prospects for control [J]. Epidemiology and Infection,

2008, 136: 852.

[26] Zheng M, Zhao M, Min B, et al. Synchronized and mixed outbreaks of coupled recurrent epidemics [J]. Sci. Rep., 2017, 7: 2424.

[27] Zheng M, Wang W, Tang M, et al. Multiple peaks patterns of epidemic spreading in multi-layer networks [J]. Chaos, Solitons and Fractals, 2018, 107: 135.

[28] Albert R, Barabási A. Statistical mechanics of complex networks [J]. Rev. Mod. Phys., 2002, 74: 47.

[29] Grenfell B T, Bjurnstad O N, Kappey J. Travelling waves and spatial hierarchies in measles epidemics [J]. Nature, 2001, 41: 716.

[30] Heesterbeek H, Anderson R M, Andreasen V, et al. Modeling infectious disease dynamics in the complex landscape of global health [J]. Science, 2015, 347: aaa4339.

[31] Watts D J, Muhamad R, Medina D C, et al. Multiscale, resurgent epidemics in a hierarchical metapopulation model [J]. Proc. Natl. Acad. Sci. USA, 2005, 102: 11157.

[32] Balcana D, Colizzac V, Goncalves B, et al. Multiscale mobility networks and the spatial spreading of infectious diseases [J]. Proc. Natl. Acad. Sci. USA, 2009, 106: 21484.

[33] Scarpino S V, Allard A, Hebert-Dufresne L. The effect of a prudent adaptive behaviour on disease transmission [J]. Nat. Phy., 2016, 12: 1042.

[34] The USA National Notifiable Diseases Surveillance System. Weekly measles infective cases [OL]. [2016-08-04].

[35] Ruciński A, Wormald N C. Random graph processes with degree restrictions [J]. Combinatorics, Probability and Computing, 1992, 1: 169.

[36] Smith C E. Factors in the transmission of virus infections from animal to man [J]. Sci. Basis Med. Annual Reviews, 1964, 1964: 125.

[37] Finkenstadt B F, Grenfell B T. Time series modelling of childhood diseases: A dynamical systems approach [J]. Appl. Statist., 2000, 49: 187.

[38] Cauchemez S, Ferguson N M. Likelihood-based estimation of continuous-time epidemic models from time-series data: Application to measles transmission in London [J]. J. R. Soc. Interface, 2008, 5: 885.

[39] Schenzle D. An age-structured model of pre- and post-vaccination measles trans-

mission [J]. IMAJ Math. Appl. Med. Biol., 1984, 1: 169.

[40] Keeling M J, Grenfell B T. Disease extinction and community size: Modeling the persistence of measles [J]. Science, 1997, 275: 65.

[41] Cook A R, Otten W, Marion G, et al. Estimation of multiple transmission rates for epidemics in heterogeneous populations [J]. Proc. Natl. Acad. Sci. USA, 2007, 104: 20392.

[42] Hadeler K P. Parameter estimation in epidemic models: Simplified formulas [J]. Canadian Appl. Math. Quart., 2011, 19: 343.

[43] Hadeler K P. Parameter identification in epidemic models [J]. Math. Biosci., 2011, 229: 185.

[44] Mummert A. Studying the recovery procedure for the time-dependent transmission rate(s) in epidemic models [J]. J. Math. Biol., 2013, 67: 483.

[45] Lange A. Reconstruction of disease transmission rates: Applications to measles, dengue, and influenza [J]. J. Theo. Bio., 2016, 400: 138.

[46] Pollicott M, Wang H, Weiss H. Extracting the time-dependent transmission rate from infection data via solution of an inverse ODE problem [J]. J. Biol. Dynamics, 2012, 6: 509.

第 10 章 流行病传播的预测与溯源问题

研究流行病传播的一个重要目标是进行预测。为了使流行病的各种干预措施联合有效，需要预测病原体下次可能出现的时间和地点，从而使得相关机构能够提前进行部署，例如分发疫苗、减少人群聚集等。目前流行病预测方面的工作主要集中在全球性流行病的传播上 [1-4]，其中涉及全球航空网络，包括底层网络结构及客流量等 [5, 6]。事实上，航空网络在全球性的流行病传播过程中扮演了举足轻重的角色 [2-4, 7]，这种交通方式将地球上相距遥远的两个地区以一种紧密的方式连接在一起，成为全球性疾病传播的一种主要渠道。

10.1 流行病传播的可预测性

流行病的传染模型究竟能在多大程度上预测疾病的传播,特别是涉及空间地理位置的全球性的疾病传播? Hufnagel 等人的一项早期工作很好地回答了这一问题 [3]。他们的模型分为两个部分:局部感染动力学和个体的全球旅行动力学,在每一部分中都充分考虑了随机性因素的影响,例如感染潜伏期、恢复期及个体地理分布的波动等。

首先简单介绍这里涉及的局部感染动力学。考虑 SIR 模型,其经典的确定性动力学方程如下:

$$ds/dt = -\alpha sj,$$
$$dj/dt = \alpha sj - \beta j \tag{10.1}$$

其中, s 和 j 分别表示易感态和感染态的人口密度, α 为感染率, β 为恢复率。由于病毒的传染过程和恢复过程都是随机的,而方程 (10.1) 并没有考虑相应的涨落。因此 Hufnagel 等人考虑了一个概率模型,引入概率 $p(S, I; t)$,表示 t 时刻网络中有 S 个易感个体和 I 个感染个体的概率。恢复态人数为 $R = N - S - I$,其中 N 为总人口数。假设疾病的传播过程是马尔可夫过程,则可得到以下主方程 [3, 8]:

$$\partial_t p(S, I; t) = \frac{\alpha}{N}(S + 1)(I - 1)p(S + 1, I - 1; t) \tag{10.2}$$
$$+ \beta(I + 1)p(S, I + 1; t) - \left(\frac{\alpha}{N}SI + \beta I\right)p(S, I; t)$$

另外需给定初始条件 $p(S, I; t_0)$,一般来说假定初始时刻只有少数个体 I_0 处于感染态。上述主方程可通过 Kramers-Moyal 展开得到 Fokker-Planck 方程[8],与之相关的随机朗之万方程描述如下:

$$ds/dt = -\alpha sj + \frac{1}{\sqrt{N}}\sqrt{\alpha sj}\xi_1(t)$$

$$\mathrm{d}j/\mathrm{d}t = \alpha sj - \beta j - \frac{1}{\sqrt{N}}\sqrt{\alpha sj}\xi_1(t) + \frac{1}{\sqrt{N}}\sqrt{\beta j}\xi_2(t) \tag{10.3}$$

其中，$\xi_1(t)$ 和 $\xi_2(t)$ 表示两个独立的高斯白噪声。这里值得注意的是，方程中的涨落项正比于 $1/\sqrt{N}$，当 $N \to \infty$ 时，可回到经典的确定性方程 (10.1)。对于很大但有限的 N，涨落项在流行病的初始暴发阶段可能会扮演很重要的角色，以至于不能被忽略。

接下来考虑个体的全球旅行动力学。Hufnagel 等人分析了全球 500 个最大机场（按客流量计算）的所有国内和国际民用航班，得到一个带权重的有向全球航空网络，两个机场之间连边的权重代表每天在该条线路上旅行的乘客人数。将人口划分为 M 个区域，每个城区 i 内的总人口数记为 N_i，易感态和感染态的人数分别记为 S_i 和 I_i。个体在不同区域之间的随机旅行可由转移率 γ_{ij} 描述：

$$S_i \xrightarrow{\gamma_{ij}} S_j, \quad I_i \xrightarrow{\gamma_{ij}} I_j, \quad i,j = 1,2,\cdots,M \tag{10.4}$$

其中 $\gamma_{ii} = 0$。通过一定的假设，可得到 $\gamma_{ij} = \gamma w_{ij}$，这里 w_{ij} 表示航班 $j \to i$ 的权重：

$$w_{ij} = M_{ij}/\sum_i M_{ij} \tag{10.5}$$

其中 M_{ij} 表示单位时间内从地区 j 的一个机场出发，到达地区 i 的一个机场的旅客人数。γ^{-1} 表示个体停留在地区 i 的时间，在模型中，γ 是一个自由参数，它可以由真实传播数据计算得到。引入向量 $\boldsymbol{X} = \{S_1, I_1, \cdots, S_M, I_M\}$，它定义了系统的随机状态。与前面的思路类似，结合感染过程和运动过程导致的相应人口数量的变化，可以得到关于概率密度函数 $p(\boldsymbol{X};t)$ 的主方程，该方程描述了流行病在全球范围内传播的动力学过程。

将以上模型应用到 SARS 传播的案例（采用 SLIR 模型，即引入潜伏态 L），结果出乎意料地准确。

值得注意的是，SARS 病毒的基本再生数 α/β 实际上较小，且感染人数也不多，但是却有如此高的预测度，这着实让人感到意外。由于在模型中充分考虑了各种随机性，这意味着涨落带来的影响很小。为此，Hufnagel 等人进行了简单的模拟分析。他们发现，网络的异质性，主要是网络上个体转移率 γ 分布的高度异质性（相比于 γ 的全同分布），会使疾病传播的可预测性变得更好。由于航空网络恰好具备这样的特性，因此对全球性流行病传播的预测是可行的。

10.2　全球航空网络对流行病传播预测性的影响

航空网络在全球性流行病的传播过程中扮演了极为重要的角色，对流行病的预测问题有着重要的影响，Colizza 等人的一项经典工作详细地阐述了这种影响 [4]。

航空网络数据集来自国际航空运输协会数据库，其中包含 2002 年通过直飞航班连接的机场对名单，以及每个航班对应的可用座位数。这一数据集对应一个世界范围的航空交通网络（worldwide air-transportation network，WAN），它是一个权重网络，包含了 $V = 3\,880$ 个节点及 $E = 18\,810$ 条连边，其中边的权重 w_{jl} 表示机场 j 和 l 之间的乘客流量。另一个补充数据集是每个机场 j 所服务的地区人口数量 N_j。剔除少量不重要的节点，最终的航空交通网络数据集中包含 $V = 3100$ 个最大的机场，$E = 17\,182$ 条连边（占全世界交通流量的 99%），以及相应城市的人口数据。

图 10.1 展示了航空交通网络的一些典型性质。可以看出，节点的度分布（如图 10.1 (a)）及连边的权重分布（如图 10.1 (b)）都呈现极强的重尾分布形状，意味着它们都是高度不均匀的。类似地，节点的强度 T 也呈重尾分布，其中 $T_j = \sum_k w_{jk}$，表示机场 j 能够处理的乘客数量。另外，每个节点对应的人口数量分布也是重尾的（如图 10.1 (c)），这与通常观察到的城市人口数的 Zipf 分布律一致 [9]。令人惊奇的是，这些变量之间似乎存在一定的非线性关联，例如每个机场能够处理的交通流量 T 与它的连接数量（度）k 呈现如下关系：$T \approx k^{\beta}$，其中 $\beta \approx 1.5$。类似地，节点的人口数量 N 与 T 之间也有相应的关系：$N \approx T^{\alpha}$，其中 $\alpha \approx 0.5$（如图 10.1 (d) 所示）。以上结果表明，航空网络在拓扑连接与交通流

量方面都是高度异质的，可能对流行病的传播造成巨大的影响。这与之前的研究结论是一致的。

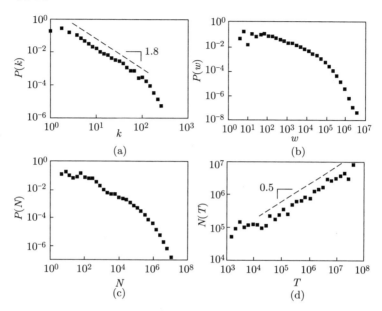

图 10.1　航空交通网络的典型性质。(a) 度分布；(b) 连边的权重分布；(c) 节点的人口数量分布；(d) 节点的人口数量与对应的交通流量的关系 (改编自文献 [4])

接下来引入疾病的传播过程。这里考虑经典的 SIR 模型，其他感染模型可以很容易地应用到以下描述的模型框架中。对于每个城市 j，设其人口数量为 N_j，t 时刻处在 $[m]$ 态 $(m = S, I, R)$ 的人数记为 $X_j^{[m]}(t)$，则有 $N_j = \sum_m X_j^{[m]}(t)$。在时间 δt 内，一个易感态个体被一个感染态个体感染的概率记为 $\beta \delta t$；同时，一个感染态个体恢复的概率记为 $\mu \delta t$。在每个城市 j，个体可以通过航空交通网络从一个城市旅行到另一个城市，并且在每个城市中，个体会根据 SIR 的感染规则改变其状态。

个体在不同城市之间的旅行动力学由随机交通算符（stochastic transport operator）$\Omega_j(\{X_j^{[m]}\})$ 来描述，它表示给定状态 $X^{[m]}$ 的个体进入和离开城市 j 的净流量：

$$\Omega_j(\{X_j^{[m]}\}) = \sum_l (\xi_{lj}(X_l^{[m]}) - \xi_{jl}(X_j^{[m]})) \tag{10.6}$$

311

其中，$\xi_{jl}(X_l^{[m]})$ 是一个满足多项分布的整数随机变量，表示从城市 j 到 l 的处于 $X^{[m]}$ 态的乘客数量，处于 $X^{[m]}$ 态的每个潜在旅行者在时间 δt 内会以概率 $p_{jl} = w_{jl}\delta t/N_j$ 从 j 运动到 l。假设每个城市内的个体是均匀混合的，则可以用一套确定性的微分方程来描述节点内的感染演化过程（见第 2 章的 SIR 模型）。为了考虑更真实的情况，这里采用流行病的朗之万随机微分方程 [8, 10, 11]，其中噪声项正比于反应项的平方根。通过将朗之万方程与随机交通算符相结合，可获得一组描述运动个体（从一个城市旅行到另一个城市）的流行病传播方程。数值求解这组随机微分方程可得流行病的整个演化过程。

由于流行病传播的内在随机性（受噪声影响），疾病传播的每次实现都是唯一的。从相同的初始条件开始，只有当每次暴发实现受不同噪声的影响具有相当的相似性时，例如在感染强度、暴发位置和时间演化上相似，才能获得合理的预测效果。航空网络由 3 100 个城市和 17 182 条连边组成，从原则上说，如此巨大的连接数量可以导致病毒沿大量的可能路径进行传播，使得不同的流行病暴发实现之间可能存在很大的差异，尽管它们都是从相同初始条件出发。所以，航空网络的拓扑结构会导致计算模型的预测能力变差。而由于交通流量的异质性，使得疾病的扩散通道特定化，从而可以提高传播的预测性。综合上述，流行病的可预测程度取决于网络的拓扑连接和交通流量异质性相互竞争的结果。

为了定量刻画噪声导致的差异性，引入重叠函数（overlap function）$\Theta(t)$，它描述了从相同初始条件出发，流行病暴发的两次不同实现之间的相似性。具体地，重叠函数计算了在两次不同的实现中，城市 j 内的感染人数 I_j 的相似性。引入概率向量 $\boldsymbol{\pi}(t)$，其第 j 个分量 $\pi_j(t) = I_j(t)/\sum_l I_l(t)$，表示一个感染个体处在城市 j 的归一化概率。设两次不同实现对应的概率向量分别为 $\boldsymbol{\pi}(t)^I$ 和 $\boldsymbol{\pi}(t)^{II}$，它们之间的统计相似性可用标准的 Hellinger 相似性进行刻画：$sim(\boldsymbol{\pi}^I, \boldsymbol{\pi}^{II}) = \sum_j \sqrt{\pi_j^I \pi_j^{II}}$。由于这种归一化的相似性不足以反映疾病的整体流行水平，因此需要再引入一个相似性函数 $sim(\boldsymbol{i}^I, \boldsymbol{i}^{II})$，其中 $\boldsymbol{i}^{I(II)} = (i^{I(II)}, 1 - i^{I(II)})$，且 $i(t) = \sum_j I_j(t)/N$，$N = \sum_j N_j$ 表示总人口数。所以重叠函数 $\Theta(t)$ 可定义为

$$\Theta(t) = sim(\boldsymbol{i}^I, \boldsymbol{i}^{II}) \times sim(\boldsymbol{\pi}^I, \boldsymbol{\pi}^{II}) \tag{10.7}$$

值得注意的是，$\Theta(t)$ 的值处在区间 $[0,1]$。当 $\Theta(t) = 0$ 时，表示两次实现中没有共同的感染城市；当 $\Theta(t) = 1$ 时，表示两次实现中相同的城市有相同数量的感染个体。显然，$\Theta(t)$ 的值越大，表明可预测性越好。

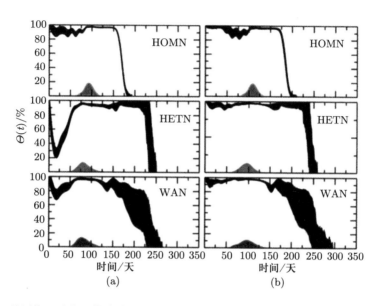

图 10.2 3 种网络上重叠函数随时间的演化，阴影表示标准偏差。这里比较了两种情况：(a) 初始暴发节点选在 hub 节点城市（图左半部分）；(b) 初始暴发节点选在度很小的城市（图右半部分）（改编自文献 [4]）

图 10.2 展示了 3 种网络上重叠函数随时间的变化关系，这三种网络分别是均匀 ER 随机网络（HOMN）、异质网络（HETN）和真实航空网络（WAN）。为了便于比较，令 ER 随机网络与真实航空网络具有相同的大小和平均度，异质网络与航空网络的拓扑结构保持一致。ER 随机网络和真实航空网络的流量与人群分布假设都是均匀的，等于真实航空网络中相应的平均值。可以看出，在均匀网络中，重叠函数具有很高的值（$\Theta(t) > 80\%$），即使是在流行病演化的初始阶段。而在异质网络和航空网络中情况就不太一样，特别是在疾病暴发的初始阶段，可预测性要小很多，这是由于这两种网络的拓扑异质性会导致疾病可沿多条通路进行传播，从而降低了它的可预测性。对于实际网络，可预测性的降低事实上是由于网络拓扑异质性的影响超过了交通异质性的影响。为了进一步说明拓扑连接模式对可预测性的影响，再考虑两种不同的行为：第一种是将初始暴发节点选在 hub

节点（图 10.2 左半部分），可以看出重叠函数的值在初始阶段明显降低，这正是因为 hub 节点有许多可能的传播路径，从而使得不同的随机实现对应的结果差异很大；第二种是将初始暴发节点选在度很小的节点（图 10.2 右半部分），此时不同网络上的重叠函数值始终保持在一个较高的水平（在 t 不是很大时），这是由于传播的路径变得更特定化。这些模拟结果很好地支持了理论分析。

10.3　利用有效路径预测全球性的流行病传播

航空旅行是一种长程运动，它可以迅速地将一种病毒从世界的一个角落带到另一个角落。在飞机（或火车）这种交通工具出现之前，疾病的这种空间传播模式是难以想象的。事实上，从某种程度上来说，这种新的传播模式使得流行病在世界范围内的传播变得扑朔迷离。例如某一地区暴发了一种疾病，几天之后与之相隔万里的另一些城市也出现了这种疾病，而与之相邻的城市却可能安然无恙。Brockmann 和 Helbing 基于全球航空网络引入了有效距离的概念，从而将流行病时空传播模式转换为一种规则的、类似于波的传播的简单模式 [2]。通过这种方式，可以非常有效地对流行病的传播速度、到达时间等进行预测。

考虑基于航空网络的 SIR 传播模型：

$$\partial_t S_n = -\alpha I_n S_n/N_n,$$
$$\partial_t I_n = \alpha I_n S_n/N_n - \beta I_n, \quad n = 1, 2, \cdots, M \tag{10.8}$$

其中，N_n 表示种群 n 中的总人口数；M 表示种群数；S_n，I_n 和 $R_n = N_n - S_n - I_n$ 分别表示种群 n 内的易感态人数、感染态人数和恢复态人数；β 为个体的恢复率。个体在不同节点（种群）之间的运动方程描述如下：

$$\partial_t U_n = \sum_{m \neq n} w_{nm} U_m - w_{mn} U_n \tag{10.9}$$

其中，U_n 代表 S_n，I_n 或 R_n，$w_{nm} = F_{nm}/N_m$ 表示从节点 m 到节点 n 的人均交

通流量，边权 F_{nm} 表示从节点 m 到节点 n 的每天（航空）乘客数量。假设一个节点总的流出量和流入量正比于该节点的人口数量，则方程 (10.8) 和方程 (10.9) 可写为

$$\partial_t j_n = \alpha s_n j_n \sigma(j_n/\varepsilon) - \beta j_n + \gamma \sum_{m \neq n} P_{mn}(j_m - j_n)$$

$$\partial_t s_n = -\alpha s_n j_n \sigma(j_n/\varepsilon) + \gamma \sum_{m \neq n} P_{mn}(s_m - s_n)$$

(10.10)

这里，$s_n = S_n/N_n$，$j_n = I_n/N_n$，且 $r_n = 1 - s_n - j_n$。$\gamma = \Phi/\Omega$ 表示平均移动率（其值在 $0.0013 \sim 0.0178$ 之间），其中 $\Omega = \sum_n N_n$ 表示系统的总人口数，Φ 表示每天的乘客总流量。$\boldsymbol{P}_{mn} = F_{mn}/F_n$，表示从节点 n 到 m 的乘客比例（称为移动矩阵），其中 $F_n = \sum_m F_{mn}$。S 型函数 $\sigma(x) = x^\eta/(1 + x^\eta)$ $(\eta \gg 0)$ 说明了局部入侵阈值 ε 以及 $j_n < \varepsilon$ 时的波动效应 [12, 13]。

图 10.3（上半部分）展示了由方程 (10.10) 所描述的一个假想病毒的扩散过程。可以看出，这种基于空间地理位置的传播模式极其复杂，似乎毫无规律可循，与传统的反应 – 扩散过程（通常呈现空间波阵面）形成了鲜明对比。

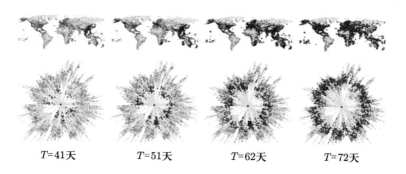

| $T=41$天 | $T=51$天 | $T=62$天 | $T=72$天 |

图 10.3 利用地理距离（上半部分）和有效距离（下半部分）表示的流行病传播时空图 (改编自文献 [2])

个体在任意两个城市之间旅行时可采取多条线路，相应地病毒也会沿多条不同的路径传播，然而病毒传播是由一些最可能的轨迹（可由移动矩阵 $\boldsymbol{P}$ 导出）所

决定的。根据这一假设，定义节点 n 到与它相连的节点 m 的有效距离为

$$d_{mn} = (1 - \log P_{mn}) \geqslant 1 \tag{10.11}$$

上式意味着如果 $n \to m$ 的客流量很小，则 $n \to m$ 的有效距离很大，尽管在地理位置上 m 与 n 可能是近邻。值得注意的是，有效距离是不对称的，即 $d_{mn} \neq d_{nm}$。

利用有效距离的概念，流行病的传播模式变得简单明了。从初始暴发源点出发，疾病的传播呈现一种类似于水波的扩散方式，如图 10.3 的下半部分所示。这时，可以很容易地计算波前的传播速度、到达时间等参数。文献 [2] 研究发现，流行病的到达时间与有效距离存在很强的线性相关性，而与地理位置的关系几乎是随机的。记流行病到达某一城市的时间为 T_a，则有

$$T_a = \frac{D_{eff}(\boldsymbol{P})}{V_{eff}(\beta, R_0, \gamma, \varepsilon)} \tag{10.12}$$

其中，有效速度 V_{eff} 由疾病的相关参数所决定，它具有全局属性，与移动网络和疾病的暴发位置无关；有效距离 D_{eff} 由移动网络的拓扑结构所决定，可通过 d_{ij} （或 p_{ij}）计算获得。

当暴发一种新的疾病时，在初始阶段，关于疾病的相关参数往往是未知的，但是可以通过式 (10.12) 来预测流行病的相对到达时间。例如，设初始暴发的城市为 i，根据式 (10.12)，该疾病到达城市 j 和 l 的时间之比为

$$\frac{T_a(j/i)}{T_a(l/i)} = \frac{D_{eff}(j/i)}{D_{eff}(l/i)} \tag{10.13}$$

这一比值只取决于有效距离，也就是说，只与移动网络的拓扑结构有关，而与具体的疾病性质无关。这一结论也解释了一直以来人们对于流行病预测方面的一个疑惑：使用不同的个体移动数据集 [3, 4, 14] 以及不同的关于流行病参数的假设，得到的预测结果却非常相似 [15]。另外，从式 (10.13) 还可以知道，当流行病传播时，只要知道了从暴发源点到某一城市的时间，就可以计算出该疾病到达任意城市的时间，尽管对于该疾病本身的性质还一无所知。

10.4 GLEAM 计算模型的预测效果

在过去的 10 余年，基于大规模真实数据集的流行病数学建模研究取得了巨大进展，计算模型的准确性获得了极大提高。因此，许多研究主张使用这些模型作为流行病传播的实时预测工具，以期在真实世界中特别是面对新的大规模流行病暴发时，能够为决策机构提供及时可靠的理论依据和定量分析。由此，GLEAM（global epidemic and mobility）计算模型应运而生。这是一个随机的模型框架，输入全球人口和迁移的高分辨率数据，能够对全球性的流行病传播进行实时预测。GLEAM计算模型的基本框架如图 10.4 所示 [16]。

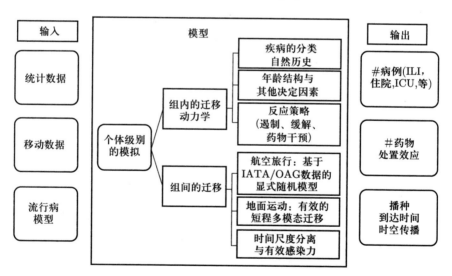

图 10.4　GLEAM 计算模型的基本框架 (改编自文献 [16])

GLEAM 计算模型主要涉及 3 个方面的内容 [16, 17]：（1）将每个地理位置映射到网络的节点。具体地，模型将世界人口划分为不同的、定义在交通枢纽（机场）周围的地理普查区域。这些普查区域是通过对地球表面进行类似于插入式算法的嵌入，然后将嵌入网格的每个单元分配给最近机场的方式而获得的。(2) 不同区域之间的连接由人口移动流量定义，这里综合了全球航空旅行和相邻区域之间的短距离通勤两类数据。(3) 在每个区域内部，假设人群是均匀混合的，并根据不同的疾病选取对应的流行病传染模型。关于流行病的参数，例如感染率、基本再生数等，是从流行病传播的历史数据中估计获得，而非来自医疗报告。

下面以 2009 年甲型 H1N1 流感病毒传播为例，来说明 GLEAM 计算模型的预测效果 [16, 17]。这里采用扩展的 SIR 模型，每个个体可处在以下 6 种状态之一：易感态、潜伏态、有症状感染态且参与旅行、有症状感染态但不参与旅行、无症状感染态及恢复态。通过将该传染病模型及相应的航空网络数据输入 GLEAM，可得到甲型 H1N1 流感病毒在全球范围内传播的大量潜在结果，将 GLEAM 模型预测结果与实际监测数据进行比较，可以得到一些有价值的发现。

首先是对不同国家疾病感染高峰期的预测。各国的高峰期定义为该国感染人数最多的一周时间，它取决于疾病的到达时间、国家人口以及人口的移动特征等 [17]。图 10.5 展示了部分国家的预测高峰期（中位值）与观察到的高峰期的关

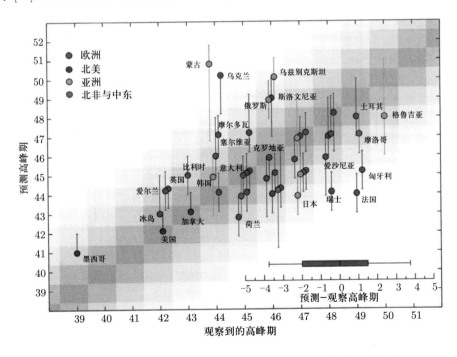

图 10.5　对不同国家预测的高峰期与观察到的高峰期之间的关系 (改编自文献 [16])

系。可以看出,两者存在显著的相关性(Spearman 相关系数为 0.48,$P = 0.0001$):约 95% 的国家误差在 4 周之内,50% 的国家误差在 2 周之内。此外,GLEAM 预测甲型 H1N1 流感疫情(北半球)将在 11 月达到顶峰,而不是 1 月或 2 月,即通常流感样病毒流行的典型高峰期。事实证明了预测的准确性 [16, 17]。

其次,GLEAM 模型还可以用来估计干预措施对流行病传播的影响。当流行病大规模暴发时,人们的第一反应是减少出行。例如,在 2009 年 5 月甲型 H1N1 流感暴发期间,由于个体减少了在受感染地区进行的商务和休闲活动,往返墨西哥的旅行人数减少了 40%。模拟显示,这 40% 的减少量使得世界各地不同国家第一次被感染的时间延迟了近 3 天 [16, 18]。即使旅行减少 90%,高峰期的延迟也不到 20 天,如图 10.6 所示。值得注意的是,旅行限制并不会降低感染人数,因此,仅采取旅行限制措施不可能控制流感的大流行,它只能延缓流行病的暴发时间,从而给管理部门更多的时间来做相应的准备。

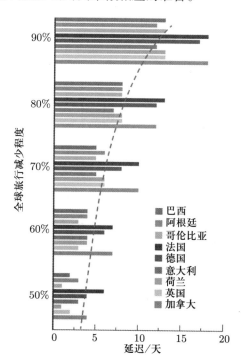

图 10.6 旅行限制对甲型 H1N1 流感传播的影响,其中纵坐标的百分比表示全球旅行的减少程度,横坐标表示病毒到达时间的延迟 (改编自文献 [17])

此外，疾病流行期间一些国家采取了疫苗接种措施。模拟结果表明，大规模的疫苗接种活动对流行病传播过程的影响微乎其微，因为疫苗是在 2009 年 11 月高峰期过后才投入使用（基于 2010 年 1 月才到高峰期的预期），但此时已为时已晚，无法产生令人满意的效果。只有当限制旅行与接种疫苗同时发挥作用，才有可能抑制疾病的大规模流行。还有一些国家，例如加拿大、德国、日本等在甲型 H1N1 流感流行期间分发了抗病毒药物以减轻疾病的影响 [19]。假设所有国家在疫情暴发之初就有可用药物储备 [20]，并可以不断向人群分发这些药物，直到储备耗尽为止。模拟发现，这种情况下如果甲型 H1N1 流感患者的系统检出率为 30%，并且检出后及时进行抗病毒治疗，则高峰期会推迟 3～4 周，这就提供了宝贵的时间，使得有更多的人在高峰期来临之前就能接种疫苗。然而，如果系统检出率较低如 5% 或 10%，则高峰期的延迟时间仅为 1～2 周，相应地，能够接种疫苗的时间也减少了 [21]。

10.5　流行病传播的溯源问题

近年来，关于网络上流行病传播的研究绝大部分集中在疾病的扩散过程，包括网络结构、感染率（及恢复率）如何影响流行病在人群中（或不同地区之间）的传播等 [22]。一个逆向的问题是如何确定传播源，即根据当前的传播情况如感染数据回溯最初的传播源 [23]。传播源可以是接触网络中第一个感染病毒的个体，也可以是集合种群网上第一个出现暴发性疾病的城市或区域 [17]。找到传播源头对于管理部门控制疫情的暴发具有重要的意义，例如有助于及时对传播源头周边采取相应措施以避免病毒的大规模扩散等。事实上，源头识别方面的研究也已经引起了流行病学和计算机科学等领域的广泛关注 [2, 23-39]。

源头识别的一个前提是在传播过程中对节点的状态进行观测。根据不同的观测类型，源头识别方法可以分为 3 类 [23]，如图 10.7 所示。(1) 基于完整观测（complete observation）的源头定位方法 [30-34]。完整观测是指在传播过程中给定

时刻 t，该时刻网络中每个节点的状态都被准确观察到。(2) 基于快照 (snapshot) 的源头识别方法 [2, 35–37]。快照是指在给定时刻 t，整个网络的状态信息只有部分被观察到，其中包括只有部分节点被观测到，或只观察到在 t 时刻被感染的节点等多种情况。(3) 基于传感器观测 (sensor observation) 的源头识别方法 [38, 39]。在这一方法中，一定数量的"传感器"(也可以是普通节点，但它们会受到监控) 被安置在网络中用于收集各种信息，包括节点的状态、节点状态改变的时间等，然后根据这些信息来估计传播源头。下面几节将介绍这些方法的主要思想。

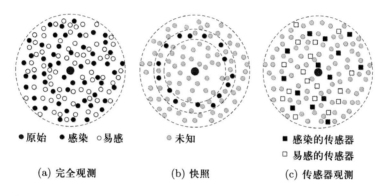

图 10.7 根据观测类型划分的三类不同的传播源识别方法。其中小圆圈代表个体，方框代表传感器，颜色代表不同的状态 (改编自文献 [23])

10.6 基于完整观测的源头定位

目前基于完整观测的传播源头定位方法主要有两类 [23]：基于舆论中心度定位法和基于特征向量中心性定位法。本节主要介绍由 Shah 和 Zaman 提出的舆论中心度概念，说明如何利用完整观测来定位传播源头 [30, 31]。

考虑一个无向网络 $G(V, E)$，其中 V 和 E 分别代表节点和连边的集合。设病毒传播的源节点 (假设只有一个) 为 v^*。传播过程采用 SI 模型：如果节点 i 处于感染态,则该节点会以概率 λ 感染其邻居节点 j。不失一般性,这里假定 $\lambda = 1$。另外,假设感染节点 i 将病毒传给节点 j 需要一定的时间 τ_{ij},它们为服从指数分布的独立变量。

现在假定病毒已经在网络 $G(V,E)$ 上传播,并且感染了其中 N 个节点,这些节点可用病毒网络 $G_N(V,E)$ 表示,其中 $G_N(V,E) \subseteq G(V,E)$。估计的传播源头记为 $\hat{v}$。假设每个节点都有相同的先验概率成为传播源,则最优的估计值为最大似然估计值。在模型中我们唯一能获取的数据为最终的病毒网络 G_N(需进行完整观测),于是有

$$\hat{v} = \underset{v \in G_N}{\mathrm{argmax}}\, P(G_N | v^* = v) \tag{10.14}$$

其中,$P(G_N | v^* = v)$ 表示以 v 为传播源,观察到 G_N 的概率。(10.14)式表示,我们需要找到一个传播源使得观察到 G_N 的概率最大,此时的源节点 $\hat{v}$(估计值)最有可能是真实的传播源。一般情况下,$P(G_N | v^* = v)$ 很难求解,但对于规则树图(regular tree graph),该最大似然估计等价于一个组合问题。

考虑如图 10.8 中的网络,假设所有节点都被感染了。如果节点 1 是感染源,则 $\{1,2,4\}$ 是被允许的感染序列,而 $\{1,4,2\}$ 是不被允许的,因为节点 2 必然在节点 4 之前感染病毒。一般情况下,为了获得病毒网络 G_N,只需要构造一个 N 个节点的排列,这些排列受到病毒网络结构的约束,被称为允许的排列(permitted permutations)。通过将所有允许排列的概率相加,可以计算给定传播源病毒网络的概率。对于规则的树图,所有的允许排列都是等概率的,所以 $P(G_N | v^* = v)$ 正比于允许的排列数。定义 $R(v, T)$ 为以 v 为源点导致树 T 的允许排列数($v \in T$),则有

$$\hat{v} = \underset{v \in G_N}{\mathrm{argmax}}\, P(G_N | v^* = v) = \underset{v \in G_N}{\mathrm{argmax}}\, R(v, G_N) \tag{10.15}$$

$R(v, T)$ 计算了一个病毒能够传播的不同路径的数量,因此被称为节点 v 的舆论中心度(rumor centrality)。对应于最大 $R(v, T)$ 值的节点被称为舆论中心(rumor center),即为估计的传播源 $\hat{v}$。

因此,寻找传播源的关键在于计算每个节点的舆论中心度。为了计算 $R(v, T)$,首先引入定义:令 $T_{v_j}^{v}$ 表示以 v 为传播源,v_j 为根节点的子树的大小(即子树中

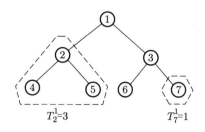

图 10.8 传播示意图, 用于说明变量 T_2^1 和 T_7^1 (改编自文献 [30])

的节点数)。例如在图 10.8 中, $T_2^1 = 3$, 因为在以节点 2 为根节点的子树中只有 3 个节点。同样地, 有 $T_7^1 = 1$。根据这一定义, 可以得到 $R(v, T)$ 与 $T_{v_j}^v$ 之间的关系 (详细推导见文献 [30]):

$$R(v, G_N) = N! \prod_{u \in G_N} \frac{1}{T_u^v} \tag{10.16}$$

上式表示, 要计算 G_N 中节点 v 的舆论中心度, 只需要知道子树 T_u^v 的大小, 其中 u 遍历整个 G_N。如果要计算 G_N 中所有节点的舆论中心度, 需要考虑 N^2 棵子树。Shah 设计了一个消息传递算法 (massage-passing algorithm) 用来计算所有节点的舆论中心度, 其复杂度只有 $O(N)$。

对于一般的网络, 存在一棵传播树对应于每个节点第一次被感染的情况。如果知道了这棵生成树, 就可以利用前面的方法估计传播源。然而一般情况下, 这棵生成树是无法获知的。一种启发式的方法是假定病毒从源节点 v 开始, 沿广度优先搜索(breadth-first search, BFS) 树进行传播, 将这棵生成树记为 $T_{bfs}(v)$。因此, 对于一般的病毒网络 G_N, 传播源的估计值为

$$\hat{v} = \underset{v \in G_N}{\arg\max} R(v, T_{bfs}(v)) \tag{10.17}$$

为了说明上述方法的有效性, Shah 等人在不同的网络结构上进行了验证。图 10.9 展示了小世界网络和无标度网络上的传播源估计情况, 其中底层网络包含 5000 个节点, 病毒网络包含 400 个节点 (白色节点为感染节点, 它们组成了病毒网络)。可以看出, 基于舆论中心度的估计方法在两种网络中都表现较好, 绝大多数的误差都小于 4 步 (见直方图)。注意在这两个网络中, 病毒网络对应的直径分别为 22 步 (小世界网络) 和 12 步 (无标度网络)。为了进行比较, 他们还考

虑了一种较流行的网络中心度指标, 即基于距离中心度 (节点到其他所有节点的最短路径之和) 的估计方法。可以看出, 在小世界网络上基于舆论中心度的估计方法更好 (误差为 0 发生的频率更高)。

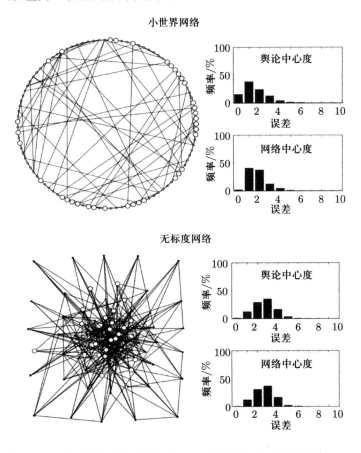

图 10.9　小世界网络和无标度网络上的传播源估计 (改编自文献 [30])

Dong 等人扩展了舆论中心度的概念, 提出了基于局域舆论中心 (local rumor center) 的方法来识别传播源 [32], 该方法将一组节点指定为可疑的传播源, 因此减少了寻找源节点的规模。另外, Luo 等人将舆论中心度方法应用到识别多个传播源的情形, 但其计算复杂度较高 [33]。这些方法都是以完全观测为前提条件, 但是在真实情况中往往较难以满足, 因此需要更为实用的方法。

10.7 基于快照的源头定位

快照是一种比较现实的观察方式，它只提供网络的部分信息。基于快照的传播源识别方法包括利用节点的 Jordan 中心性、动态消息传递和基于有效距离等。节点的 Jordan 中心性定义为一个节点到网络中任何其他感染节点的最大测地线距离 [40, 41]。Jordan 中心表示具有最小 Jordan 中心性的节点。Zhu 和 Ying 研究了树状网络上的 SIR 传播模型，考虑了所有感染节点都已知、但无法区分易感节点和恢复节点的情形（因此只有部分信息被观察到），他们提出一种基于样本路径的传播源识别方法，证明了与最优样本路径相关的源头即是感染网络的 Jordan 中心 [35]。在动态消息传递方法中，Lokhov 等人假设只有传播时间 t 以及 t 时刻的一组节点状态已知，首先任取一个节点作为源节点，然后以此估计 t 时刻其他节点处在不同状态的概率，接着将可观测集中的节点处于观察到的状态的概率相乘，乘积最大的源节点被认为是传播源 [37]。基于有效距离的传播源估计方法以反应 – 扩散模型为框架，它只考虑处在传播波前的节点的状态 [2]，是本节将重点讨论的一种传播源定位方法。

根据有效距离的概念可以确定最有可能的初始暴发位置。做法非常简单：记录一张传播动力学的时空快照（如图 10.10(a) 所示），然后以不同的候选节点作为源点，根据有效距离来重新表示这张时空传播图（如图 10.10(b) 和图 10.10(c)），并确定它们的同心度。实际的暴发源头呈现的时空传播图其同心度是最高的，根据这一特点，可以识别疾病的暴发位置。

为了系统地分析同心度，Brockmann 等人引入了两种方法。第一种方法计算每个候选源点到其他所有节点的有效距离和到达时间的关联系数，关联度最高的节点即是真实的传播源。这种方法需要知道流行病的整个传播过程（比如所有节点的到达时间），因此并不实用。第二种方法则只需要一个小的时间窗口内的动力学信息（例如一张传播时空图快照），对于每个候选源点，计算它到感染程度超过一定阈值的其他节点的有效距离，然后在这组有效距离的基础上计算其平均值和标准差，平均值和标准差组合最小对应的同心度最大。将上述方法应用到实际数据中（2009 年的甲型 H1N1 流感以及 2011 年的 EHEC/HUS 流行病），结果很好地证实了上述方法的有效性。

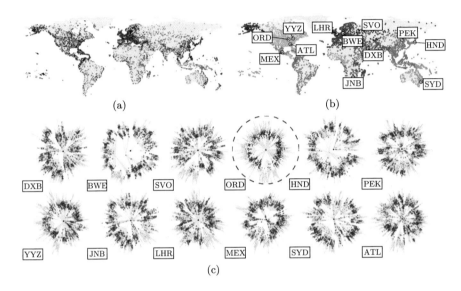

图 10.10　(a) 传播动力学的时空快照图；(b) 候选的源头节点；(c) 利用有效距离表示的传播时空快照图，对应 (b) 中的不同候选源点 (改编自文献 [2])

10.8　基于传感器观测的源头定位

在实际应用中，另一种比较有效的策略是向网络中植入一定数量的传感器来识别传播源。这些传感器可以记录一些有用的信息，比如信息是从哪个方向进入传感器的，以及信息到达传感器的时间等。与基于快照的传播源识别方法类似，这里只需要观测网络的局部信息。本节将介绍一种基于高斯源估计值（Gaussian source estimator）的传播源识别方法 [38]。

考虑一无向网络 $G = (V, E)$，其中 V 为所有节点的集合，大小为 N；E 为所有连边的集合，大小为 L。图 G 上的传播源估计示意图如图 10.11 所示，信息的源节点（即初始种子）为 $s^* \in G$。将 s^* 视为集合 V 上均匀分布的随机变量，这意味着网络中的任何一个节点（先验地）都可能是一个传播源。在时刻 t，假定每个节点 $u \in G$ 只能处于以下两种状态之一：① 被告知，即该节点接收到了任何邻居的信息；② 未被告知，即该节点还没有接收到任何信息。令 $\mathcal{V}(u)$ 表示节点 u 的邻居节点集合。假设节点 u 处在未被告知状态，并于时刻 t_u 从某个邻居节点 s 第一次接收到了信息，并转变为被告知状态，然后 u 将信息传递给它的所有邻居（不包括节点 s），使得每个邻居 $v \in \mathcal{V}(u) \backslash s$ 在时刻 $t_u + \theta_{uv}$ 接收到相应的信息，其中 θ_{uv} 表示连边 uv 上的随机传播延迟，它是一个已知的、任意联合分布。最后假定传播过程是在一个未知时刻 $t = t^*$ 从源节点 s^* 开始扩散的。这一模型虽然简单，但已经足以适用于实际中遇到的大多数情况。

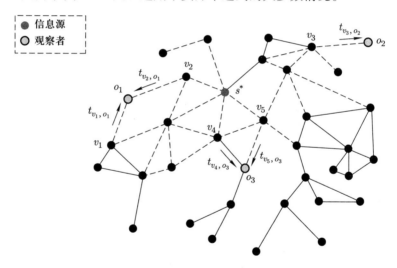

图 10.11　图 G 上的传播源估计示意图 (改编自文献 [38])

接下来在网络中布置一定数量的观察者（传感器）。设观察者的数量为 K，且这些观察者在网络中的位置是确定的。令 $O \triangleq \{o_k\}_{k=1}^{K} \in G$ 表示 K 个观察者的集合。每个观察者会测量哪个邻居节点向它发送了信息，以及它接收到信息的时间。值得注意的是，这些观察者本身并不向其他节点发送信息。设 t_{vo} 表示观察者 o 从邻居节点 v 接收到信息的绝对时间，所以观察者的观测集合可用以下三元组进行表示，它包含了信息传播的方向及观察者第一次接收到信息的时间，即 $\mathcal{O} \triangleq \{(o, v, t_{vo})\}$，其中 $o \in O$，$v \in \mathcal{V}(o)$。

为了从观察者的测量数据中找到传播源的位置，这里采用最大概率的定位准则，它对应于设计一个估计值 $\hat{s}(*)$，使得定位概率 $P_{loc} \triangleq P(\hat{s}(\mathcal{O}) = s^*)$ 最大化。考虑到 s^* 是在 G 上均匀随机分布的，最优的估计值即为最大似然估计值（maximum likelihood estimator）：

$$\hat{s}(\mathcal{O}) = \underset{s \in G}{\operatorname{argmax}} P(\mathcal{O}|s^* = s) = \underset{s \in G}{\operatorname{argmax}} \sum_{\prod_s} P(\textstyle\prod_s | s^* = s)$$

$$\times \int \cdots \int g(\theta_1, \cdots, \theta_L, \mathcal{O}, \textstyle\prod_s, s) \mathrm{d}\theta_1 \cdots \mathrm{d}\theta_L \qquad (10.18)$$

其中，$\prod_s$ 表示源节点 s 和网络中的观察者之间所有可能路径 $\{\mathcal{P}_{s,o_k}\}_{k=1}^K$ 的集合；集合 $\{\theta_l\}_{l=1}^L$ 表示网络中所有连边上的随机传播延迟；g 是一个确定性函数，它依赖于传播延迟的联合分布。本质上来说，公式（10.18）中的估计值是对两个不同的随机源做了平均：信息从源节点到达观察者的路径上的不确定性；信息通过连边时在时间上的不确定性。由于公式（10.18）的组合性质，其复杂度随着节点数的增加呈指数级增长，因此往往很难处理。基于此，有两种策略，一种是对于一般树来说是最优的策略，其复杂度为 $O(N)$；另一种是对于一般网络来说是次优的策略，其复杂度为 $O(N^3)$。

首先考虑一棵树 $\mathcal{T}$ 的情况，如图 10.12 所示。由于树不包含圈，因此只有活动观察者的某个子集 $O_a \subseteq O$ 会接收到未知源头发出的信息，$O_a = \{o_k\}_{k=1}^{K_a}$ 称为 K_a 个活动观察者的子集。O_a 中的节点提供了两种类型的信息：① 信息到达活动观察者的方向，它们唯一地确定了一个树子集 $\mathcal{T}_a \subseteq \mathcal{T}$，称为活动子树，如图 10.12 中的黑色节点；② 信息到达活动观察者的时间，用 $\{t_k\}_{k=1}^{K_a}$ 表示，可用来定位 $\mathcal{T}_a$ 中的传播源。另外用集合 $E(\mathcal{T}_a) = \{1, 2, \cdots, E_a\}$ 表示 $\mathcal{T}_a$ 中的所有连边，此时边 $i \in E$ 上的传播延迟可用某个随机变量 θ_i 表示。假定连边上的传播延迟是独立同分布的随机变量，且满足高斯分布 $\mathcal{N}(\mu, \sigma^2)$，其中平均值 μ 和方差 σ^2 都是已知的。根据这些定义，可得到一般树的最优估计值（证明过程见 [38]）：

$$\hat{s} = \underset{s \in \mathcal{T}_a}{\operatorname{argmax}} \boldsymbol{\mu}_s^{\mathrm{T}} \boldsymbol{\Lambda}^{-1} \Big(\boldsymbol{d} - \frac{1}{2} \boldsymbol{\mu}_s \Big) \qquad (10.19)$$

其中，$\boldsymbol{d}$ 表示观测延迟，$\boldsymbol{\mu}$ 表示确定性延迟，$\boldsymbol{\Lambda}$ 表示延迟的方差。各量含义如下：

$$[\boldsymbol{d}]_k = t_{k+1} - t_k, \tag{10.20}$$

$$[\boldsymbol{\mu}]_k = \mu(|\mathcal{P}(s, o_{k+1})| - |\mathcal{P}(s, o_1)|), \tag{10.21}$$

$$[\boldsymbol{\Lambda}]_{k,i} = \sigma^2 \times \begin{cases} |\mathcal{P}(o_1, o_{k+1})|, & k = i, \\ |\mathcal{P}(o_1, o_{k+1}) \cap \mathcal{P}(o_1, o_{i+1})|, & k \neq i. \end{cases} \tag{10.22}$$

这里 $k, i = 1, 2, \cdots, K_a - 1$，$\mathcal{P}(u, v)$ 表示连接节点 u 和 v 路径的边数（长度）。值得注意的是，式 (10.19) — 式 (10.22) 从本质上简化了式 (10.18)，其复杂度为 $O(N)$。事实上，式 (10.19) — 式 (10.22) 也更容易处理，其参数可简单地从树中节点间的路径长度获得。

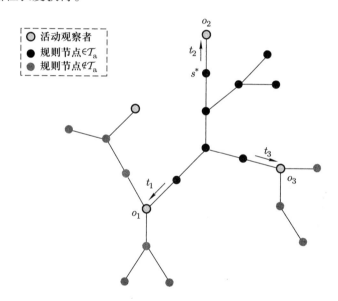

图 10.12 树 $\mathcal{T}$ 上的传播源估计示意图，其中 s^* 为传播源，o_1，o_2 和 o_3 为观察者，它们确定了一棵活动子树（黑色节点构成部分）(改编自文献 [38])

对于任意的图 G，当信息在网络上扩散时会形成一棵扩散树，它对应于每个节点第一次接收到信息的情况。假设实际的扩散树是广度优先搜索树，这相当于假设信息沿着最短路径从传播源传送到每个观察者，则最优估计值可写为

$$\hat{s} = \underset{s \in G}{\mathrm{argmax}}\, \mathcal{S}(s, \boldsymbol{d}, \mathcal{T}_{bfs, s}) \tag{10.23}$$

其中，$\mathcal{S} = \boldsymbol{\mu}_s^{\mathrm{T}} \boldsymbol{\Lambda}_s^{-1} (\boldsymbol{d} - \frac{1}{2}\boldsymbol{\mu}_s)$。可以证明，式 (10.23) 的复杂度为 $O(N^3)$。

　　表 10.1 展示了 3 种网络（Apollonian 网、BA 网和 ER 随机网）上的传播源定位效果，其中百分比表示需要多少观察者才能使得定位概率达到 $P_{loc} = 90\%$。这里考虑了两种不同的观察者放置策略：按节点的度大小放置和随机放置进行选取。可以看出，在不同的网络上按节点的度从大到小放置观察者比随机放置效果更好，这是因为中心节点更容易接收到传播源发出的信息。

表 10.1　3 种网络上的传播源定位，网络大小 $N = 100$，传播率 $\mu/\sigma = 4$，N_p 为平均连接度，代表网络的不同产生方式 (改编自文献 [38])

网络	观察者放置	
	按节点的度大小放置	随机放置
Apollonian 网	4%	25%
BA 网	18%	41%
ER 随机网（$N_p = 0.5$）	34%	49%
ER 随机网（$N_p = 2$）	32%	44%

　　此外，作者利用 2000 年南非 KwaZulu-Natal 霍乱暴发的数据，构建了一个流域（basin）网络模型，其中节点表示社区及相关的水库，连边表示水文上的联系，然后将上述算法应用到该真实网络上。结果表明，只要监测 20% 的社区（随机选择），就能使得估计的传播源位置与实际中第一个感染的社区位置之间的平均误差小于 4 步。估计结果微小的距离误差能使管理部门快速做出反应，以遏制疫情的暴发。

　　寻找树 $\mathcal{T}$ 的源头的方法总结起来分为两步 [23]。第一步是减小传播源的寻找规模，通过信息到达观察者的方向可以确定一棵子树 $\mathcal{T}_a$，该子树确保包含传播源 s^*；第二步是使用高斯方法来寻找处于 $\mathcal{T}_a$ 中的传播源。具体地，给定一观察者 o_1，先计算 o_1 和其他观察者之间的信息观测延迟。同时，假设任意一个节点 $s \in \mathcal{T}_a$ 作为传播源，然后根据连边上的确定传播时间计算每个观察者相对于 o_1 的确定性延迟；若某个假设的源节点使得观察者节点的观测延迟和确定性延迟之间的差距最小，则该节点被认为是真实的传播源。类似的采用传感器进行观测的方法还有很多，例如蒙特卡罗源估计方法、贝叶斯源估计方法等，感兴趣的读者可以参阅文献 [23]。

10.9 H7N9 禽流感感染源的推断

2013 年 2 月, H7N9 禽流感的人类病例首先发现在上海和安徽, 然后流行病开始扩散到周围, 中国境内的大多数病例都被证实发生在上海、安徽、浙江和江苏省。截至 2013 年 4 月 22 日, 中国境内证实的 H7N9 禽流感病例已达 104 例, 并导致了 21 人死亡 [42]。通过对 H7N9 病毒的基因序列进行分析, 发现这种基因主要来自东亚鸭、欧洲野鸭及至少两种 H9N2 鸡病毒, 表明野鸟与家禽都能够被 H7N9 病毒感染。

研究表明, 禽流感暴发与鸟类迁徙有密切的关系 [42, 43], 而从 H7N9 病毒感染者分离出的病毒与从家禽交易市场上活鸡的病毒相同 [44]。人类所有的病毒基因片段都来自禽类, 活禽交易市场也许是禽流感的直接原因。图 10.13 为 H7N9 病毒在候鸟、留鸟、家禽与人类间的动力学传递示意图。

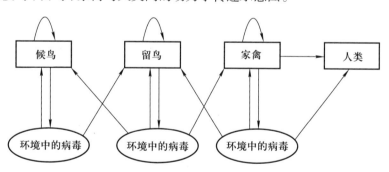

图 10.13　H7N9 禽流感病毒在候鸟、留鸟、家禽与人类间的动力学传递示意图 (改编自文献 [45])

确定初始的感染源并切断其对其他物种的感染是最有效的控制方法, 因此, 确定 H7N9 病毒在中国境内的传染源极其重要。文献 [45] 建立了一个关于候鸟、留鸟、家禽与人类的模型来研究 2013 年 H7N9 禽流感的真实动力学。假设湿地为候鸟与留鸟的共存环境, 湖泊为留鸟与家禽的共存之地, 因此种群间的传递既可存在于候鸟与留鸟之间，也可存在于留鸟与家禽之间，但不存在于候鸟与家禽之间。相对于种群间的传递，种内的传递对流行病传播更为重要。为了找出初始的感染源，通常假定如果某种群被看成初始感染源，那么它就不能被其他种群感染 [46]。

为了找出候鸟、留鸟与家禽中哪一种是原始感染源的可能候选者，文献 [45] 给出了一个由 13 个方程组成的动力学模型来拟合从 2013 年 1 月 1 日到 2014 年 1 月 21 日长江三角洲地区已证实的人类病例，并取 1 周为一个单位时间，因此考虑的周期大约为 55 周。为了确定模型中的参数，基于现实情形与已证实的人类病例，从三方面来确定相关参数。

第一类是与候鸟有关的参数。世界上的候鸟大致有 8 条迁徙路线，其中 3 条经过中国。在这 3 条线中，东线与 2013 年暴发的 H7N9 禽流感相关。

长江三角洲地区候鸟数 $N_m(t)$ 的变化可由以下微分方程描述：

$$\frac{\mathrm{d}N_m(t)}{\mathrm{d}t} = A_m(t) - d_m(t) \tag{10.24}$$

其中 A_m 为每周移入的候鸟数，d_m 为每周移出的候鸟数。为了估计 $d_m(t)$，假定移出时间服从正态分布 $t \sim N(\mu, \sigma^2)$。长江三角洲地区的移出时间为第 5—17 周，其峰值在第 11 周。由于每年有 52 周，移出时间的平均值 $\mu = 11 + 52k$，其中 $k = 0, 1, \cdots$。按照正态分布图，水平轴范围 $(\mu - 3\sigma, \mu + 3\sigma)$ 内的面积为 99.8%，而长江三角洲地区候鸟的整个移出时间大约为 12 周，因此，$6\sigma = 12$，即 $\sigma = 2$。长江三角洲地区的移入时间是第 36—48 周，类似地，移入时间服从正态分布 $t \sim N(42 + 52k, 2^2), k = 0, 1, \cdots$。因此 A_m 与 d_m 可取为

$$A_m(t) = A_{m1}f_1(t), \quad d_m(t) = A_{m1}f_2(t), \tag{10.25}$$

其中，$f_1(t) = \frac{1}{2\sqrt{2\pi}}\exp\left(-\frac{(t-42-52k)^2}{8}\right), f_2(t) = \frac{1}{2\sqrt{2\pi}}\exp\left(-\frac{(t-11-52k)^2}{8}\right)$，$k = 0, 1, \cdots$，$A_{m1}$ 为每年的候鸟数目，取 $A_{m1} = 5 \times 10^6$，图 10.14 给出了长江三角洲地区两年内候鸟的移出数与移入数。

第二类是与留鸟有关的参数。类似地，留鸟数目 $N_w(t)$ 的变化满足

$$\frac{\mathrm{d}N_w(t)}{\mathrm{d}t} = A_w(t) - d_w(t)N_w(t) \tag{10.26}$$

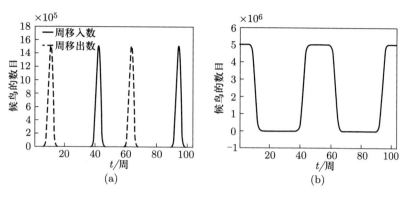

图 10.14 (a) 长江三角洲地区两年内候鸟的移出数与移入数; (b) 长江三角洲地区两年内候鸟的数目随时间的变化, 其中初始点为第 1 周 (改编自文献 [45])

其中 $A_w(t)$ 为留鸟每周的出生率, $d_w(t)$ 为留鸟每周的自然死亡率。由于留鸟的繁殖时间呈周期性且在每年 6 月达到峰值, 出生率可描述为 $A_w(t) = A_{w1}\Big(1 + \sin\Big[\dfrac{\pi}{26}(t-7)\Big]\Big)$。具体地, 可取 $A_{w1} = 10^9/520, d_w = 1/520$。

第三类是其他参数, 包括环境中病毒的衰减率与温度的周期性变化等, 这些参数可通过与真实数据对比的最小二乘法来确定, 详细过程见文献 [45]。

获得这些参数后, 就可以根据动力学模型中的 13 个方程来进行求解了。

但还有一个实际情况需要考虑: 在第 14 周, 上海的 3 个活禽批发市场被关闭, 111 122 只活禽被销毁, 随后, 浙江、江苏与安徽的活禽交易被部分暂停, 有关的市场都被消杀。随着交易市场的关闭, 流行病得到了有效的缓解。因此, 此段时间内的参数应做相应的调节, 比如家禽与人之间的传递率可减小到 93% [47]。

疫情得到有效控制后, 第一批活禽批发市场于 6 月 19 日 (第 25 周) 重新开业, 同时, 江苏与浙江的交易市场也恢复开业。因此, 从第 25 周开始, 传递率是变化的。然而, 11 月浙江再次出现了 H7N9 病例。因此, 有必要研究一整年周期内的 H7N9 疾病, 并预测其在将来的趋势, 可通过在模型中将不同的种群作为感染源来完成这个任务。图 10.15、图 10.16 与图 10.17 给出了这三种情形对应的结果。

从图 10.15, 图 10.16 与图 10.17 可见, 这三种情形在短期拟合结果上没有明显的区别。然而, 在经历了关闭活禽交易市场并销毁措施后, 这三种情形的流行

复杂网络上的流行病传播

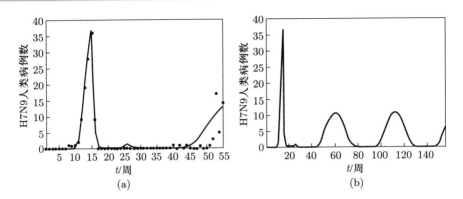

图 10.15 当候鸟被当作初始感染源时，长江三角洲地区 H7N9 病例的模拟结果。(a) 从 2013 年第 1 周到 2014 年第 3 周的拟合结果，其中黑点为报道的病例，曲线为动力学模型的解；(b) 未来两年的预测结果。可预测 H7N9 病例将会再次出现在冬天与下一个春天，且峰值将出现在第 61 周。整个情形不会太严重，病例将周期性出现 (改编自文献 [45])

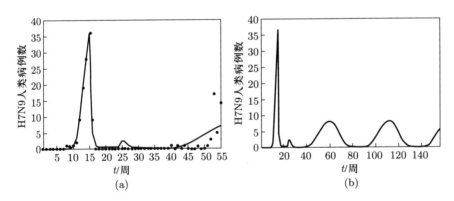

图 10.16 当留鸟被当作初始感染源时，长江三角洲地区 H7N9 病例的模拟结果。(a) 从 2013 年第 1 周到 2014 年第 3 周的拟合结果，其中黑点为报道的病例，曲线为动力学模型的解；(b) 未来两年的预测结果。预测的结果与图 10.15 类似 (改编自文献 [45])

病传播有一些区别：当候鸟或留鸟被当作初始传染源时，冬天或下一个春天会再现人类病例；而当家禽被当作初始传染源时，流行病在两年内将不会出现，即使传递率恢复到关闭市场前的水平。

从以上拟合结果可以得出结论：候鸟或留鸟是可能的初始感染源，而家禽不是。更进一步，通过计算 Akaike 信息判据值，可发现候鸟情形的 Akaike 值最小，从而得出候鸟是初始感染源的概率最大 [45]。

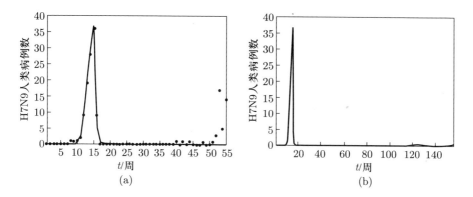

图 10.17 当家禽被当作初始感染源时, 长江三角洲地区 H7N9 病例的模拟结果。(a) 从 2013 年第 1 周到 2014 年第 3 周的拟合结果, 其中黑点为报道的病例, 曲线为动力学模型的解; (b) 未来两年的预测结果。在这种情形下, 人类病例将几乎消失, 只是在两三年后可能会有零星病例 (改编自文献 [45])

参考文献

[1] Colizza V, Barrat A, Barthélemy M, et al. Epidemic predictions and predictability in complex environments [J]. Biophys. Rev. Lett., 2008, 3: 217.

[2] Brockmann D, Helbing D. The hidden geometry of complex, network-driven contagion phenomena [J]. Science, 2013, 342: 1337.

[3] Hufnagel L, Brockmann D, Geisel T. Forecast and control of epidemics in a globalized world [J]. Proc. Natl. Acad. Sci. USA, 2004, 101: 15124.

[4] Colizza V, Barrat A, Barthélemy M, et al. The role of the airline transportation network in the prediction and predictability of global epidemics [J]. Proc. Natl. Acad. Sci. USA, 2006, 103: 2015.

[5] Barrat A, Barthélemy M, Pastor-Satorras R, et al. The architecture of complex weighted networks: Measurements and models [J]. Proc. Natl. Acad. Sci. USA, 2004, 101: 3747.

[6] Guimera R, Mossa S, Turtschi A, et al. The worldwide air transportation network: Anomalous centrality, community structure, and cities' global roles [J]. Proc. Natl. Acad. Sci. USA, 2005, 102: 7794.

[7] Colizza V, Barrat A, Barthelemy M, et al. Modeling the worldwide spread of pandemic influenza: Baseline case and containment interventions [J]. PLoS Med., 2007,

4: e13.

[8] Gardiner C W. Handbook of Stochastic Methods for Physics, Chemistry and Natural Sciences [M]. Berlin: Springer, 2004.

[9] Zipf G K. Human Behavior and the Principle of Least Efforts [M]. Reading: Addison-Wesley, 1949.

[10] Gillespie D T. The chemical Langevin equation [J]. J. Chem. Phys., 2000, 113: 297.

[11] Marro J, Dickman R. Nonequilibrium Phase Transitions and Critical Phenomena [M]. Cambridge: Cambridge University Press, 1998.

[12] Belik V, Geisel T, Brockmann D. Natural human mobility patterns and spatial spread of infectious diseases [J]. Phys. Rev. X, 2011, 1: 011001.

[13] Brunet E, Derrida B. Shift in the velocity of a front due to a cutoff [J]. Phys. Rev. E, 1997, 56: 2597.

[14] Brockmann D, Hufnagel L, Geisel T. The scaling laws of human travel [J]. Nature, 2006, 439: 462.

[15] Ajelli M, Gonalves B, Balcan D. Comparing large-scale computational approaches to epidemic modeling: Agent-based versus structured metapopulation models [J]. BMC Infect. Dis., 2010, 10: 190.

[16] Tizzoni M, Bajardi P, Poletto C. Real-time numerical forecast of global epidemic spreading: Case study of 2009 A/H1N1pdm [J]. BMC Medicine, 2012, 10: 165.

[17] Barabási A L. Network Science [M]. Cambridge: Cambridge University Press, 2015.

[18] Bajardi P, Poletto C, Ramasco J J. Human mobility networks, travel restrictions, and the global spread of 2009 H1N1 pandemic [J]. PLoS ONE, 2011, 6: e16591.

[19] Leung G M, Nicoll A. Reflections on pandemic (H1N1) 2009 and the international response [J]. PLoS Med., 2010, 7: e1000346.

[20] Singer A C, Howard B M, Johnson A C. Meeting report: Risk assessment of Tamiflu use under pandemic conditions [J]. Environ Health Perspect, 2008, 116: 1563.

[21] Bajardi P, Poletto C, Balcan D. Modeling vaccination campaigns and the fall/winter 2009 activity of the new A/ H1N1 influenza in the northern hemisphere [J]. EHT Journal, 2009, 2: e11.

[22] Pastor-Satorras R, Castellano C, Mieghem P V, et al. Epidemic processes in complex networks [J]. Rev. Mod. Phys., 2015, 87: 925.

[23] Jiang J, Wen S, Yu S. Identifying propagation sources in networks: State-of-the-Art and comparative studies [J]. IEEE Communications Surveys and Tutorials, 2014, 19: 465.

[24] Karamchandani N, Franceschetti M. Rumor source detection under probabilistic sampling. IEEE International Symposium on Information Theory [C]. Istanbul, Turkey, 2013: 2184-2188

[25] Shah D, Zaman D. Finding rumor sources on random trees [J]. Operations Research, 2016, 64: 736.

[26] Luo W, Tay W P, Leng M. How to identify an infection source with limited observations [J]. IEEE Journal of Selected Topics in Signal Processing, 2014, 8: 586.

[27] Altarelli F, Braunstein A, Dall'Asta L. Bayesian inference of epidemics on networks via belief propagation [J]. Phys. Rev. Lett., 2014, 112: 118701.

[28] Comin C H, da Fontoura Costa L. Identifying the starting point of a spreading process in complex networks [J]. Phys. Rev. E, 2011, 84: 056105.

[29] Chen Z, Zhu K, Ying L. Detecting multiple information sources in networks under the SIR model [J]. IEEE Transactions on Network Science and Engineering, 2016, 3: 17.

[30] Shah D, Zaman T. Detecting sources of computer viruses in networks: Theory and experiment. In Proceedings of the ACM SIGMETRICS International Conference on Measurement and Modeling of Computer Systems [C]. New York, 2010, 10: 203-214.

[31] Shah D, Zaman T. Rumors in a network: Who's the culprit? [J]. IEEE Transactions on Information Theory, 2011, 57: 5163.

[32] Dong W, Zhang W, Tan C W. Rooting out the rumor culprit from suspects. IEEE International Symposium on Information Theory Proceedings [C]. Istanbul, 2013: 2671-2675.

[33] Luo W, Tay W P, Leng M. Identifying infection sources and regions in large networks [J]. IEEE Transactions on Signal Processing, 2013, 61:2850.

[34] Prakash B A, Vreeken J, Faloutsos C. Efficiently spotting the starting points of an epidemic in a large graph [J]. Knowledge and Information Systems, 2014, 38:35.

[35] Zhu K, Ying L. Information source detection in the SIR model: A sample-path-based approach [J]. IEEE/ACM Transactions on Networking, 2016, 24: 408.

[36] Zhu K, Ying L. A robust information source estimator with sparse observations [J]. Computational Social Networks, 2014, 1: 3.

[37] Lokhov A Y, Mézard M, Ohta H, et al. Inferring the origin of an epidemic with a dynamic message-passing algorithm [J]. Phys. Rev. E, 2014, 90: 012801.

[38] Pinto P C, Thiran P, Vetterli M. Locating the source of diffusion in large-scale networks [J]. Phys. Rev. Lett., 2012, 109: 068702.

[39] Seo E, Mohapatra P, Abdelzaher T. Identifying rumors and their sources in social networks [J]. Ground/Air Multisensor Interoperability, Integration, and Networking for Persistent ISR III., 2012, 8389: 83891I.

[40] Hage P, Harary F. Eccentricity and centrality in networks [J]. Social Networks, 1995, 17: 57.

[41] Dekker A H. Centrality in social networks: Theoretical and simulation approaches. Proceedings of SimTecT [C]. Melbourne, 2008: 12.

[42] Shi B, Xia S, Yang G J, et al. Inferring the potential risks of H7N9 infection by spatiotemporally characterizing bird migration and poultry distribution in eastern China [J]. Infect. Dis. Poverty, 2013, 2: 8.

[43] Wiwanitkit V, Shi B, Xia S. Research priorities in modeling the transmission risks of H7N9 bird flu [J]. Infect. Dis. Poverty, 2013, 2: 17.

[44] Chen Y, Liang W, Yang S. Human infections with the emerging avian influenza A H7N9 virus from wet market poultry: Clinical analysis and characterisation of viral genome [J]. Lancet, 2013, 381: 1916.

[45] Zhang J, Jin Z, Sun G, et al. Determination of original infection source of H7N9 avian influenza by dynamical model [J]. Sci. Rep., 2014, 4: 4846.

[46] Kuiken T, Holmes E C, McCauley J. Host species barriers to influenza virus infections [J]. Science, 2006, 312: 394.

[47] Yu H J, Wu J T, Cowling B J. Effect of closure of live poultry markets on poultry-to-person transmission of avian influenza A H7N9 virus: An ecological study [J]. Lancet, 2014, 383: 541.

第11章 复杂社会传播动力学

　　流行病的建模研究不仅可以用来模拟传染性疾病在人群中的传播，还可以推广至其他领域，特别是社交网络中的传播现象，如信息的扩散、谣言的传播以及行为或创新的采纳等 [1-6]。这些现象都涉及个体的状态改变以及个体之间的相互作用。事实上，这些传播与流行病的传播极其类似：它们都是从一部分独立于其他同伴的个体开始，经由个体之间的相互作用，最终达到一个普遍流行的水平。因此，简单的疾病传播模型已成为这类传播现象的自然范例 [7]。然而，社会传播的某些性质特征在本质上与病原体的传播不同，例如，信息的传播涉及个体的有意行为，往往受人的心理和认知因素的影响，而且它不需要现实物理空间中的近距离接触，通过虚拟网络空间就可以实现个体之间的传递。这些不同的特征导致需要在疾病传播模型中引入一些新的因素。本章将介绍社会传播的一些实证研究以及两种典型的社会传播模型。

11.1 社交网络中的传播现象

传播现象在社交网络中随处可见,例如情绪、利他主义、反社会行为或各种信息的传播。文献 [3] 对社交网络中一些常见的信息传播现象进行了分类,简介如下。

(1) 广播。这是一种将信息从信息源尽可能多地传递给目标听众的传播模式。传统的广播通过电视机或收音机等将信息单向地发送给大众。随着在线社交网络的兴起,广播的传播方式也在发生变化,广播公司可以利用社交媒体迅速地传播相关信息。例如,在 2012 年印度尼西亚地震期间,中央灾难预警机构的 Twitter 关注者中虽然只有不到 0.1% 的用户转发了最初的信息,但是该海啸预警仍能在 15 min 内到达约 400 万个用户 [8]。

(2) 信息共享。这是一种去中心化的传播模式,每个用户可以高度地参与信息的产生、发布和转发过程。在信息共享中,用户编辑或发布消息的动机与广播的目的可能大不相同,因为用户可以转发或重新发布一段信息内容。在 Facebook 的一项调查中,人们发现提供更多信息分享的最大动力是“感觉有趣”以及“披露足够多的信息而使自己或他人从中获益”[9]。

(3) 众包及协作 (crowd sourcing and collaboration)。众包是一种创新型的在线协作方式,它通过征集网络上很多人的贡献来获取所需的服务、创意或内容。有关众包的一个著名的例子是 2009 年的 DARPA 网络挑战赛,竞赛团队必须定位 10 个在美国不同地方放飞高度为 30.5 m 的红色气球,然后将发现报告给 DARPA。来自麻省理工学院的获奖团队在 Facebook、Twitter 和自制网站的帮助下,在 9 个小时内便正确定位了 10 个气球的经纬度,这些网站帮助快速收集和传播精准信息,在整个竞赛过程中扮演了极其重要的角色 [10]。

(4) 病毒式营销。这是一种利用现有社交网络鼓励消费者向他们的朋友分享产品信息的营销策略，它有多种形式，但本质都是将信息发送给周边其他个体。Hotmail 的流行是利用病毒式营销取得巨大成功的众多案例之一。在开始阶段，Hotmail 团队在每一封由 Hotmail 邮箱发送的邮件页脚中添加类似如下链接："想要一个免费的电子邮箱账户吗？今天就注册 Hotmail 吧！"这样，通过吸引用户的家人、朋友或同事，成千上万的新用户注册了他们的免费邮箱。目前病毒式营销已成为一种普遍的商业活动。

(5) 意见形成。这是社交网络上信息传播的产物。如今，人们越来越多地利用社交媒体和社交网络来感知、理解或表达各种观点。通过与其他个体关于某个主题的观点、态度及信念的接触和交流，一个人会受到影响并形成自己的个人观点，或者整个群体会表现出某种综合观点即公众舆论。例如，Twitter 被用于传播和预测政治信息；一些大公司利用社交网站上的帖子、分享等来设计其营销活动等。

(6) 创新传播。类似于意见形成，新的想法或新的产品可以通过社交网络进行传播。个体的朋友采纳某种创新的比例越高，该个体采纳的可能性也越大。随着互联网的普及，个体之间的地理约束被打破，创新传播的性质（如潜在机制、传播速度和广度等）也发生了很大的变化。

(7) 恶意传播。这是指社交网络上一些有害信息，如计算机恶意程序（病毒、木马）、谣言、八卦等的传播，这些信息可以在很短时间内波及大量个体，并可能造成灾难性的影响。例如电脑蠕虫病毒"I LOVE YOU"，通过电子邮件的形式在短短 10 天内就感染了约 5000 万台电脑，造成了不可估计的损失。谣言往往具有吸引眼球的特性，其传播速度远远超乎想象。据研究，在 Twitter 上随机选取一个节点发布谣言，通过仅仅 8 轮的交流，在 5120 万用户中平均能到达的用户数就有 4560 万 [11]。因此，研究谣言传播机制，及时发现并控制它们的传播具有重要的意义。

11.2　社会传播的实证分析

11.2.1　人类行为传播

个体的行为往往受制于社会的影响，从而可能会引发集体传染。Christakis 等人研究了肥胖、抽烟习惯及幸福感在社交网络中的传播现象，他们发现这些传播行为与疾病传播类似 [4-6]。Centola 的在线社会网络实验结果表明，在一些行为传播过程中存在社会加强作用，这与疾病传播是完全不同的 [12]。

Centola 在网上召集了 1528 名志愿者，并实施了 6 次独立实验。在每次实验中用计算机生成两个网络模型：① 生成一个包含 N 个节点的最近邻规则网络（聚类格子网络），其中每个节点具有相同的度。这类网络具有较高的聚类系数及较长的平均距离。② 随机打乱上述网络的连边，并保持每个节点的度不变，从而生成一个随机网络。该网络具有较小的聚类系数及较短的平均距离。随机挑选 $2N$ 个志愿者将其放置在以上两个网络的 $2N$ 个节点上，然后在每个网络中随机选取一个志愿者作为起点，向他的邻居节点发送邮件，邀请他们到某个指定的健康论坛注册。如果某个志愿者到该论坛完成注册，则系统会自动给他的邻居节点发送同样的邀请。在整个实验过程中，志愿者均采用匿名在线信息以保证彼此之间互不相识。

图 11.1 显示了 6 次实验中论坛注册人数比例随时间的演化关系。可以看出，规则网络上的平均传播范围（53.77%）明显大于随机网络上的平均传播范围（38.26%），且平均传播速度也比随机网络快约 4 倍。这些结果与疾病传播的情形相反：在疾病传播过程中，病毒在平均距离更短及聚类系数更小的网络上传播得更快、更广。Centola 认为，之所以出现这样的结果，是因为在上述行为中存在社会加强作用——处在高聚类系数的规则网络上的用户很可能会被他的不同邻居多次邀请，从而强化了他参加网上注册的意愿。

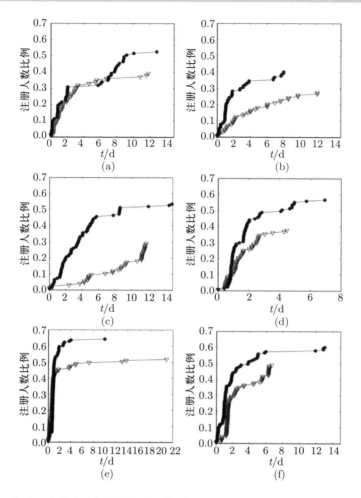

图 11.1　6 次独立实验中论坛注册人数比例随时间的演化。(a) $N = 128, k = 6$；(b)—(d) $N = 98, k = 6$；(e)—(f) $N = 144, k = 8$，其中 N 为网络大小，k 为平均度，实心圆对应于规则网络，三角形对应于随机网络 (改编自文献 [12])

　　许多关于行为传播现象的研究都假定社会影响在其中扮演了决定性的作用。然而，这些现象还有另外一种可能的解释——同质性（homophily），即网络中相似的个体倾向于连接在一起。这也是社会传播比疾病传播更为复杂的地方之一。根据现有的数据集，从个体水平上区分同质性和社会影响的作用是极其困难的，事实上它们可能同时发挥着作用。Iñiguez 等人利用 Skype 社交网络数据，尝试在系统级别上识别哪个因素在 Skype 采纳行为中占据了主导地位 [13]。

343

该数据集的时间跨度为 2003 年 9 月至 2011 年 11 月,包含约 4.4 亿条连边和 5.1 亿个注册用户 [13, 14]。基于社会影响的采纳行为和基于同质性因素的采纳行为的区别在于:对于前者,个体和他邻居节点之间的采纳顺序很重要,只有当一个或更多的邻居节点采纳之后该个体才可能受到影响;而对于后者,由于同质性而产生联系的个体可能会因为有相似的兴趣而采纳同样的行为,此时他们采纳的顺序并无关联。基于此,通过将用户的采纳时间随机打乱而定义了一个零模型,该模型只破坏了社会影响导致的采纳事件之间的相关性,而保持了其他特性如网络结构、采纳率和最终采纳节点集合等。可以设想,如果真实情况下个体采纳行为是出于同质性的影响,则零模型中创新者出现的比率与经验数据不会有很大的差别(但存在统计上的波动)。如果社会影响在这个过程中起作用,则两者的差别会很大,意味着采纳事件的时间顺序在整个采纳过程中至关重要。数据分析结果证实,社会影响在 Skype 采纳行为中确实扮演了很强的角色。

11.2.2　社交网络上的信息传播

在线社交网络上信息传播的实证研究正不断涌现,各种社交平台不仅提供了底层的网络拓扑结构,也提供了其上信息传播过程的实际路径。Steeg 等人研究了 Digg 社交网络,发现底层网络的度分布是幂律函数,而信息级联大小呈对数正态分布,且所有的传播都限制在整个网络大小的 1% 以下 [15]。另一项关于 Digg 的研究发现,社交网络中朋友之间的连边对信息传播的贡献微乎其微 [16]。Liu 等人对新浪微博上 8 个典型事件的扩散进行了实证分析,发现外部作用例如媒体播报对信息传播和社交活动有显著的影响 [17]。Frigerri 等人研究了 Facebook 上的谣言转发数据,发现谣言的转发级联传播比真实信息更深,意味着假消息能影响更多的用户。2018 年,《科学》杂志上发表了一项关于 Twitter 上真假信息传播的大规模研究,Vosoughi 等人收集了 2006—2017 年间 Twitter 上发布的所有经过验证的真新闻和假新闻的传播数据,结果发现,假新闻和真新闻表现出极为不同的传播模式:无论是级联深度(即转发层级)、转发人数、最大宽度(即任意层级上参与转发的最多用户数)还是结构性的病毒传播力(表示所有用户对之间的平均最短距离),假新闻都更胜一筹。其主要原因在于假新闻具有一个显著的特质,即"新奇性",而用户更倾向于转发新奇的信息。最近,李大庆等人从多重级联传播（Multiple cascades）的角度分析了微博上谣言传播和真实新闻传播之间的区别，发现一部分用户会重复参与不同的谣言传播，从多次级联传播的层次上看，这些用户之间表现出很强的关联性，形成一个密集的协作网络。Zannettou 等人考察了信息的跨平台传播。他们研究了相同的信息出现在 Twitter，Reddit 和 4chan 这三类社交平台上的时间关系，发现与真实信息相比，虚假信息更可能进行跨平台传播，且其跨越平台的传播速度也更快。

社交网络上另一个有趣的现象是多种信息的竞争传播。Weng 等人分析了 Twitter 上不同模因（memes）之间的竞争，发现模因的生命周期和流行度具有广泛的变异性。基于 Twitter 关注者网络的异质性及个体"有限关注"的特点（即由于不同模因之间的竞争，用户记忆中模因的存活时间是有限的），Weng 等提出了一个简单模型并成功地复现了经验结果 [18]，这里并不需要假定模因内在吸引力的不同就能够解释不同模因持续时间和受欢迎程度的异质性。

11.3　社会传播模型

本节主要介绍两种经典的社会传播模型：阈值模型和独立级联模型。

11.3.1　阈值模型

阈值模型最初由斯坦福大学社会学教授 Granovetter 在 20 世纪 70 年代末提出 [19, 20]，主要用于描述集体行为如创新的传播等，如今该模型已被广泛应用于社会和经济领域，特别是涉及二元决策（binary decision）的过程。这个模型的核心思想很简单，即个体做出某种决策取决于周围个体的行为。这是由于在真实社会系统中，决策者往往缺乏全局信息，又或者对所掌握的信息处理能力有限，导致他们习惯于观察周围人的决策来决定自己的行为。Granovetter 假定每个个体都有一个阈值（该阈值与个体自身因素有关）：当邻居节点中做出某一决策的人数比例超过该阈值，个体就从一个行为状态转变到另一个行为状态，即做出相同的决策。

模型具体描述如下 [3]：考虑一大小为 N 的网络，其中每个节点只能处在 0（非活跃态）或 1（活跃态）两种状态之一。每个节点事先被赋予一个阈值，例如节点 i 的阈值为 ϕ_i，其中 ϕ 满足某种分布 $f(\phi)$。① 在初始阶段，随机选择一小部分节点作为初始种子，使之处于 1 态；剩余的节点均处于 0 态。② 每个时间步，处于 0 态的节点会转变为 1 态，如果它的邻居节点中处在 1 态的节点比例超过了该节点的阈值，即 $m/k \geqslant \phi$，其中 k 为节点的度，m 为邻居中处于 1 态的节点数，ϕ 为节点的阈值。所有处于 1 态的节点保持不变。③ 当网络中处于 1 态的节点数趋于稳定时，演化过程结束。

Watts 最早研究了阈值模型的物理特性（因此通常也称为 Watts 模型），并发展了一套优雅的方法来解析该模型 [21]。他假定初始阶段只有一个节点处于活跃态。为了简单起见，这里仅考虑 ER 随机网络并假设所有的节点具有相同的阈值 ϕ。Watts 发现，网络平均度 $\langle k \rangle$ 和个体阈值 ϕ 是影响整个动力学行为的两个重要参数。如图 11.2 所示，在平均度 $\langle k \rangle$ 和阈值 ϕ 组成的参数空间中存在两个区域：在虚线包围的内部，可以观测到全局级联现象，也就是说绝大部分节点最终都能转变为 1 态；而在虚线外部，则不可能观测到全局级联现象，此时只有少数节点转变为 1 态（当总节点数趋于无穷时，所占比例趋于 0）。另外，当平均度从很小变到很大时（固定 ϕ），系统会经历两个不同的相变过程。当平均度很小时，网络是支离破碎的，此时信息的传播主要受限于网络的拓扑结构，任何初始扰动都无法大规模地传播。增加平均度 $\langle k \rangle$ 的值，网络中会逐渐出现大的连通集团（在 $\langle k \rangle = 1$ 处），此时信息的全局级联传播才变得可能。根据 ER 随机网的渗流理论，这一相变过程是连续的。继续增加平均度 $\langle k \rangle$，节点的阈值条件变得越加难以满足（此时需要更多处于 1 态的邻居数量），此时级联的大小分布会从一个双模态分布变为单模态的指数分布，这是一个不连续的相变过程，最终导致全局级联传播再次变为不可能。事实上，级联窗口的上边界是由动力学过程决定的，但 Watts 巧妙地将其转换为一个静态可求解的渗流问题。

Watts 将网络中的节点分为 3 类：① 创新者，这类节点的阈值 $\phi = 0$（由于外部影响自发转变为 1 态，在 Watts 模型中只有一个创新者，即初始种子）。② 脆弱的节点，这类节点的阈值满足 $0 < \phi \leqslant 1/k$，即当邻居节点中有一个处于

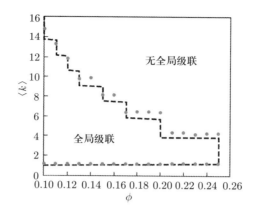

图 11.2 阈值模型的相图，对应 ER 随机网络。$(\langle k \rangle, \phi)$ 参数空间被分隔为两部分：在虚线包围的内部，可以观测到全局级联传播现象；而在虚线外部，不能观测到全局级联传播现象。由虚线围成的区域称为"级联窗口"（改编自文献 [7]）

1 态时，该节点就会转变为 1 态。③ 稳定的节点，即满足 $\phi > 1/k$ 的节点。这样，能否引发全局级联传播的条件就等价于是否存在一个巨大的（与系统大小相仿）连通集团，这个集团完全由脆弱节点组成。这是因为只要该集团中的任一节点处在 1 态（或与一个 1 态的节点相连），都会引发集团中所有其他节点转变为 1 态（这些节点均满足 $\phi \leqslant 1/k$）。这样一个静态结构问题可通过生成函数的方法进行近似解析求解，图 11.2 显示了理论解与数值模拟结果（其中虚线是理论解析结果，点是模拟结果），两者基本吻合。

在这项开创性研究之后，阈值模型开始吸引了网络科学领域的广泛关注，并得到了多方面的扩展 [22–33]。在网络结构对信息级联的影响方面，Centola 等人最先研究了小世界网络的情形，发现小世界网络中的随机连边会阻碍复杂性的传播行为 [24]。Galstyan 研究了弱耦合社区网络结构的影响，结果表明信息的传播速度呈现双层现象，即两个社区中的最大传播速率在时间上是分离的 [25]。Nematzadeh 等人考察了一般情况下社区结构对信息传播的影响，结果显示存在一个最优的社区结构强度，能够促进信息的全局级联传播 [26]。Payne 等人考虑了度关联网络的影响，发现节点之间的正关联性（即度大的节点和度大的节点连接）能够扩大级联窗口，这意味着即使网络的平均度变得更大或更小（即更不利于传播），我们仍然可以观测到级联现象；相反，负关联的网络（即度大的节点和度小的节点连接）会缩小级联窗口，使得传播变得更加困难 [27, 28]。Yagan 等人考察了多重网络的情况，由于现实网络中连边的类型往往是多样的，每种类型的边在传播过程中扮演的角色都不一样，其结果是不同类型边的传播权重（对传播某一产品或信息的偏向性）会对传播动力学行为产生极大的影响 [23]。

对 Watts 模型的另一项扩展是考虑初始种子节点的影响。在 Watts 模型中，初始时刻网络中只有一个节点处于活跃态，这也是能采用生成函数方法求解全局级联条件的关键。而在真实系统中，初始种子可能有许多个，且可能分布在网络的各个位置。Gleeson 等人利用树近似的分析方法将 Watts 模型推广到了多个初始种子的情形 [29]。Singh 等人展示了对于任意阈值 $\phi < 1$，总存在一个临界值 ρ_c，当初始种子比例 $\rho > \rho_c$ 时会引起全局级联传播的现象 [30]。

阈值模型的一个特性是信息传播从初始状态到稳态过程极为迅速，不足以刻画级联传播的时间动力学，也就是说，无法用来描述真实世界中不同的传播模式：有时候系统能很快达到稳态，有时候则需要很长的时间。最新的实证研究数据显示，一些在线社交服务产品的采纳过程比阈值模型所预测的要慢很多。为了解释这一现象，Ruan 等人在阈值模型中引入两个新的机制 [31]：① 随机自发采纳过程（一般是一个缓慢的过程）；② 存在部分免疫节点。在这两种机制的作用下，随着参数的变化，系统会经历从快速传播到慢速传播的转变。特别地，当网络中存在少量隔离态的节点时，诱导采纳过程（通过满足阈值条件完成状态转变，是一个迅速的过程）占主导，系统能快速到达稳态；而当隔离态人数增多时，自发转变机制占主导，此时需要很长的时间才能到达稳定态。这一模型成功地解释了实证数据中观察到的传播现象。

11.3.2 独立级联模型

受相互作用的粒子系统理论的启发，Goldenberg 等人首次提出了独立级联模型来研究市场营销模式 [34]。与阈值模型类似，独立级联模型中的节点有两种状态，1（活跃态）和 0（非活跃态）。该模型有两个基本假设：第一个是节点 i 受到某个活跃态邻居影响（被感染）的概率与其他活跃态邻居对 i 的影响无关，即相互独立性；第二个是任意一个活跃态节点 i 只有一次机会去激活它的邻居节点 j，无论是否成功，i 节点在接下来的时间都不会再影响 j。模型的具体描述如

下 [3]：① 在初始阶段，随机选择一小部分节点作为初始种子，使之处于 1 态；剩余的节点均处于 0 态。② 在每个时间步，一个新的 1 态节点（在 $t-1$ 时刻被激活）会以概率 p_{ij} 去激活它的邻居节点 j，j 的邻居节点中在 $t-1$ 时刻被激活的节点会以任意顺序影响 j。③ 重复以上过程，直到没有任何 1 态节点可以影响 0 态节点。

独立级联模型已被广泛应用于影响最大化及污染最小化问题的研究 [3]。在信息传播过程中，我们希望正面的信息尽可能得到传播，而负面消息则尽可能得到抑制。影响最大化问题是指找到一个初始种子的集合，使得它们最终能影响到的节点数量最多。Kempe 等人基于独立级联模型和线性阈值模型，提出了一种贪心爬坡算法（greedy hill-climbing algorithms），将影响最大化问题作为离散优化问题进行了分析 [35]。然而这一算法的计算复杂度太高，一种改进的算法是基于边渗流和图论的方法 [36]。关于污染最小化问题，一种方法是从网络中移除节点，另一种方法是阻隔一定数量的连边 [37]，从而减小最终的级联大小。

通过考虑真实传播过程的相关因素，独立级联模型也得到了多方面的扩展。例如信息在人群中传播时会出现延时现象，而级联模型无法描述这种时滞传播行为，为此 Gruhl 等人引入了相关参数来表示连边上的时延 [38]。利用类 EM 算法，从观测数据对这些参数进行了估计，并在 ER 网上取得了良好的效果。然而这个模型的缺点是它把时间视为离散变量，这意味着每个节点只能在特定的时间被激活，这与真实的信息传播过程通常是不相符的。因此，Saito 等人提出了一种连续时间的独立级联模型 CTIC 模型 [39]。Kempe 等人提出了一种递减级联模型[40]，模型中定义了一个增量函数 $p_j(i,S)$，表示节点 i 成功激活节点 j 的概率，其中 S 是 j 的活跃态邻居节点中尝试去激活 j 但未成功的节点集合。根据这个定义，可以看出独立级联模型是递减级联模型在 $p_j(i,S)$ 等于常数时的一个特例。在社交网络中，不同的信息常常具有不同的级联大小，这是因为用户的权威性、专业知识、信任度和影响力会随着主题的不同而有所变化。Barbieri 等人提出了一种基于主题感知的独立级联传播模型 [41]，结果显示该模型在描述真实世界的信息级联时比传统传播模型更加准确。

11.4 社会传播的有效控制

人们希望通过一定的干预行为,能够对信息、个体行为等传播过程进行有效控制。这里主要介绍 4 种控制策略 [42]: 识别关键个体、群体划分、即激活连边以及改变网络。对于每种策略,都有多种不同的具体战术选择。图 11.3 展示了一个假设的网络,用于说明不同的干预行为。

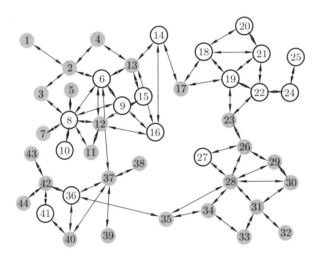

图 11.3 假设的网络,用于说明不同的干预手段。其中灰色圆圈代表采纳者,白色圆圈代表非采纳者 (改编自文献 [42])

1. 识别关键个体

很多研究利用社交网络中成员的提名来确定领导者以促进个体行为的改变。在这些研究中 (绝大多数是关于循证医学实践),获得最多提名的人 (前 10% 至 15%) 被认定为是领导者,例如图 11.3 中的节点 28, 8, 13, 37, 19 和 6[42]。除了这种提名方法,还有许多算法可以用来识别中心节点 [43],例如接近中心性 (centrality closeness) 衡量了节点与其他节点的距离,如图 11.3 中的 6, 37, 36, 13, 和 35 号节点，相比于其他节点，它们可以以更少的平均步数到达任意一个节点；介数中心性（centrality betweenness）反映了经过某个节点的最短路径数目，例如在图 11.3 中，许多节点对之间的最短路径都会经过 6,37,36,28 和 35 这几个节点。值得一提的是，还有很多不同的节点中心性衡量指标，可以根据具体的研究目标加以选择。

如果希望在创新采纳的初始阶段加速传播的过程，动员低阈值的节点是一个不错的选择。低阈值的采纳者是指比同伴更早接受新想法的人 [44]。如图 11.3，假设节点 19 采纳了某种创新，那么它这样做的条件是 5 个邻居中已经有 2 个采纳了该创新（节点 17 和 23），也就是说该节点的阈值为 40%。对于节点 20，如果它也采纳了某种创新，则其阈值为 0，因为周围邻居中没有采纳的个体。相反，节点 27 和节点 36 的阈值为 100%。因此，节点 19 和节点 20 的阈值较低（小于50%），而节点 27 和节点 36 的阈值较高。一般来说，识别低阈值的采纳者需要对先前发生的相关创新的采纳行为有一定的了解。

识别处于社区或组织边缘的个体也很重要，这些个体很可能被排除在社区服务之外，或者得到社区的积极支持很少，比处在社区中心的同伴更晚接收到新的想法或实践。例如，在两个关于社交网络创新传播的经典研究中，社会隔离者明显不太可能采用新的耕作方式或现代避孕方法 [45]。但在某些情况下边缘个体可能很重要，他们往往是新想法或创新的源泉，因为他们与其他社区有联系，以及他们往往不受社会压力的约束。

2. 群体划分

与基于个体的干预手段不同，群体划分是指识别某类群体并对这些个体同时实施改变。在有些情况下，个体的行为变化是一个群体的决定。例如，一个新的工作流程实践或技术标准可能很难被采用，除非整个团队同意使用这个系统；像社交网络这样的平台，也是随着越来越多用户的采纳而增加了价值 [46]。值得注意的是，群体之间可以是互斥的，也可以有成员重叠 [47]。干预措施可以分别（或按顺序）实施在各个群组内。

许多真实网络都展现了一种核心 - 边缘的组织结构，其中核心成员紧密连接在一起，边缘成员连接到核心，而不是相互连接 [48]。对于这种网络，可以通过将资源集中在核心成员保证核心成员有足够的资源或保证核心成员的多样性来达成某些目标。例如，社区联盟通常由数百个组织和/或个人组成，但核心组织可能不超过 20 个。了解联盟的核心成员以及他们的资源分配是联盟成功的关键。一项关于改善儿童健康保险覆盖范围的社区联盟研究获得了成功，正是因为核心组织涵盖了所有相关的服务和职能 [49]。

3. 诱导

诱导，即刺激个体之间的交互行为从而促进信息或行为的扩散。例如口口相传（word-of-mouth，WOM）可以加强人与人之间的交流，以说服他人采纳创新行为；媒体营销活动通常是为了引起人们对产品的关注，并鼓励用户向其朋友和家人推荐这些产品，从而形成"病毒式传播"。研究表明，口口相传是否有效主要取决于最初采纳者在网络中的位置以及他们动员他人的动机 [50, 51]。图 11.3 展示了群组中的领导者如何影响同组内的其他成员，而如果要使信息到达没有与之直接相连的个体，则间接影响是必需的。

回应者驱动抽样方法（respondent-driven sampling，RDS），或称滚雪球方法，就是利用个体来动员他人参与某项研究（例如临床试验）或接受某种干预 [42, 52]。在 RDS 中，群体中的一部分个体首先被影响成为初始种子，然后这些种子节点动员其社交网络中的成员，随后这些成员又鼓励更多的人参与。研究人员可以通过咨询或卡片来跟踪谁动员了谁，此外，他们必须确定初始种子的数量以及每个种子可以动员的平均成员数。RDS 可以非常有效地联系到难以到达的边缘个体，这正是通过动员边缘群体中的某些成员来实现的。RDS 与 WOM 的不同之处在于，RDS 干预需要种子节点来动员与其密切联系的同伴，而 WOM 的干预行为则是在所有社会关系中激发人与人之间的交流。

4. 改变网络结构

最后介绍一种通过改变网络结构以提高传播效率的干预手段，包括添加或删除节点、添加或删除连边以及重新连接现有的连边。添加节点是一种重要且存在已久的改变个体行为的方法，许多研究通过将专家顾问、职业健康顾问（lay health advisor，LHA）等部署在不同的环境中，以加速其他个体的行为改变。例如，LHA 经常被分派到社区中挨家挨户地通知有关健康或其他话题，从而促进社区内人员的行为改变 [53]；政客和团体经常发起投票运动，包括挨家挨户进行游说，以增加选民的参与度 [54]；各种互助小组（例如戒酒互助会）经常会给个体的朋友网络添加新的成员，以促进他的行为改变。添加新的节点通常是随机创建，但更为可取的方法是根据网络位置有选择地添加节点，例如当新的个体被添加到网络时，它应该能桥接起不同的分散群组 [55]。删除节点的干预措施恰好相反，它删除网络中占据关键位置的节点，然后根据网络统计量的变化程度来对它们进行排名。这一干预措施已被反恐机构用于打击恐怖主义网络组织，也被公共卫生机构用于减少性传播疾病的扩散 [42]。与增加或删除节点的干预策略一样，也可以根据网络的度量指标来确定需要添加或删除的最优连边。同样，根据特定的目标对网络进行重连边，也能提高传播效率。

对信息、行为等社会传播的控制比流行病传播的控制更为复杂，因为涉及更多不确定的因素，例如人的心理活动等，因此往往也更为困难。一般来说，根据不同的具体情况需要采用不同的干预策略或策略的组合。这方面的研究仍面临着巨大的挑战，许多问题有待进一步探究。

参考文献

[1] Dietz K. Epidemics and rumours: A survey [J]. J. R. Stat. Soc. A, 1967, 130: 505.

[2] Moreno Y, Nekovee M, Pacheco A. Dynamics of rumor spreading in complex networks [J]. Phys. Rev. E, 2004, 69: 066130.

[3] Zhang Z, Liu C, Zhan X. Dynamics of information diffusion and its applications on complex networks [J]. Phys. Rep., 2016, 651: 1-34.

[4] Christakis N A, Fowler J H. The spread of obesity in a large social network over 32 years [J]. N. Engl. J. Med., 2007, 357: 370.

[5] Christakis N A, Fowler J H. The collective dynamics of smoking in a large social network [J]. N. Engl. J. Med., 2008, 358: 2249.

[6] Christakis N A, Fowler J. H. Social network sensors for early detection of contagious outbreaks [J]. PLoS One, 2010, 5: e12948.

[7] Pastor-Satorras R, Castellano C, Mieghem P V, et al. Epidemic processes in complex networks [J]. Rev. Mod. Phys., 2015, 87: 925.

[8] Chatfield A, Brajawidagda U. Twitter tsunami early warning network: A social network analysis of twitter information flows. In: Proceedings of the 23rd Australasian Conference on Information Systems [C]. Geelong, 2012: 1-10.

[9] Acquisti A, Gross R. Imagined communities: Awareness, information sharing, and privacy on the facebook. In: Proceedings of the 6th international conference on Privacy Enhancing Technologies [C]. Berlin: Springer, 2006: 36-58.

[10] Tang J C, Cebrian M, Giacobe N A, et al. Reflecting on the darpa red balloon challenge [J]. Commun. ACM, 2011, 54(4): 78.

[11] Doerr B, Fouz M, Friedrich T. Why rumors spread so quickly in social networks [J]. Commun. ACM, 2012, 55: 70.

[12] Centola D. The spread of behavior in an online social network experiment [J]. Science, 2010, 329: 1194.

[13] Iñiguez G, Ruan Z, Kaski K, et al. Service adoption spreading in online social networks [M] // Lehmann S, Ahn Y Y. Complex Spreading Phenomena in Social Systems. Cham: Springer, 2018: 151-175.

[14] Karsai M, Iñiguez G, Kaski K, et al. Complex contagion process in spreading of online innovation [J]. J. R. Soc. Interface, 2014, 11: 20140694.

[15] Ver Steeg G, Ghosh R, Lerman K. What stops social epidemics? In Proceedings of the Fifth International AAAI Conference on Weblogs and Social Media [C]. Menlo Park, CA: AAAI Press, 2011: 377-384.

[16] Van Mieghem P, Blenn N, Doerr C. Lognormal distribution in the digg online social network [J]. Eur. Phys. J. B, 2011, 83: 251.

[17] Liu C, Zhan X, Zhang Z, et al. How events determine spreading patterns: Information transmission via internal and external influences on social networks [J]. New J. Phys., 2015, 17: 113045.

[18] Weng L, Menczer F, Ahn Y Y. Virality prediction and community structure in social networks [J]. Sci. Rep., 2013, 3: 2522.

[19] Granovetter M. Threshold models of collective behavior [J]. American J. Sociology, 1978, 83: 1420.

[20] Granovetter M, Soong R. Threshold models of diffusion and collective behavior [J]. J. Math. Sociol., 1983, 9: 165.

[21] Watts D J. A simple model of global cascades on random networks [J]. Proc. Natl. Acad. Sci. USA, 2002, 99: 5766.

[22] Wang W, Tang M, Zhang H F, et al. Dynamics of social contagions with memory

of nonredundant information [J]. Phys. Rev. E, 2015, 92: 012820.

[23] Yagan O, Gligor V. Analysis of complex contagions in random multiplex networks [J]. Phys Rev E, 2012, 86: 036103.

[24] Centola D, Eguiluzc V M, Macy M W. Cascade dynamics of complex propagation [J]. Physica A, 2007, 374: 449.

[25] Galstyan A, Cohen P. Cascading dynamics in modular networks [J]. Phys. Rev. E, 2007, 75: 036109.

[26] Nematzadeh A, Ferrara E, Flammini A, et al. Optimal network modularity for information diffusion [J]. Phys. Rev. Lett., 2014, 113: 088701.

[27] Payne J L, Dodds P S, Eppstein M J. Information cascades on degree-correlated random networks [J]. Phys. Rev. E, 2009, 80: 026125.

[28] Dodds P S, Payne J L. Analysis of a threshold model of social contagion on degree-correlated networks [J]. Phys. Rev. E, 2009, 79: 066115.

[29] Gleeson J P, Cahalane D J. Seed size strongly affects cascades on random networks [J]. Phys. Rev. E, 2007, 75: 056103.

[30] Singh P, Sreenivasan S, Szymanski B K, et al. Threshold-limited spreading in social networks with multiple initiators [J]. Sci. Rep., 2013, 3: 2330.

[31] Ruan Z, Iniguez G, Karsai M, et al. Kinetics of social contagion [J]. Phys. Rev. Lett., 2015, 115: 218702.

[32] Karampourniotis P D, Sreenivasan S, Szymanski B K, et al. The Impact of heterogeneous thresholds on social contagion with multiple initiators [J]. PLoS One, 2015, 10: e0143020.

[33] Wang W, Tang M, Shu P, et al. Dynamics of social contagions with heterogeneous adoption thresholds: Crossover phenomena in phase transition [J]. New J. Phys., 2016, 18: 013029.

[34] Goldenberg J, Libai B, Muller E. Talk of the network: A complex systems look at the underlying process of word-of-mouth [J]. Mark. Lett., 2001, 12: 211.

[35] Kempe D, Kleinberg J, Tardos É. Maximizing the spread of influence through a social network. In: Proceedings of the 9th ACM SIGKDD International Conference on Knowledge Discovery and Data Mining [C]. New York. New York: ACM Press, 2003: 137-146.

[36] Kimura M, Saito K, Nakano R. Extracting influential nodes for information diffusion on a social network. In: Proceedings of the 22nd AAAI International Conference on Artificial intelligence [C]. Vancouver. Palo Alto: AAAI Press, 2007: 1371-1376.

[37] Kimura M, Saito K, Motoda H. Minimizing the spread of contamination by blocking links in a network. In: Proceedings of 23rd AAAI Conference on Artificial Intelligence [C] Chicago. Palo Alto: AAAI Press, 2008: 1175-1180.

[38] Gruhl D, Guha R, Liben-Nowell D, et al. Information diffusion through blogspace. In: Proceedings of the 13th ACM International Conference on World Wide Web [C]. New York: ACM Press, 2004: 491-501.

[39] Saito K, Kimura M, Ohara K, et al. Learning continuous-time information diffusion model for social behavioral data analysis [M] // Zhou Z H, Washio T. Advances in Machine Learning. Berlin: Springer, 2009: 322-337.

[40] Kempe D, Kleinberg J, Tardos É. Influential nodes in a diffusion model for social networks [M] // Caires L, Italiano G F, Monteiro L, et al. Automata, Languages and Programming. Berlin: Springer, 2005: 1127-1138.

[41] Barbieri N, Bonchi F, Manco G. Topic-aware social influence propagation models [J]. Knowl. Inf. Syst., 2013, 37: 555.

[42] Valente T W. Network interventions [J]. Science, 2012, 337: 49.

[43] Freeman L C. Centrality in social networks conceptual clarification [J]. Social Networks, 1978, 1: 215.

[44] Valente T W. Social network thresholds in the diffusion of innovations [J]. Soc. Networks, 1996, 18: 69.

[45] Valente T W. Network Models of the Diffusion of Innovations [M]. Cresskill: Hampton Press, 1995.

[46] Katz M, Shapiro C. Network externalities, competition, and compatibility [J]. Am. Econ. Rev., 1985, 75: 424.

[47] Girvan M, Newman M E J. Community structure in social and biological networks [J]. Proc. Natl. Acad. Sci. USA, 2002, 99: 7821.

[48] Borgatti S P, Everett M G. Models of core/periphery structures [J]. Soc. Networks, 2000, 21: 375.

[49] Valente T W, Coronges K A, Stevens G D, et al. Collaboration and competition in a

children's health initiative coalition: A network analysis [J]. Eval. Program Plann., 2008, 31: 392.

[50] Pickard G, Pan W, Rahwan I, et al. Time-critical social mobilization [J]. Science, 2011, 334: 509.

[51] Aral S, Muchnik L, Sundararajan A. Engineering Social Contagions: Optimal Network Seeding and Incentive Strategies [M]. New York: New York University Press, 2011.

[52] Heckathorn D. Respondent-driven sampling: A new approach to the study of hidden populations [J]. Soc. Probl., 1997, 44: 174.

[53] Thomas J C, Eng E, Clark M, et al. Lay health advisors: Sexually transmitted disease prevention through community involvement [J]. Am. J. Public Health, 1998, 88: 1252.

[54] Nickerson D. Is voting contagious? Evidence from two field experiments [J]. Am. Polit. Sci. Rev., 2008, 102: 49.

[55] Burt R S. Brokerage and Closure: An Introduction to Social Capital [M]. Cambridge: Oxford University Press, 2005.

索引

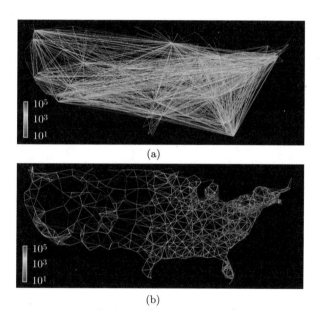

图 3.14　(a) 美国大陆航空交通网络；(b) 美国大陆通勤网络。边的颜色 (从蓝到红) 代表交通流量的强度 (改编自文献 [39])

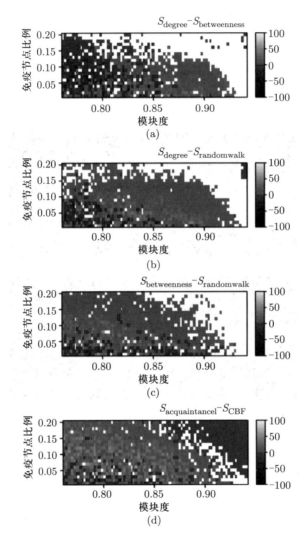

图 6.3　社区网络上几种不同免疫策略的比较, 颜色表示采用不同免疫方法时, 对应的平均最终感染人数的差值 (改编自文献 [18])

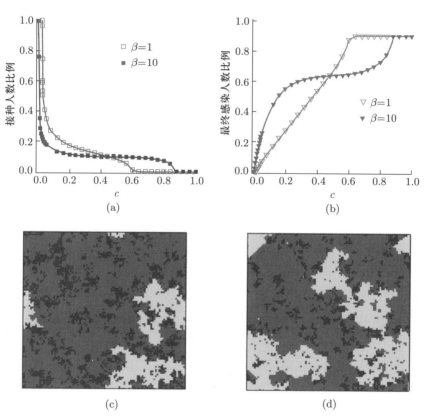

图 6.16 二维网格上的模仿接种动力学。(a) 和 (b) 为接种人数比例和最终感染人数比例随相对接种免疫成本 c 的变化关系；(c) 和 (d) 为不同选择强度下系统的稳态快照图（改编自文献 [47]）

郑重声明

高等教育出版社依法对本书享有专有出版权。任何未经许可的复制、销售行为均违反《中华人民共和国著作权法》，其行为人将承担相应的民事责任和行政责任；构成犯罪的，将被依法追究刑事责任。为了维护市场秩序，保护读者的合法权益，避免读者误用盗版书造成不良后果，我社将配合行政执法部门和司法机关对违法犯罪的单位和个人进行严厉打击。社会各界人士如发现上述侵权行为，希望及时举报，本社将奖励举报有功人员。

反盗版举报电话　（010）58581999　58582371　58582488

反盗版举报传真　（010）82086060

反盗版举报邮箱　dd@hep.com.cn

通信地址　北京市西城区德外大街 4 号
　　　　　高等教育出版社法律事务与版权管理部

邮政编码　100120

网络科学与工程丛书　图书清单

序号	书名	作者	书号
1	网络度分布理论	史定华	9787040315134
2	复杂网络引论 —— 模型、结构与动力学（英文版）	陈关荣　汪小帆　李翔	9787040347821
3	网络科学导论	汪小帆　李翔　陈关荣	9787040344943
4	链路预测	吕琳媛　周涛	9787040382327
5	复杂网络协调性理论	陈天平　卢文联	9787040382570
6	复杂网络传播动力学 —— 模型、方法与稳定性分析（英文版）	傅新楚　Michael Small　陈关荣	9787040307177
7	复杂网络引论 —— 模型、结构与动力学（第二版，英文版）	陈关荣　汪小帆　李翔	9787040406054
8	复杂动态网络的同步	陆君安　刘慧　陈娟	9787040451979
9	多智能体系统分布式协同控制	虞文武　温广辉　陈关荣　曹进德	9787040456356
10	复杂网络上的博弈及其演化动力学	吕金虎　谭少林	9787040514483
11	非对称信息共享网络理论与技术	任勇　徐蕾　姜春晓　王景璟　杜军	9787040518559
12	网络零模型构造及应用	许小可	9787040523232
13	复杂网络传播理论 —— 流行的隐秩序	李翔　李聪　王建波	9787040546057
14	网络渗流	刘润然　李明　吕琳媛　贾春晓	9787040537949